STUDIES
TALMA

Autres titres de Patrick Pasin :

– *Guerre en Ukraine, la responsabilité criminelle de l'Occident* ;

– *L'Arme climatique - La manipulation du climat par les militaires* ;

– *L'Arme environnementale - Opérations et programmes secrets des militaires* ;

– *Le FBI, complice du 11 Septembre* ;

– *418 Milliards - La fraude de la grande distribution avec la complicité des élus et de l'administration*, avec Martine Donnette et Claude Diot ;

– *Géopolitique des cryptomonnaies*, avec Nancy Gomez ;

– *Le Mystère des cartes anciennes - Ces anomalies qui remettent en cause l'histoire de l'Humanité.*

ISBN : 978-1-913191-57-3
Dépôt légal : 2ᵉ trimestre 2025

Image de couverture : © Coatchristophe | Dreamstime.com
Photo de Jacky Cassou : Ingrid Hoffmann
(www.ingrid-hoffmann.com)

Talma Studios International Ltd.
Clifton House, Fitzwilliam St Lower
Dublin 2 – Ireland
www.talmastudios.com
info@talmastudios.com

Jacky Cassou
Patrick Pasin

OM$, MENACE
POUR L'HUMANITÉ

STUDIOS
TALMA

Ce livre, fruit de leurs encouragements, est respectueusement dédié à Alexandra, Géraldine, Marilou, Pénélope, Elia, Marlow et Louise.
Jacky

et à toutes les victimes négligées de l'OMS.

Avant-propos

Depuis la crise mondiale du Covid-19, il n'est personne qui puisse ignorer l'existence de l'OMS. Pourtant, que savons-nous réellement de cette agence de l'ONU ? En effet, sur le papier, tout est parfait au sein d'une organisation qui ne souhaiterait que la santé et le bien-être de l'Humanité. Or, ainsi que nous allons le découvrir ensemble au fil de ces pages, elle est loin d'être irréprochable, bien au contraire, et le pire semble à venir, particulièrement depuis 2024, en commençant à intriguer pour obtenir un pouvoir exorbitant, jusqu'à être en mesure d'imposer ses décisions et de contraindre les États qui ne s'y plieraient pas, bien au-delà du domaine de la santé, puisque cela s'étendra à l'alimentation et même au climat. Le tout sans contrôle. Il est alors apparu que cette organisation est poussée par des intérêts financiers opaques, qui, eux, ne sont pas mus par le bien-être de l'Humanité, mais leurs seuls profits, quel qu'en soit le prix à payer par les populations. Depuis, la résistance à ce qui s'apparente à un coup de force s'organise. Notamment aux États-Unis.

L'État de Louisiane tire à Baton Rouge sur l'OMS

Dès le printemps 2024, sous l'administration Biden, des États américains se mobilisent contre l'OMS et sa tentative de prise de pouvoir, tandis que la 77e Assemblée mondiale de la Santé échoue à adopter le Traité sur les pandémies tout en votant le 1er juin sa face cachée, c'est-à-dire les amendements au Règlement sanitaire international (RSI) . Par exemple, le gouverneur de la Louisiane, Jeff Landry, signe le 28 mai le Senate Bill No. 133, qui devient force de loi et prévoit ceci :

> Section 1. La R.S. 49:24 est promulguée et se lit comme suit :
> 8 §24. Compétence de certaines organisations internationales
> L'Organisation mondiale de la santé, les Nations Unies et le Forum économique mondial n'ont aucune compétence ni aucun pouvoir dans l'État de Louisiane. Aucune règle, réglementation, redevance, taxe, politique ou mandat de quelque nature que ce soit de l'Organisation mondiale de la santé, des Nations Unies et du Fo-

rum économique mondial ne sera appliqué ou mis en œuvre par l'État de Louisiane ou par tout organisme, département, conseil, commission, subdivision politique, entité gouvernementale de l'État, paroisse, municipalité ou toute autre entité politique.

À la cérémonie de signature, le gouverneur déclare :

Ces organisations [...] empiètent sur la vie quotidienne des Américains et des habitants de Louisiane également. [...] Nous avons un document merveilleux, la Constitution des États-Unis, qui dicte le fonctionnement de notre structure gouvernementale et définit précisément qui a le pouvoir d'influencer la vie des citoyens américains et des habitants de Louisiane également.[1]

L'auteur principal de ce projet de loi, le sénateur républicain Thomas Pressly, complète sa position dans un communiqué :

Les lois de l'État devraient être élaborées par les élus de notre État, et non par des organisations internationales. La législature de la Louisiane et le gouverneur Landry reconnaissent l'importance de la souveraineté au nom de la Louisiane.

Il ajoute que cette loi « n'interdit pas [à l'ONU, à l'OMS et au WEF] de formuler des recommandations », que les agences nationales et locales décideront ou non de mettre en œuvre.

Des législations similaires sont votées dans les États suivants : Idaho, Michigan, Minnesota, Oklahoma... Toutefois, la lutte contre l'OMS et sa prise de pouvoir à venir, car c'est ce qui est en jeu, dépasse le cadre de la Louisiane et des quelques États ayant adopté une législation anti-OMS, comme nous allons le constater.

Des gouverneurs tirent à boulets rouges contre l'OMS

Quelques jours plus tôt, le 22 mai, les gouverneurs de vingt-quatre États républicains envoient une lettre au président Biden, dont l'objet est « Réponse conjointe des gouverneurs aux propositions d'amendements au Règlement sanitaire international (RSI) de l'Organisation mondiale de la santé et à un nouveau traité sur les pandémies ». Il nous paraît utile d'en reproduire des extraits :

---

1. *Louisiana Governor Signs Bill Nullifying UN, WHO, WEF*, Peter Rykowski, *The New American*, 30 mai 2024 (même source pour les citations suivantes).

Monsieur le Président,

En tant que gouverneurs de nos États respectifs, nous sommes unis dans notre opposition à deux propositions d'instruments actuellement en cours de négociation qui viseraient à accorder à l'Organisation mondiale de la santé (OMS) des pouvoirs sans précédent et inconstitutionnels sur les États-Unis et leur population. Ces changements proposés pourraient modifier radicalement le rôle des gouverneurs en réponse à leur charge en tant que responsables de la santé de l'État. [...]

D'autres préoccupations surgissent concernant la mise en place d'une infrastructure de surveillance mondiale et l'obligation pour les États membres de censurer les discours liés à la santé publique, ce qui pourrait faciliter la prolifération des armes biologiques.

En tant que gouverneurs, nous affirmons que la politique de santé publique est une question réservée aux États, et non au gouvernement fédéral, et certainement pas à des organismes internationaux comme l'OMS. Nous nous engageons à résister à toute tentative de transfert d'autorité à l'OMS sur les politiques publiques affectant nos citoyens ou à tout effort de l'OMS pour affirmer une telle autorité sur eux.

Sincèrement,[2]

Outre ceux déjà cités ayant adopté une législation anti-OMS, figurent parmi les signataires de cette lettre au président Biden les gouverneurs des poids lourds que sont les États du Texas et de la Floride.

Les procureurs généraux d'État tirent à boulets rouges contre l'OMS

La situation des procureurs généraux n'est pas la même dans tous les États, car certains sont élus au suffrage universel, tandis que d'autres sont nommés par le gouverneur (Alaska, Hawaï, New Hampshire, New Jersey et Wyoming), la Cour suprême de l'État (Tennessee) ou la législature de l'État (Maine). Parmi leurs principales fonctions, ils sont :

le conseiller juridique en chef du gouvernement de l'État et le responsable en chef de l'application de la loi de l'État. Dans certains

_____
2. Lettre diffusée sur le site de la Republican Governors Association.

États, le procureur général est à la tête du ministère de la Justice de l'État, avec des responsabilités similaires à celles du ministère de la Justice des États-Unis.[3]

Forts de leur pouvoir en matière de droit, vingt-deux procureurs généraux d'État menés par celui du Montana, Austin Knudsen, écrivent la lettre suivante au président Biden le 8 mai :

Monsieur le Président,

En tant que responsables juridiques en chef de nos États, nous nous opposons à deux instruments en cours de négociation qui pourraient donner à l'Organisation mondiale de la santé (OMS) des pouvoirs sans précédent et inconstitutionnels sur les États-Unis et leur peuple. Le juge Neil Gorsuch a fait remarquer que la pandémie de Covid-19 pourrait avoir constitué « la plus grande atteinte aux libertés civiles de l'histoire de ce pays en temps de paix ».[1] Pendant ce temps, l'OMS n'a pas réussi à tenir le Parti communiste chinois pour responsable de ses mensonges et de ses tromperies pendant la pandémie.[2] Plutôt que de tirer les leçons de ces échecs, certains veulent inexplicablement céder davantage de pouvoir à des institutions non élues et non responsables.

Ces accords proposés pourraient transformer radicalement le Règlement sanitaire international (RSI) de l'OMS et instituer un nouvel « Accord sur la pandémie » (Traité).[3] La version actuelle de l'Accord sur la pandémie sert prétendument de « texte de négociation » pour examen international. Bien que la dernière version soit meilleure que les précédentes, elle reste très problématique. La nature fluide et opaque de ces procédures pourrait en outre permettre le retour des dispositions les plus flagrantes des versions précédentes. Pendant ce temps, le processus d'amendement du RSI s'est largement déroulé à huis clos, le groupe de travail examinant des centaines de propositions. À des degrés divers, ces mesures menaceraient la souveraineté nationale, saperaient l'autorité des États et mettraient en péril les libertés garanties par la Constitution. En fin de compte, l'objectif de ces instruments n'est pas de protéger la santé publique : il s'agit de céder le pouvoir à l'OMS, en particulier à son directeur général, pour restreindre les

---

3. Source : https://en.wikipedia.org/wiki/State_attorney_general.

droits de nos citoyens à la liberté d'expression, à la vie privée, à la liberté de mouvement (en particulier le droit de voyager à travers les frontières) et au consentement éclairé.

Nous nous opposons donc à ces accords pour plusieurs raisons importantes. Premièrement, les deux instruments proposés transformeraient l'OMS d'une organisation consultative et caritative en un gendarme mondial de la santé publique. L'OMS n'a actuellement pas le pouvoir de faire appliquer ses recommandations. Toutefois, en vertu des amendements proposés au RSI et du Traité sur les pandémies, le directeur général de l'OMS aurait le pouvoir de déclarer unilatéralement une « urgence de santé publique de portée internationale » (USPPI) dans un ou plusieurs pays membres. De telles déclarations peuvent inclure des urgences perçues ou potentielles autres que des pandémies, y compris le changement climatique, l'immigration, la violence armée, ou même des « urgences » impliquant des plantes, des animaux ou des écosystèmes. Les versions les plus flagrantes des propositions autoriseraient le Directeur général à dicter ce qui doit être fait en réponse à une USPPI déclarée. En d'autres termes, les représentants élus des États-Unis ne fixeraient plus les politiques de santé publique de la nation. Même édulcorées, ces propositions céderaient de manière inappropriée la souveraineté américaine à l'OMS.

Deuxièmement, le gouvernement fédéral ne peut déléguer les décisions en matière de santé publique à un organisme international. La Constitution des États-Unis ne confère pas la responsabilité de la politique de santé publique au gouvernement fédéral. Elle réserve ces pouvoirs aux États. Même si le gouvernement fédéral disposait d'un tel pouvoir, l'article II, section 2, exige l'approbation du Sénat des États-Unis.

Troisièmement, les amendements proposés au RSI et le traité sur les pandémies jetteraient les bases d'une infrastructure de surveillance mondiale, officiellement dans l'intérêt de la santé publique, mais avec la possibilité inhérente de contrôle (comme avec le « système de crédit social » de la Chine communiste). Le projet actuel demande aux signataires de « coopérer, conformément à la législation nationale, pour prévenir la désinformation et la mésinformation ». Cela est particulièrement dangereux étant donné que votre administration a fait pression sur les entreprises de médias sociaux et les a encouragées à supprimer la liberté d'expression pendant la pandémie de Covid-19.[4]

La pandémie de Covid-19 a mis en évidence des failles fondamentales au sein de l'OMS et d'autres institutions de santé publique. Ces entités ont trahi la confiance du public et doivent sans aucun doute être réformées. Les mesures proposées ne feraient toutefois qu'exacerber les problèmes sous-jacents de l'OMS et permettre davantage de violations des libertés civiles lors de futures « urgences ». En conséquence, nous résisterons à toute tentative visant à permettre à l'OMS de définir directement ou indirectement la politique publique pour nos citoyens.

Respectueusement,[4]

[1] Arizona v. Mayorkas, 143 S. Ct. 1312, 1314 (2023) (Gorsuch, J., concurring).
[2] Voir The Origins of the Global Pandemic, Including the Roles of the CCP & WHO, Committee on Foreign Affairs, U.S. House of Representatives (sept. 2020),
[3] Projet révisé du texte de négociation de l'accord de l'OMS sur la pandémie, Organisation mondiale de la santé (mars 2024), https:// a pps. w ho.int/gb/inb/pdf_files/inb9/ A_inb9 _ 3-en. Pdf.
[4] *Voir Missouri c. Biden*, n° 3:22-CV-01213, 2023 U.S. Dist. LEXIS 114585 (W.D. La. 4 juillet 2023).

Les sénateurs tirent à boulets rouges contre l'OMS

Ce sont les sénateurs républicains qui ont dégainé les premiers contre l'OMS, menés par Ron Johnson, qui siège depuis 2011 comme élu du Wisconsin. Voici ce qu'écrivent une cinquantaine de sénateurs républicains au président Biden le 1er mai :

Monsieur le Président,

Le mois prochain, lors de la 77e Assemblée mondiale de la santé (AMS), votre administration devrait engager les États-Unis dans deux accords internationaux qui renforceraient l'autorité

4. https://lc.org/PDFs/Attachments2PRsLAs/2024/050824AGLetterWHOLetter-Final.pdf

de l'Organisation mondiale de la santé (OMS) pour déclarer des urgences de santé publique de portée internationale et étendre l'autorité de l'OMS sur les États membres lors de telles urgences. C'est inacceptable.

L'échec de l'OMS pendant la pandémie de Covid-19 a été aussi total que prévisible et a causé des dommages durables à notre pays. Les États-Unis ne peuvent pas se permettre d'ignorer cette dernière incapacité de l'OMS à remplir sa fonction la plus élémentaire et doivent insister sur des réformes globales de l'OMS avant même d'envisager des amendements au Règlement sanitaire international (RSI) ou tout nouveau traité lié à une pandémie qui renforcerait l'autorité de l'OMS. Nous sommes profondément préoccupés par le fait que votre administration continue à soutenir ces initiatives et nous vous exhortons vivement à changer de cap.

L'article 55 du RSI exige que le texte de tout amendement au RSI soit communiqué aux États membres au moins quatre mois avant l'Assemblée mondiale de la santé au cours de laquelle ils doivent être examinés. Comme l'OMS n'a toujours pas fourni le texte final de l'amendement aux États membres, nous estimons que les amendements au RSI ne peuvent pas être examinés lors de l'Assemblée mondiale de la santé du mois prochain. Certaines des plus de 300 propositions d'amendements faites par les États membres augmenteraient considérablement les pouvoirs de l'OMS en matière d'urgence sanitaire et constitueraient des atteintes intolérables à la souveraineté des États-Unis. Il était donc essentiel que l'OMS respecte le délai de préavis de quatre mois afin de laisser aux États membres le temps de s'assurer qu'aucune trace de ces propositions n'était incluse dans un ensemble final d'amendements soumis à l'examen de l'AMS. N'ayant pas respecté ce délai, les amendements ne sont pas recevables.

La dernière version publique du nouveau traité de l'OMS sur la réponse à la pandémie est inacceptable. Au lieu de remédier aux lacunes bien connues de l'OMS, le traité se concentre sur les transferts obligatoires de ressources et de technologies, détruisant les droits de propriété intellectuelle, portant atteinte à la liberté d'expression et surchargeant l'OMS. Avancer avec un nouveau traité de préparation et de réponse à la pandémie ignore le fait que nous ne sommes toujours pas sûrs des origines du Covid-19, car Pékin continue de bloquer une enquête indépendante légitime. Nous vous exhortons vivement à ne pas adhérer à un traité, une convention ou un accord lié à la pandémie qui soit envisagé lors de la 77e Assemblée mondiale de la Santé. Si vous ignorez ce conseil, nous déclarons dans les termes les plus fermes que nous considérons un tel accord comme un traité nécessitant l'accord des deux tiers du Sénat en vertu de l'article II, section 2, de la Constitution.

Compte tenu des enjeux importants pour notre pays et de notre devoir constitutionnel, nous vous demandons (1) de retirer le soutien de votre administration aux amendements actuels du RSI et aux négociations sur le traité relatif aux pandémies, (2) de réorienter l'attention de votre administration vers des réformes globales de l'OMS qui remédient à ses échecs persistants sans étendre son autorité, et (3) si vous ignorez ces appels, de soumettre tout accord relatif aux pandémies au Sénat pour avis et consentement.

Sincèrement,

Parmi les signataires, figurent des élus importants du Parti républicain et de la vie politique américaine tels que J. D. Vance (nouveau vice-président), Marco Rubio (secrétaire d'État de l'administration Trump), Mitch McConnell, Lindsey Graham... Bien sûr, aucun démocrate ne se joint à ces démarches, puisque l'administration Biden semble disposée à voter les pleins pouvoirs à l'OMS et à son directeur général. Même si quelques phrases et points de ces lettres sont similaires, notamment entre la lettre des sénateurs et celle des procureurs généraux, elles sont complémentaires et nous les avons reproduites quasiment *in extenso*, car elles portent des accusations graves contre l'OMS, cet organisme pourtant censé défendre la santé mondiale. Ont-ils raison ? C'est ce que nous allons étudier dans les chapitres suivants, afin de vérifier, si, comme nous l'avons titré, l'OMS est une menace pour l'Humanité.

L'OMS par l'OMS

Voici comment l'Organisation se présente sur son site à la page « Qui sommes-nous » :

L'OMS défend l'amélioration de la santé et de la sécurité

Parmi les plus de 8 000 professionnels qui travaillent à l'OMS se trouvent les plus grands experts mondiaux de la santé publique, dont des médecins, des épidémiologistes, des scientifiques et des administrateurs. Ensemble, ils coordonnent les interventions face aux urgences sanitaires au niveau mondial, favorisent le bien-être, préviennent les maladies et élargissent l'accès aux soins de santé. En présentant aux nations, aux populations et aux partenaires des preuves scientifiques fiables, l'OMS s'efforce de donner à chacune et à chacun une chance égale de vivre en sécurité et en bonne santé.

Les valeurs de l'OMS

Le personnel de l'OMS accorde une grande importance à l'intégrité et vise l'excellence dans le domaine de la santé. Fort d'un esprit de collaboration et d'un engagement sans faille en faveur de la science, le personnel de l'OMS est en mesure de protéger la santé dans le monde entier.

L'équipe de direction

Grâce à des liens étroits entre ses bureaux, l'OMS intervient en première ligne dans plus de 150 lieux répartis dans six Régions. Le Directeur général de l'OMS définit la vision et supervise toutes les activités internationales de l'Organisation en matière de santé, tandis que les directeurs régionaux dirigent les travaux des six bureaux régionaux et des bureaux de pays. Les directeurs régionaux collaborent étroitement avec le Directeur général pour mettre en œuvre des stratégies et des programmes à tous les niveaux de l'Organisation.

Comment ne pas saluer autant de vertu... sur le papier ? Serait-ce l'Organisation miraculeuse de la santé ?

Science sans conscience n'est que ruine de l'âme[5]

> Quand le mal a toutes les audaces,
> le bien doit avoir tous les courages.
> Pierre Augustin Caron de Beaumarchais

Un projet louable... en apparence

Basée à Genève, l'Organisation mondiale de la santé est une agence spécialisée de l'Organisation des Nations Unies (ONU) pour la santé publique, réclamée par des diplomates en 1945. Sa Constitution est adoptée le 22 juillet 1946 par la Conférence internationale de la Santé, qui se tient à New York du 19 juin au 22 juillet 1946. Signée par les représentants de soixante-et-un États (194 membres de nos jours), elle entre en vigueur le 7 avril 1948, date à laquelle est célébrée chaque année la Journée mondiale de la Santé.

Depuis son adoption, elle a fait l'objet de plusieurs modifications décidées dans le cadre de l'Assemblée mondiale de la Santé, la dernière en date ayant eu lieu lors de la 51e, qui se tient à Genève en mai 1998. Compte tenu de la place que l'OMS veut jouer dans nos vies à l'avenir, il est indispensable de prendre connaissance de sa constitution, dont le préambule[6] témoigne déjà d'un premier biais avant même la création :

> LES ÉTATS parties à cette Constitution déclarent, en accord avec la Charte des Nations Unies, que les principes suivants sont à la base du bonheur des peuples, de leurs relations harmonieuses et de leur sécurité :
>
> > La santé est un état de complet bien-être physique, mental et social, et ne consiste pas seulement en une absence de maladie ou d'infirmité.
> >
> > La possession du meilleur état de santé qu'il est capable d'atteindre constitue l'un des droits fondamentaux de tout être

---

5. Citation dans *Pantagruel*, de Rabelais.
6. Le terme « préambule » ne figure pas dans la constitution,

humain, quelles que soient sa race, sa religion, ses opinions politiques, sa condition économique ou sociale.

La santé de tous les peuples est une condition fondamentale de la paix du monde et de la sécurité ; elle dépend de la coopération la plus étroite des individus et des États.

Les résultats atteints par chaque État dans l'amélioration et la protection de la santé sont précieux pour tous.

L'inégalité des divers pays en ce qui concerne l'amélioration de la santé et la lutte contre les maladies, en particulier les maladies transmissibles, est un péril pour tous.

Le développement sain de l'enfant est d'une importance fondamentale ; l'aptitude à vivre en harmonie avec un milieu en pleine transformation est essentielle à ce développement.

L'admission de tous les peuples au bénéfice des connaissances acquises par les sciences médicales, psychologiques et apparentées est essentielle pour atteindre le plus haut degré de santé.

Une opinion publique éclairée et une coopération active de la part du public sont d'une importance capitale pour l'amélioration de la santé des populations.

Les gouvernements ont la responsabilité de la santé de leurs peuples ; ils ne peuvent y faire face qu'en prenant les mesures sanitaires et sociales appropriées.

ACCEPTANT CES PRINCIPES, dans le but de coopérer entre elles et avec tous autres pour améliorer et protéger la santé de tous les peuples, les Parties contractantes acquiescent à ladite Constitution et établissent par les présentes l'Organisation mondiale de la Santé comme une institution spécialisée aux termes de l'article 57 de la Charte des Nations Unies.[7]

Un tel projet ne peut que paraître louable, mais... car il y a un « mais », et il est *big (Pharma)*.

---

7. L'article 57 de la Charte des Nations Unies (et 63) renvoient aux relations entre les institutions spécialisées et l'ONU.

Retour vers les temps obscurs

En effet, le texte présente un premier biais, comme annoncé ci-dessus : « L'admission de tous les peuples au bénéfice des connaissances acquises par les sciences médicales, psychologiques et apparentées est essentielle pour atteindre le plus haut degré de santé. » Comme nous pouvons le constater, il n'est question que des « sciences médicales ». *Exit* la médecine traditionnelle chinoise, *exit* la médecine ayurvédique indienne, *exit* toutes celles des autres peuples, qui ont pourtant permis et permettent toujours à l'Humanité de traverser les millénaires. *Exit* aussi la biotechnologie médicale, pourtant reconnue par l'Unesco ?[8] *Quid* des médecines oxydative, énergétique, informationnelle, vibratoire... ?

Et ce préambule ne contient pas seulement un biais, mais une contradiction, puisqu'il est écrit que « Les résultats atteints par chaque État dans l'amélioration et la protection de la santé sont précieux pour tous ».

Même si, en 1948, on ne parle pas encore de Big Pharma, ce court passage sur les « sciences médicales » lui offre la possibilité de bannir et interdire tout ce qui contrevient à ses profits, par exemple l'herboristerie, l'homéopathie, les huiles essentielles et tout ce qui ne relève pas des « sciences médicales », donc du seul domaine réservé au « bien-être » des... laboratoires pharmaceutiques. Pourtant, il est question d'« une opinion publique éclairée », mais, selon la constitution de l'OMS, elle ne peut l'être que par la seule science. C'est donc la médecine occidentale qui fixe les règles de la médecine partout dans le monde et décide quelles sont les sorcières à brûler. Bienvenue dans les temps obscurs que prépare l'OMS, mais ce n'est que le début.

Heureusement, malgré les modifications de la Constitution, il est demeuré un principe essentiel : « Les gouvernements ont la responsabilité de la santé de leurs peuples ; ils ne peuvent y faire face qu'en prenant les mesures sanitaires et sociales appropriées. » Ainsi, la santé demeure encore dans les prérogatives des États, mais c'est ce qui s'apprête à voler en éclat, comme l'ont souligné les lettres des élus des États-Unis.

---

8. *Sciences médicales et sanitaires (pour les données de R-D)*, Unesco, 2025.

Au service de la santé... de l'industrie pharmaceutique ?
Son but est défini dans l'article 1 de sa Constitution :

CHAPITRE I – BUT

Article 1
Le but de l'Organisation mondiale de la Santé (ci-après dénommée l'Organisation) est d'amener tous les peuples au niveau de santé le plus élevé possible.

Il est difficile de faire plus vague : en effet, il n'y a aucun critère, donc si le niveau de santé régresse, il suffit de prétendre qu'il n'était pas possible de faire mieux. Surtout, cela laisse la porte ouverte à toutes les interprétations, comme nous le verrons ci-dessous.

Illustrons cette situation par l'exemple de l'évolution de l'autisme aux États-Unis, qui est une préoccupation majeure. Le CDC (Centers for Disease Control and Prevention) donne les chiffres officiels suivants :

Année de surveillance	Année de naissance	Nombre de sites ADDM déclarants	Prévalence combinée pour 1 000 enfants (fourchette entre les sites ADDM)	Cela concerne 1 enfant sur...
2020	2012	11	27,6 (23,1-44,9)	36
2018	2010	11	23,0 (16,5-38,9)	44
2016	2008	11	18,5 (18,0-19,1)	54
2014	2006	11	16,8 (13,1-29,3)	59
2012	2004	11	14,5 (8,2-24,6)	69
2010	2002	11	14,7 (5,7-21,9)	68
2008	2000	14	11,3 (4,8-21,2)	88
2006	1998	11	9,0 (4,2-12,1)	110
2004	1996	8	8,0 (4,6-9,8)	125
2002	1994	14	6,6 (3,3-10,6)	150
2000	1992	6	6,7 (4,5-9,9)	150

Source : *Data and Statistics on Autism Spectrum Disorder*, CDC, 16 mai 2024

Ainsi que le montre la dernière colonne, le nombre d'enfants autistes passe en vingt ans de 1 sur 150 à 1 sur 36. Le moins que l'on puisse dire est que la situation évolue dramatiquement, donc, sur ce critère-là, l'OMS n'est pas en train d'amener le peuple américain « au niveau de santé le plus élevé possible ». Si nous croisons avec le chiffre des naissances, voici le nombre d'enfants impactés :

Année	Nombre de naissances	Taux autisme	Nombre d'enfants
2000	3 956 650	1/150	26 378
2001	3 930 346	-	-
2002	3 924 849	1/150	26 166
2003	3 983 291	-	-
2004	4 014 648	1/125	32 117
2005	4 055 468	-	-
2006	4 179 497	1/110	37 995
2007	4 232 701	-	-
2008	4 184 010	1/88	47 546
2009	4 089 073	-	-
2010	3 978 953	1/68	58 514
2011	3 942 528	-	-
2012	3 942 569	1/69	57 139
2013	3 930 896	-	-
2014	3 984 348	1/59	67 531
2015	3 982 193	-	-
2016	3 952 809	1/54	73 200
2017	3 872 480	-	-
2018	3 816 077	1/44	86 729
2019	3 772 693	-	-
2020	3 641 990	1/36	101 166

En vingt ans, le nombre d'enfants autistes passe d'environ 26 000 à plus de 101 000, soit un facteur multiplicateur de 4. L'explication donnée par les agences de santé et les spécialistes est la suivante :

> L'augmentation du taux a suscité des craintes d'une « épidémie » d'autisme. Or, les experts affirment que l'essentiel de l'augmentation est dû à une prise de conscience croissante de l'autisme et à des modifications des critères de diagnostic de la maladie.[9]

Cette explication n'est guère convaincante, car les critères de diagnostic ne changent pas tous les deux ans et la prise de conscience est déjà ancienne, elle ne date pas des dernières années du tableau : ces chiffres sont connus et suivis aux États-Unis, où l'on imagine bien qu'un tel taux provoque des conséquences incalculables sur l'ensemble de la société. De plus, si c'était le cas, des personnes de 40 ou 50 ans seraient aujourd'hui diagnostiquées comme l'étant, or cela ne touche que les enfants. D'ailleurs, la journaliste qui écrit l'article d'où sont extraites les quelques lignes ci-dessus le sous-titre ainsi : « Un examen approfondi pour déterminer si cette augmentation est due à une plus grande sensibilisation, à un meilleur diagnostic ou à **autre chose.** »[10]

Sauf que cette « autre chose » n'est pas vraiment étudiée, ni par les autorités aux États-Unis ni par l'OMS. Est-ce parce que des études indépendantes des griffes de l'industrie et de l'OMS établissent une corrélation entre l'augmentation de l'autisme et celle de la vaccination, dont le nombre de vaccins est passé de 11 à 14 entre 2000 et 2020 ? Nous n'entrerons pas dans ce débat, mais nous ne comprenons pas pourquoi l'OMS n'a pas lancé d'étude afin de découvrir cette « autre chose », d'autant plus que ce n'est pas un problème propre aux États-Unis, puisque l'évolution est la même dans de nombreux pays s'alignant sur leur calendrier vaccinal, dont la Corée du Sud, le Japon, Singapour... Ainsi, l'OMS reconnaît en novembre 2023 sur sa page *Autisme* que la situation touche désormais 1 enfant sur 100 dans le monde, soit environ 1,5 million de plus chaque année, car le nombre de naissances annuel est de l'ordre de 150 millions.[11] Dans le paragraphe *Causes*, voici ce qu'explique l'OMS :

---

9. *The Real Reasons Autism Rates Are Up in the U.S.*, Jessica Wright & Spectrum, *Scientific American*, 3 mars 2017.
10. Souligné par nous.
11. *Autisme*, site de l'OMS, 15 novembre 2023.

Les preuves scientifiques disponibles suggèrent qu'il existe probablement de nombreux facteurs qui rendent un enfant plus susceptible d'être autiste, y compris des facteurs environnementaux et génétiques.

Des recherches approfondies utilisant diverses méthodes et menées sur plusieurs années ont démontré que le vaccin contre la rougeole, les oreillons et la rubéole ne provoque pas d'autisme. Les études qui ont été interprétées comme indiquant un tel lien étaient erronées, et certains des auteurs avaient des biais non déclarés qui ont influencé ce qu'ils ont rapporté sur leurs recherches (2, 3, 4).

Des études ont également montré que d'autres vaccins infantiles n'augmentent pas le risque d'autisme. Des recherches approfondies sur le thiomersal, un conservateur, et l'aluminium, un additif, contenus dans certains vaccins inactivés ont permis de conclure que ces composants des vaccins infantiles n'augmentent pas le risque d'autisme.

Puisque l'OMS parle de « biais », leur texte en présente de sérieux, car, par exemple, les notes (2, 3, 4) ne se réfèrent qu'à la seule affaire Wakefield (voir le film *Vaxxed*), alors qu'il existe des dizaines d'études disponibles sur PubMed (NIH) établissant le lien entre vaccination infantile et explosion de l'autisme. À part défendre bec et ongles l'industrie pharmaceutique, il ne faut donc rien attendre de l'OMS pour tenter, au minimum, de comprendre cette situation en vue d'y remédier, alors que cela fait incontestablement partie de sa mission. Ce n'est plus une surprise, car si les scientifiques auteurs de ces études ont raison, cela renverserait tout le narratif officiel quasi exclusivement centré sur la vaccination, au détriment de toute autre solution pérenne, ainsi que nous le découvrirons ci-dessous. Cela remettrait aussi en cause tout le système du *charity business* – dont nous découvrirons au chapitre IV qu'il est plus *business* que *charity* –, mais aussi le bien-fondé de l'OMS, et même de l'Unicef. Pourquoi l'Unicef ? Voici ce qui est ajouté dans presque tous leurs communiqués consacrés à leurs actions en matière de santé :

L'Unicef est le plus grand acheteur de vaccins au monde. Il achète chaque année plus de 2 milliards de doses de vaccins pour la vaccination systématique des enfants et la lutte contre les épidémies pour près de 100 pays.[12]

« 2 milliards de doses », c'est un énorme pactole à se partager par les éminents membres de Big Pharma. Ne faut-il pas s'attendre à ce qu'ils fassent tout pour que rien ne change, afin de ne pas perdre leur poule aux œufs d'or ? Pourtant, sur les milliards dépensés chaque année, ne serait-il pas possible d'allouer un petit million d'euros (allez… montons jusqu'à 5) pour mener une étude d'ampleur internationale destinée à comprendre pourquoi l'autisme est passé en plusieurs décennies de moins d'un enfant sur 10 000 à 1 sur 36 ? Si les vaccins n'en sont pas la cause, cela permettra de restaurer la confiance, alors que tant l'OMS que l'Unicef constatent qu'elle s'érode.

Comme il n'y a rien à attendre de l'OMS pour chercher les causes de l'explosion de l'autisme, ce sont, finalement, les États-Unis qui prennent le taureau par les cornes. Ainsi, le 10 avril 2025, se produit lors d'une réunion de cabinet à la Maison Blanche l'échange suivant :

> Président Trump : Pensez-y. 1 personne sur 10 000 était autiste, et maintenant c'est 1 personne sur 31. Pas 31 000, 31. C'est une statistique horrible. Il doit y avoir quelque chose d'artificiel qui fait ça. Vous pensez avoir une bonne idée ?
>
> Robert Kennedy : Nous le saurons d'ici septembre.
>
> Président Trump : Il n'y aura pas de plus grande conférence de presse que celle-ci.

Au passage, notons que la situation continue de se dégrader, puisque c'est désormais 1 enfant sur 31 qui est affecté. Il faut donc s'attendre, si l'engagement du ministre de la Santé de trouver la ou les causes, quelles qu'elles soient, est tenu pour septembre, à ce que la conférence de presse qui s'ensuivra soit retentissante. Voici, d'ailleurs, ce qu'il annonce :

> Nous avons lancé un vaste programme de tests et de recherche qui va impliquer des centaines de scientifiques du monde entier.

Pourquoi l'OMS ne l'a-t-elle pas fait ? Pourtant, qui mieux que cette organisation peut « impliquer des centaines de scientifiques du monde entier » ?

---

12. *Mpox : l'Unicef lance un appel d'offres d'urgence pour obtenir des vaccins*, Unicef, 31 août 2024.

Ce qui est d'autant plus accablant pour l'OMS est que nous pourrions produire les mêmes tableaux pour les allergies, l'asthme, les maladies auto-immunes, sans parler de l'obésité. Par exemple, aux États-Unis, 1 enfant sur 2 souffre d'une maladie chronique, et 70 % de la population est en incapacité d'effectuer un service militaire, c'est dire le délabrement de l'état de santé général, particulièrement chez les jeunes. Indubitablement, l'OMS a failli à sa mission, alors que les États-Unis sont, de loin, son plus important contributeur (sauf sous l'administration Trump).

Malgré cette situation sanitaire plus qu'alarmante, « Tedros Adhanom Ghebreyesus considère la couverture vaccinale universelle comme la priorité absolue de son mandat. Il a fait campagne sur la question et a réitéré cet objectif dans son premier discours en tant que directeur général et tout au long de la 72ᵉ session de l'Assemblée générale des Nations Unies »,[13] ce qui fait dire à beaucoup qu'il est l'homme de Bill Gates et de Big Pharma. En effet, sa « priorité absolue », en tant que directeur général de l'OMS, ne devrait-elle pas plutôt être « d'amener tous les peuples au niveau de santé le plus élevé possible » ? Peut-on affirmer que seule la vaccination permettra d'atteindre le but de l'OMS ? Quels moyens reste-t-il, par exemple, pour vaincre ne serait-ce que le cancer ? Pourtant, il est :

> À l'origine de près de 10 millions de décès en 2020, soit presque un décès sur six, le cancer est l'une des principales causes de mortalité dans le monde.[14]

C'est bien du site de l'OMS que provient cette information, donc ses hauts dirigeants ne peuvent l'ignorer. De plus, la 77ᵉ Assemblée mondiale de la santé établit le document WHA70.12 en date du 31 mai 2017 intitulé *Lutte contre le cancer dans le cadre d'une approche intégrée* (Point 15.6 de l'ordre du jour). Dans ce plan, dix actions concernent expressément le directeur général de l'OMS. Or, qui a l'impression que le cancer a régressé depuis 2017 ?

---

13. https://fr.wikipedia.org/wiki/Tedros_Adhanom_Ghebreyesus
14. *Cancer*, site de l'OMS, 3 février 2022.

Des hommes sous influence

Plus que les structures, ce sont les hommes et les femmes qui font la réussite d'une organisation. Compte tenu que leurs décisions impactent des milliards de vies, présentons brièvement les principaux dirigeants de l'OMS, dont l'exemplarité ne devrait pouvoir être mise en cause. Or, le plus controversé est... le directeur général, Tedros Adhanom Ghebreyesus. Éthiopien né le 3 mars 1965. Voici comment le site de l'OMS le présente :

> Le Dr Tedros Adhanom Ghebreyesus a été élu Directeur général de l'OMS pour un mandat de 5 ans, par les États Membres de l'Organisation, lors de la Soixante-dixième Assemblée mondiale de la Santé, en mai 2017.[15] Il est le premier Directeur général de l'OMS à avoir été élu parmi plusieurs candidats par l'Assemblée mondiale de la Santé et la première personne de la Région africaine à remplir les fonctions de chef du principal organisme de santé publique dans le monde.
>
> Né dans la ville d'Asmara (Érythrée), le Dr Tedros est titulaire d'une licence en biologie de l'Université d'Asmara, d'un master en sciences (MSc) en immunologie des maladies infectieuses obtenu à l'Université de Londres et d'un doctorat (PhD) en santé communautaire de l'Université de Nottingham. Il est en outre membre honoraire de la London School of Hygiene and Tropical Medicine.
>
> Après ses études, le Dr Tedros est rentré en Éthiopie pour contribuer à la prestation de services de santé, travaillant d'abord comme paludologue de terrain, avant de diriger un service de santé régional, puis de rejoindre le gouvernement fédéral éthiopien pendant plus de dix ans en tant que ministre de la Santé et ministre des Affaires étrangères.

Le Dr Tedros n'est donc pas médecin, même si, paraît-il, il aime se faire appeler « Dr Tedros » (cela dit, c'est plus simple que de l'appeler par son nom complet). Néanmoins, le titre de Docteur n'est pas usurpé, car il a obtenu un doctorat en santé communautaire. Quoi qu'il en soit, il représente un candidat idéal pour le poste, notamment pour cette raison :

---

15. Il entame son second mandat le 16 août 2022.

Lorsqu'il était ministre des Affaires étrangères, entre 2012 et 2016, il a fait de la santé un enjeu politique national, régional et mondial. Dans le cadre de ses fonctions, il a dirigé les négociations du Programme d'action d'Addis-Abeba, dans lequel 193 pays se sont engagés à apporter le financement nécessaire en vue de la réalisation des objectifs de développement durable.

En effet, lorsqu'on œuvre pour les ODD ou Objectifs de développement durable de l'ONU (Agenda 2030), on a de fortes chances de se faire remarquer et promouvoir. Ainsi, le site de l'OMS ne tarit pas d'éloges sur son directeur général et poursuit la liste de ses accomplissements et succès, presque interminable (cet homme est-il humain ?), alors allons directement à la fin :

Après sa prise de fonctions à l'OMS, le 1er juillet 2017, le Dr Tedros a engagé la transformation la plus importante de l'histoire de l'Organisation, qui a donné lieu à de multiples réalisations. [...]

Les stratégies, les modèles de fonctionnement et les processus ne sont d'aucune utilité en l'absence d'une main-d'œuvre talentueuse et motivée pour les mettre en œuvre. [Nous verrons ci-dessous que l'OMS a des problèmes majeurs de recrutement, au siège et pour les bureaux régionaux]. […]

Sous la direction du Dr Tedros, l'OMS a également invité son personnel à définir une nouvelle Charte des valeurs. Celle-ci recense les cinq valeurs clés qui constituent l'identité de l'Organisation : service public, excellence technique, intégrité, collaboration et compassion.

Après ces lignes frôlant l'hagiographie, nous verrons ce qu'il en est réellement en interne, notamment au siège, mais venons-en d'abord aux controverses entourant le Dr Tedros. Par exemple :

Côté pile, il a été accusé par l'entourage de David Nabarro, son rival britannique dans la course à la tête de l'OMS, d'avoir passé sous silence trois épidémies de choléra en Éthiopie en 2006, 2009 et 2011.[16]

Elles auraient été faussement étiquetées comme « diarrhées aqueuses aiguës ». L'information est publiée par le *New York Times* en mai

---

16. *Dr Tedros, le controversé patron de l'OMS à l'origine de la polémique sur Mugabe*, Alcyone Wemaëre, France 24, 23 octobre 2017.

2017, c'est-à-dire juste avant l'élection, à partir des allégations d'un proche d'un candidat opposé au futur directeur général de l'OMS. Il est légitime de s'interroger quant à leur bien-fondé, et aucune preuve n'est apportée par la suite. Alors poursuivons la lecture de l'article de France 24 :

> En matière de droits de l'Homme, sa place, jusqu'en 2016, au sein de l'appareil d'État éthiopien pose question. Il était ministre des Affaires étrangères lorsqu'en novembre 2015 et en août 2016, notamment, des manifestations avaient été réprimées dans le sang par les forces de l'ordre, causant la mort de centaines de personnes. Interrogé sur les violations des droits de l'Homme en Éthiopie lors de la campagne pour l'élection à la direction générale de l'OMS, l'intéressé avait fait valoir que ces maux étaient ceux d'« une démocratie naissante ». [...]

> Emprisonnée pendant quatre ans en Éthiopie, la journaliste Reeyot Alemu, qui vit désormais en exil aux États-Unis, voit, elle, le directeur général de l'OMS comme « l'un des pires violeurs des droits de l'Homme ». Dans une lettre adressée à l'OMS lors de la campagne, elle avait dénoncé le manque de soins médicaux qu'elle avait reçu dans les geôles éthiopiennes alors même qu'elle souffrait d'une tumeur au sein. Pour la journaliste, l'élection du Dr Tedros à la tête de l'OMS était à même de « ternir la réputation » de l'organisme.

> Autant d'ombres autour de la candidature du Dr Tedros qui avaient contribué sur Twitter, au succès, lors de la campagne, du mot-clé #NoTedros4WHO (« Non à Tedros à l'OMS »).

Il y eut même des manifestations d'opposants à Genève pour protester contre sa candidature, dans lesquelles il était traité de « génocidaire ». C'est la conséquence de sa position comme dirigeant du Front de libération du peuple du Tigré (FLPT), qui fut classé jusqu'en 2023 comme terroriste par le gouvernement éthiopien pendant la guerre du Tigré, après de violents attentats. Selon l'Union africaine, elle fit environ 600 000 victimes. Il y a donc un contentieux sérieux avec l'actuel Premier ministre d'Éthiopie, Abiy Ahmed, prix Nobel de la paix 2019, attribution toutefois très controversée. Ainsi surgit en octobre 2023 l'information que le Dr Tedros est sous enquête dans son pays pour « détournement de fonds publics, inconduite sexuelle et trucage d'appels d'offres lorsqu'il était ministre de la Santé de l'Éthiopie de 2005 à 2012 ». Certes, ce sont des accusations graves, mais rien ne dit qu'il ne s'agit pas d'un mesquin règlement de compte politique. Finalement, aucune procédure pénale n'est engagée contre lui.

Ajoutons ceci :

> C'est à une attaque plutôt inattendue, et en deux temps, que le directeur général de l'Organisation mondiale de la santé (OMS), Tedros Adhanom Ghebreyesus, doit faire face en cette fin d'année. On aurait imaginé ses adversaires lui demander des comptes sur sa gestion de la crise du Covid-19 ou sur les approvisionnements en vaccins... mais c'est sur ses liens avec son pays, l'Éthiopie, que celui qui y fut ministre pendant plus de dix ans vient d'être pris à parti.

> Par l'actuel chef d'état-major éthiopien d'abord, le général Berhanu Jula, qui, le 18 novembre, a accusé « Dr Tedros » d'utiliser son poste et ses hautes relations onusiennes pour convaincre des pays voisins de l'Éthiopie de livrer des armes aux rebelles du Tigré [...].

> Par un économiste américain ensuite, David Steinman, qui a déposé le 1er décembre une plainte contre le patron de l'OMS devant la Cour pénale internationale (CPI) pour « complicité de génocide et de crime contre l'humanité ».

Nous mentionnons ces deux points à titre d'information, car l'un comme l'autre ne nous ont pas pas paru étayés par des preuves sérieuses et indiscutables, même si cela ne préjuge pas d'éventuels crimes qu'il aurait pu commettre au cours de cette guerre.[17] Quoi qu'il en soit, ces dernières attaques apparaissent après son élection, donc ne pouvaient être prises en compte par ceux qui l'ont élu. De plus, choisir un candidat africain pour ce poste ne peut qu'être salué. En revanche, sa « ré-élection » à la soviétique – il n'y a pas d'opposant – en 2022 peut poser question, notamment du fait de sa gestion de la crise Covid et d'un mode de gouvernance toujours plus opaque, malgré les promesses répétées de transparence – comme toujours, elles n'engagent que ceux... qui les écoutent.

---

17. *De l'Éthiopie à la CPI, qui veut la peau de Tedros Ghebreyesus ?*, Olivier Marbot, *Jeune Afrique*, 17 décembre 2020.

En effet, les controverses continuent dès son premier mandat en tant que directeur général de l'OMS. Par exemple :

> Un diplomate connaissant les rouages de l'organisation, qui a demandé à rester anonyme, a déclaré à Fox que l'OMS était profondément troublée sous la direction de Tedros. Le diplomate a observé que l'OMS était « entièrement concentrée sur la promotion de son programme politique personnel. Il n'est pas un scientifique, et son règne est autoritaire et patriarcal. Avec des mésaventures répétées en matière d'orientation scientifique... l'OMS a perdu toute crédibilité.[18]

Cette information « anonyme », étant publiée dans un média américain réputé proche des républicains, est à prendre avec réserve. Néanmoins, nous verrons qu'elle n'est pas totalement infondée, avec des situations et des comportements, notamment au siège, inacceptables et indignes d'une institution internationale.

Outre des maladresses, comme avoir voulu en 2017 nommer Robert Mugabe, l'ancien président du Zimbabwe, en tant qu'Ambassadeur de bonne volonté, ce à quoi il dut renoncer face au tollé inévitable que sa décision suscita, c'est surtout sa gestion calamiteuse du Covid et sa « complaisance » supposée vis-à-vis de la Chine qui lui sont reprochées. Et c'était avant la tentative de coup de force qui déclencha l'ire de l'establishment républicain américain. Nous reviendrons sur ces points dans les chapitres suivants, compte tenu de leur gravité.

Pour terminer la présentation du Dr Tedros, voici un extrait d'une de ses déclarations d'intention :

> Nous avons besoin d'une OMS dotée de ressources adéquates, axée sur les résultats, et qui met l'accent sur la transparence, la responsabilité et tire le meilleur parti de ses ressources financières.[19]

Nous constaterons avant la fin de ce chapitre que tout est creux, et même mensonger.

---

18. *Controversial World Health Organization chief Tedros unopposed for second term – Dr. Anthony Fauci said that Tedros was his 'dear friend'*, Ben Evansky, Fox News, 29 octobre 2021.
19. « *Ensemble pour un monde plus sain* », Dr Tedros Adhanom Ghebreyesus, site de l'OMS.

Passons maintenant aux dirigeants les plus proches du Dr Tedros qui l'assistent dans sa mission :[20]

– Directeur exécutif chargé du programme OMS de gestion des situations d'urgence sanitaire, le Dr Michael Ryan dirige la riposte de l'OMS aux épidémies, aux crises humanitaires et autres urgences de santé publique. Il est l'un des membres fondateurs du Réseau mondial d'alerte et d'action en cas d'épidémie (GOARN) et fut conseiller principal pour l'éradication de la poliomyélite au sein de l'Initiative mondiale pour l'éradication de cette maladie de 2013 à 2017, intervenant à ce titre dans des pays du Moyen-Orient – signalons déjà que ce fut un échec, car les campagnes de vaccination massives contre la poliomyélite générèrent un nouveau virus issu des… souches vaccinales. Par suite, l'Éthiopie, le propre pays du Dr Tedros, en vint à détruire plus de 50 000 doses de ces vaccins dangereux[21] (nous aurons l'occasion de revenir sur ce sujet dans le chapitre III). Nous reparlerons aussi du Dr Ryan dans les pages suivantes, notamment au sujet de ses déclarations concernant l'énorme scandale sexuel en République démocratique du Congo, et de ses « performances » épinglées par un rapport de l'IOS (Office of Internal Oversight Services), service de contrôle de l'OMS.

– Le Dr Jeremy Farrar est le « scientifique en chef » de l'OMS depuis le 8 mai 2023. Il fut directeur du Wellcome Trust de 2013 à 2023, la deuxième plus grande fondation privée à œuvrer dans le domaine de la santé, avec des actifs dépassant 45 milliards d'euros. Plus discrète que la Fondation Gates, elle est tout aussi influente, comme nous pouvons le constater, par exemple, en matière de « changement climatique » :

> Le 3 décembre 2023, la Conférence annuelle des Nations Unies sur les changements climatiques (COP) a inclus pour la première fois une Journée de la santé. Cet événement de sensibilisation de haut niveau, organisé par un comité de pilotage comprenant Wellcome, a mis en évidence la nécessité d'accroître les investissements dans l'action climatique pour protéger la santé.

---

20. Équipe de direction du siège de l'OMS, Organisation mondiale de la santé, 2025.
21. *Ethiopia destroyed the mOPV2 vials used for the first phase cVDPV response*, OMS, 6 juin 2019.

Les ministres de la Santé et les responsables de plus de 100 pays ont participé à la Journée de la santé, et un film que nous avons produit conjointement avec la BBC a été projeté lors de la réunion de haut niveau des ministres de la Santé, contribuant à encadrer leurs discussions. Au final, 150 pays ont signé la première déclaration de la COP sur le climat et la santé, que Wellcome a également contribué à élaborer avec un éventail de partenaires, s'engageant à mener une action climatique de manière à protéger la santé des personnes.[22]

Ainsi, nous constatons qu'une fondation privée « contribue à élaborer » des prises de décision au cœur même de l'ONU. Il en est de même à la Commission européenne, car le Wellcome Trust est inscrit dans le Registre de transparence (« registre des lobbies ») depuis 2014, où sa mission est en partie décrite ainsi :

Notre travail d'influence vise à garantir que l'environnement politique et réglementaire en Europe favorise la recherche et ses avantages, tout en maintenant la confiance du public. Nous sommes indépendants des intérêts politiques et commerciaux.

La première phrase interpelle, car ils parlent de « favoriser », de « garantir », mais n'est-ce pas la tâche du Parlement européen, qui, lui, est élu ? Quant à la seconde phrase, il est possible d'en douter compte tenu de leur investissement dans les Objectifs de développement durable de l'ONU et l'Agenda 2030, de leur participation au Forum économique mondial à Davos, etc., et même s'ils sont « commercialement » indépendants de toute structure, notons que « financièrement », ils possèdent dans leurs trente plus grosses participations boursières des multinationales pharmaceutiques telles que Novartis, Roche, Abbott...[23] Quant à leurs investissements dans Nestlé, Pepsico, Anheuser-Busch... sont-ils en adéquation avec les buts qu'ils annoncent poursuivre, étant donné les conséquences sur la santé de la malbouffe et de l'alcool ? En revanche, il n'y a pas de scandale au sein du Wellcome Trust du type de ceux de Bill Gates frayant avec Jeffrey Epstein, à l'exception d'une apparition remarquée dans les Paradise Papers pour 50 millions de dollars versés dans un fonds offshore aux îles Caïmans ou la **commercialisation**

---

22. *Climate and Health*, Wellcome Annual Report 2024.
23. Top direct public equity holdings, as at 30 September 2024, site du Wellcome Trust.

d'ADN africain par le Wellcome Sanger Institute sans autorisation de qui que ce soit, surtout pas des institutions et autres « partenaires » africains leur ayant fourni ces précieuses ressources. Et ce n'est pas sans conséquence, ainsi que le sous-titre un média : *L'échec du projet de puce génétique du Sanger Institute pourrait freiner la recherche en Afrique.*[24] *C'est le Business as usual* au sein des organismes de charité, particulièrement lorsqu'il s'agit de profiter de l'Afrique. Notons que ces événements se produisent pendant que le Dr Jeremy Farrar dirige le Wellcome Trust. Certes, ce dernier donne beaucoup d'argent pour la recherche médicale scientifique (près de 2 milliards € par an), mais c'est un processus de sélection donc d'élimination, qui exclut toute solution autre que celles vendues par les laboratoires pharmaceutiques. Cela rejoint la Constitution de l'OMS et son préambule, où seule la médecine scientifique a droit de cité. Maintenant que le Wellcome Trust a placé son directeur à la tête de la science de l'OMS, nul doute qu'il accomplira sans aucun conflit d'intérêts sa mission ainsi présentée sur le site de son nouvel employeur :

> À ce poste, le Dr Farrar dirige la Division des sciences, qui réunit les meilleurs experts et les meilleurs réseaux du monde dans les domaines des sciences et de l'innovation en vue de guider l'élaboration et la mise en œuvre de politiques et de services de qualité pour les personnes qui en ont le plus besoin.

Il est toujours fascinant de constater comment les institutions internationales se vantent de réunir « les meilleurs experts […] du monde », ce qui est presque une insulte vis-à-vis de tant d'autres, qui n'ont peut-être pas l'entregent nécessaire ou ne fréquentent pas les bons cocktails pour en faire partie. L'OMS n'est pas la seule à pratiquer ainsi, c'est très tendance aussi au Giec (Groupe d'experts intergouvernemental sur l'évolution du climat), où, lorsque l'on consulte la liste des « meilleurs experts », n'y figure aucun de ceux dont les analyses et études scientifiques contredisent la théorie du réchauffement climatique d'origine anthropique, malgré leur expertise et le fait d'enseigner et exercer, eux aussi, dans les meilleurs centres de recherche et universités.

---

24. *Major U.K. genetics lab accused of misusing African DNA – Sanger Institute's aborted effort to develop gene chip could set back research in Africa*, Erik Stokstad, *Science*, 30 octobre 2019.

En dessous de ce trio, il existe neuf sous-directrices et sous-directeurs généraux, mais nous n'en présenterons que trois, afin de ne pas allonger ces pages :

– Médecin et épidémiologiste avec trente ans d'expérience à l'OMS, le Dr Bruce Aylward est chargé de la division Couverture sanitaire universelle/Parcours de vie. Il dirige le programme visant à rendre les soins de santé primaires accessibles à tous, et supervise les activités de l'OMS relatives aux systèmes de santé, à la vaccination et à la santé reproductive, de la mère et de l'enfant. Il n'est pas nécessaire de s'étendre sur le bilan catastrophique de l'accessibilité à tous des soins en santé primaire et il n'est pas même besoin de regarder en direction des pays les plus pauvres, puisque l'exemple des États-Unis en la matière est édifiant. La situation semble même en voie de régression.

– Le Dr Catharina Boehme est en charge des relations extérieures et de la gouvernance. « Elle dirige l'action stratégique de l'OMS dans les domaines de la gouvernance, de la mobilisation des ressources et des relations avec les partenaires. » Gère-t-elle la relation avec la Fondation Bill & Melinda Gates, ou est-ce du domaine réservé au Dr Tedros ? « Elle a participé à l'organisation du Dispositif pour accélérer l'accès aux outils de lutte contre la COVID-19 afin de favoriser l'accès équitable aux tests de détection de la Covid-19. » Chacun a pu constater les résultats de son efficacité… Docteur en médecine avec des diplômes en santé publique et gestion, elle a siégé à plusieurs organes consultatifs de l'OMS et participé à deux commissions du *Lancet*, la fameuse revue de « référence » qui publia cette étude frauduleuse sur l'inefficacité de l'hydroxychloroquine contre le Covid-19, avec des conséquences tellement graves que l'affaire s'appelle désormais *The Lancet Gate*.

Quant au troisième directeur général (sur neuf) que nous présentons, il est bien connu du public français :

– Le Dr Jérôme Salomon, responsable de l'Institut Pasteur à l'international pendant deux années, dont il est licencié en 2012 « pour cause réelle et sérieuse », est un proche de Bernard Kouchner puis d'Emmanuel Macron, qu'il conseille pendant sa campagne présidentielle. En 2018, il est choisi par l'ex-ministre de la Santé, Agnès Buzyn, pour devenir directeur général de la Santé et représenter la France à l'OMS, qu'il rejoint en avril 2023 (il était déjà membre du comité exécutif, en qualité de sous-directeur général pour la couverture sanitaire universelle et les maladies transmissibles et non transmissibles. C'est sans doute sa performance inoubliable comme directeur général de la Santé en France pendant toute la phase Covid,[25] avec l'absence de stocks de masques, la fermeture continue de lits d'hôpitaux, les soignants suspendus, etc., qui lui vaut de faire partie des plus hautes autorités mondiales en matière de santé – dans le même genre, n'oublions pas Agnès Buzyn, nommée en 2021 envoyée du directeur général pour les affaires multilatérales à l'OMS. L'OMS est-elle devenue l'institution commode pour recaser ceux ayant failli dans leur mission ? Cela pose alors question sur sa gouvernance et l'accumulation des « compétences »...

Climat mon amour
Un nouveau poste est créé en juin 2023, celui d'Envoyée spéciale du directeur général pour les changements climatiques et la santé, auquel est nommée le Dr Vanessa Kerry, cofondatrice et directrice générale de Seed Global Health, une de ces structures qui prospèrent dans le domaine de la santé en Afrique. Sa fiche biographique ne relève pourtant aucune compétence en matière climatique.[26] Sa nomination est-elle due au fait qu'elle est l'une des deux filles de John Kerry, l'ancien candidat aux élections présidentielles des États-Unis... envoyé présidentiel spécial pour le climat de l'administration Biden, qui déclarait à propos du réchauffement climatique : « Il faut une mobilisation de guerre » ?[27] Toujours le mot « guerre » dans la bouche de ces élites... Jusqu'à l'OMS, le climat serait-il une affaire (pour ne pas écrire « un *business* ») de famille chez les Kerry ?

Selon le communiqué de presse diffusé pour saluer sa nomination, voici sa première mission :

---

25. Même sa page Wikipedia n'est pas tendre sur sa gestion de la crise : https://fr.wikipedia.org/wiki/J%C3%A9r%C3%B4me_Salomon
26. *Le Dr Vanessa Kerry est nommée envoyée spéciale du Directeur général de l'OMS pour les changements climatiques et la santé*, communiqué de presse de l'OMS, 22 juin 2023.
27. *Climat : « Il faut une mobilisation de guerre », affirme John Kerry*, Fabrice Nodé-Langlois, *Le Figaro*, 27 janvier 2021.

– donner un nouvel écho aux messages de l'OMS sur le climat et la santé, en diffusant les messages cruciaux de l'OMS sur l'importance des changements climatiques et la santé, et en ciblant le grand public, les personnalités influentes et les décideurs politiques pour susciter une large compréhension et un sentiment d'urgence ;

Manifestement, l'alarmisme du Giec ne suffit plus pour instiller le « sentiment d'urgence », autrement dit, la peur.

La quatrième mission du Dr Kerry est peut-être la plus révélatrice :

– jouer un rôle dans la mobilisation des ressources pour faire avancer le travail de l'OMS, en recherchant de nouveaux partenaires et l'appui d'influentes et éminentes personnalités, reconnaissant leur capacité à contribuer par leur expertise et leurs ressources à donner un nouvel écho aux initiatives de l'OMS.

En résumé, elle a été choisie pour aller « taper du mécène », donc manifestement Bill Gates ne suffit plus pour satisfaire les ambitions débordantes de l'OMS (et encore, c'était avant que l'administration Trump annonce son retrait après sa ré-élection, donc il va falloir trouver beaucoup plus d'argent). Nous comprenons mieux pourquoi l'absence de compétence en matière climatique de la première Envoyée spéciale du directeur général pour les changements climatiques et la santé revêt peu d'importance, malgré le titre ronflant : elle est là pour une tout autre mission, et s'appeler Kerry ne peut que présenter des avantages en la matière. Pour le reste, il lui est demandé de « diffuser les messages cruciaux de l'OMS », pas d'y contribuer.

Fort d'une équipe avec de telles performances, le chef de l'OMS se croit désormais en mesure d'inviter les 194 États membres à ne pas retarder les réformes pour se préparer à la prochaine pandémie. Et, en matière de déclenchement d'épidémie, l'OMS s'y connaît, comme nous le découvrirons dans le chapitre III.

Une gouvernance en trompe-l'œil ?
La lecture des pages suivantes amène inévitablement à une question : qui contrôle la direction générale de l'OMS ? En théorie, il existe deux organes, que le site de l'OMS présente ainsi à la page *Gouvernance* :

Assemblée mondiale de la Santé

L'Assemblée mondiale de la Santé est l'organe décisionnel suprême de l'OMS. Y participent des délégations des États membres qui travaillent sur des questions préparées par le Conseil exécutif de l'Organisation. Sa principale fonction consiste à arrêter la politique de l'Organisation. Elle nomme le directeur général, contrôle la politique financière de l'Organisation, et examine et approuve le projet de budget programme.

Ne paraît-il pas étrange que « l'organe décisionnel suprême » ne travaille que « sur les questions préparées par le Conseil exécutif » ? Cela fait penser au Parlement européen, qui a le droit de s'exprimer, à condition que ce soit sur ce que lui a préparé la Commission européenne non élue...

Voici le deuxième organe de gouvernance de l'OMS :

Conseil exécutif de l'OMS

Le Conseil exécutif est composé de 34 membres, techniquement qualifiés dans le domaine de la santé. Ses membres sont élus pour trois ans. La principale réunion du Conseil, qui se tient en janvier, décide de l'ordre du jour de l'Assemblée mondiale de la Santé et adopte les résolutions qui lui seront soumises.

Comme pour l'Assemblée mondiale de la Santé, son pouvoir semble assez restreint. Certes, les fonctions de ces deux composantes de la gouvernance telles que définies par la Constitution de l'OMS sont plus larges que la description ci-dessus, mais il n'est pas expressément écrit qu'elles doivent contrôler l'action du directeur général, et la question de sanctions contre lui, voire sa révocation, ne figurent pas non plus, que ce soit dans les chapitres V (Assemblée mondiale de la Santé), VI (Conseil exécutif) ou VII (Secrétariat). Le seul article concernant leur pouvoir sur le directeur général est l'Art. 31 :

Le Directeur général est nommé par l'Assemblée de la Santé, sur proposition du Conseil et suivant les conditions que l'Assemblée de la Santé pourra fixer. Le Directeur général, placé sous l'autorité du Conseil, est le plus haut fonctionnaire technique et administratif de l'Organisation.

C'est tout. Nulle part est décrite « l'autorité du Conseil » sur le directeur général, qui, dans les faits, paraît intouchable. Est-ce que cela explique ce que nous allons découvrir par la suite ?

L'Office of Internal Oversight Services (IOS)[28]

Nous terminons notre présentation de la gouvernance de l'OMS par le bureau interne chargé d'auditer et même d'enquêter, qui doit produire un rapport avant chaque Assemblée mondiale de la Santé. Sa page sur le site internet de l'OMS commence par une affirmation, sur laquelle nous aurons l'occasion de revenir, en tout cas voici comment son rôle est présenté :

> L'Organisation mondiale de la Santé sauve des vies. Le travail de l'Office of Internal Oversight Services (IOS) est essentiel à cet objectif. En servant de contrepoids aux projets et programmes mis en œuvre par l'OMS, l'IOS veille à ce que le maximum de ressources fournies à l'OMS soit mis à la disposition de ceux qui en ont besoin et utilisé aux fins prévues. Le Bureau y parvient en réalisant des audits et des enquêtes objectifs et indépendants.

> Conformément à sa Charte, IOS peut examiner tous les systèmes, processus, opérations, fonctions et activités de l'OMS afin de s'assurer que l'Organisation fonctionne de manière efficace et économique, que son personnel respecte les règles, règlements et codes de conduite établis, et que toute allégation crédible de faute professionnelle soit signalée et fasse l'objet d'une enquête afin de garantir que le personnel et les personnes avec lesquelles l'OMS travaille bénéficient d'un devoir de diligence.

> IOS entretient des contacts réguliers avec les départements de l'OMS et collabore étroitement avec les fonctions en charge des responsabilités, ce qui contribue encore davantage au renforcement des valeurs *corporate* de l'Organisation.

N'y a-t-il pas matière à être surpris de l'emploi du mot « *corporate* » (c'est le mot original, nous ne l'avons pas traduit volontairement), alors qu'il s'agit d'une institution internationale ? Il fait immédiatement penser au monde de l'entreprise et à ses « valeurs », ce qui tombe bien, car nous avons justement un chapitre sur les partenariats de l'OMS. Sans doute aurait pu être choisi un mot avec moins de connotation...

À la lecture de cette présentation, on comprend que l'OMS est bien gardée et surveillée par ce service de contrôle qui semble d'une in-

---

28. Le site de l'OMS ne proposant pas d'autre langue que l'anglais pour ce service pourtant essentiel, nous conserverons son appellation officielle. La traduction serait : Bureau des services de contrôle interne.

transigeance à toute épreuve. Parcourons néanmoins sa charte, par simple acquis de conscience. Voici sa mission telle qu'elle est mentionnée au point 2 :

> 2. La mission de l'IOS est de fournir des services indépendants et objectifs d'audit, d'investigation et de conseil conçus pour apporter de la valeur ajoutée et améliorer les opérations de l'Organisation, ainsi que pour renforcer l'intégrité et la réputation de l'Organisation.

Comme il l'est précisé, l'IOS doit « renforcer l'intégrité et la réputation de l'Organisation ». Remarquons que ce point essentiel n'apparaît pas aussi précisément dans la présentation sur le site. En effet, à part des sénateurs, des gouverneurs et des procureurs généraux américains, tous républicains, qui pourrait douter qu'il soit nécessaire de « renforcer l'intégrité et la réputation de l'Organisation » ? Alors ses dirigeants n'estiment sans doute pas nécessaire de mettre en valeur cette information, même si c'est l'une des missions majeures de l'IOS. Nous constaterons par la suite quelles en sont les conséquences.

Le point **b. Investigation** est très intéressant, particulièrement pour ce qui suivra :

> 7. La fonction d'enquête aide l'Organisation à gérer le risque de fraude et d'autres actes répréhensibles en menant des enquêtes fondées sur les risques, à valeur ajoutée, pertinentes et axées sur les résultats, et en contribuant à la prévention, à la détection et à la dissuasion des actes répréhensibles, y compris la fraude, le gaspillage, les comportements sexuels répréhensibles et toutes les formes d'abus.

> 8. L'IOS évalue et examine les signalements de fautes telles que la fraude, la corruption, la collusion, le vol, l'inconduite sexuelle, le harcèlement et les abus sur le lieu de travail, les représailles et autres actes ou omissions, qui sont contraires aux obligations générales du personnel de l'OMS et autres personnels.

> 9. L'IOS peut également évaluer et enquêter sur des indices de fraude, de corruption, d'inconduite sexuelle et d'autres actes répréhensibles commis au détriment de l'OMS par des prestataires, des partenaires d'exécution et d'autres tiers, et qui sont contraires aux termes et conditions de leurs accords contractuels avec l'OMS.

10. L'IOS rend compte des résultats de ses travaux d'enquête au Directeur général, au Directeur régional et aux responsables concernés, et formule des recommandations d'action.

11. L'IOS rend également compte aux responsables concernés et au Directeur général et/ou au Directeur régional des faiblesses des contrôles et des processus, des lacunes des cadres réglementaires ou d'autres possibilités d'amélioration identifiées au cours de ses enquêtes, en formulant des recommandations pour y remédier.

La charte de l'IOS est limpide, même si le point 11 montre qu'il doit référer au directeur général et/ou à ses collaborateurs, car ce service n'a pas la capacité d'agir en justice ou même auprès de l'Assemblée mondiale de la Santé ou du Conseil exécutif, si ce n'est en produisant des rapports. Alors, *quid* de son indépendance ? Justement, cette question est traitée par les points 17 et 18 :

17. Le directeur de l'IOS rend compte au Directeur général et est responsable devant lui, sans préjudice de l'indépendance opérationnelle dans l'exercice de ses fonctions. L'IOS est libre de toute ingérence dans la détermination de la portée de ses audits et enquêtes, dans l'exécution des travaux connexes et dans la communication des résultats correspondants.

18. Le Directeur IOS est nommé par le Directeur général après consultation du Conseil exécutif. La révocation du Directeur IOS requiert également l'approbation du Conseil exécutif. Le poste de Directeur IOS est soumis à un mandat unique d'une durée maximale de sept ans, sans droit à un emploi dans une autre fonction.

De toute évidence, le directeur de l'IOS ne peut enquêter sur la fraude, la corruption, l'inconduite sexuelle et autres actes répréhensibles que commettrait le directeur général, puisqu'il est nommé par... ce dernier, qui peut, en plus, le faire révoquer par le Conseil exécutif. On imagine aisément que le poste n'est pas dénué d'avantages, alors pourquoi risquer de les perdre, d'autant plus qu'ils sont garantis pendant sept ans ? C'est pourquoi les rédacteurs de la charte ont prévu l'article 23 :

23. Les allégations de mauvaise conduite à l'encontre du Directeur général ne feront pas l'objet d'une enquête de la part de l'IOS. Toute allégation de ce type nécessitant une enquête sera

transmise à l'IEOAC[29] et traitée conformément à la procédure approuvée par les organes directeurs.

Le parcours des cinq membres de l'IEOAC semble les éloigner des conflits d'intérêts avec l'industrie pharmaceutique et autres lobbies, bien que l'un d'eux, Rob Becker, fut partenaire de... McKinsey Pays-Bas, et Beatriz Sanz Redrado est directrice générale adjointe à la Commission européenne, au département du budget. Même s'il y a des partenariats entre les deux institutions, il semble qu'elle puisse mener de front les deux missions avec impartialité et honnêteté.

En revanche, pour ce qui est de l'IOS, le lien de nomination et de révocation de son directeur par le directeur général et le conseil exécutif ne lui permet peut-être pas d'agir en toute indépendance des plus hauts responsables de l'OMS, surtout qu'il n'est pas exemplaire non plus, ainsi que nous le constaterons dans le scandale de trafic sexuel en République démocratique du Congo. L'article 20 de la charte de l'IOS reste peut-être un vœu pieux :

> 20. Le Directeur et le personnel de l'IOS doivent respecter le Code d'éthique de l'OMS et doivent à tout moment maintenir et sauvegarder leur indépendance, leur objectivité et leur professionnalisme dans l'exercice de leurs responsabilités. Le Directeur et le personnel de l'IOS doivent éviter les situations de conflit d'intérêts, ou qui pourraient autrement altérer leur jugement, en relation avec les responsabilités qui leur sont assignées. Les membres du personnel de l'IOS doivent déposer chaque année une déclaration d'objectivité et d'indépendance.

Ainsi, la charte ne dit pas comment le directeur de l'IOS « doit éviter les situations de conflit d'intérêts » et sauvegarder son indépendance et son objectivité lorsque le directeur général et le directeur général adjoint de l'OMS sont pris en flagrant délit de mensonge. De plus, il doit rapporter sur leurs actions, notamment s'ils ont bien mis en œuvre les recommandations que l'IOS leur a adressées ; la situation reste donc porteuse de conflits d'intérêts et non dénuée d'ambiguïté.

---

29. Independent Expert Oversight Advisory Committee

« Au lieu de remédier aux lacunes bien connues de l'OMS »

Cette expression figure dans la lettre des sénateurs républicains au président Biden, sans autre précision, mais le rapport de deux pages destiné à la 77e Assemblée mondiale de la santé,[30] auquel contribue l'IOS, ouvre des pistes qui posent question, bien que mineures par rapport à ce que nous présenterons par la suite :

> 3. Le Comité s'est inquiété du faible taux de mise en œuvre des recommandations d'audit et a encouragé le Secrétariat à répondre à ces recommandations en temps utile.

Soyons rassurés, ainsi que l'exprime la suite du paragraphe 3 :

> En réponse, le Secrétariat a assuré au Comité que les progrès accomplis dans la mise en œuvre des recommandations d'audit étaient suivis de près. À titre d'exemple, le Secrétariat a expliqué qu'un indicateur avait été inclus parmi les principaux indicateurs de performance établis au niveau des pays, afin d'améliorer la performance organisationnelle dans ce domaine. Des informations sur ces indicateurs ont été fournies sur le portail des États membres.

Le Secrétariat, donc le directeur général, a fait mettre en place un... indicateur ! C'est sûr que cela va donner tort aux sénateurs américains, surtout que la situation ne s'améliore pas sur les trois points suivants :

> 4. Le Comité a également souligné les problèmes détectés par l'Auditeur externe dans certains bureaux de pays en Afrique, notamment les faiblesses des contrôles financiers, les insuffisances en matière de ressources humaines et les lacunes dans la mise en œuvre des activités, et a invité le Secrétariat à prendre des mesures pour remédier aux faiblesses identifiées. Parallèlement, le Comité s'est déclaré satisfait des informations fournies par l'Auditeur interne [IOS] sur le traitement des allégations d'exploitation, d'abus et de harcèlement sexuels formulées lors de la dixième épidémie de maladie à virus Ebola en République démocratique du Congo.

---

30. *Report of the Programme, Budget and Administration Committee of the Executive Board to the Seventy-seventh World Health Assembly*, A77/39, 27 mai 2024, OMS.

Dès qu'est mentionnée dans un rapport d'audit une expression telle que « notamment les faiblesses des contrôles financiers », il faut entendre « corruption », « détournements de fonds », « prise illégale d'intérêts », « vol », etc., au choix. Pourtant, nous lirons ci-dessous, par exemple, que le Dr Tedros « s'est rendu en RDC à quatorze reprises pendant la réponse à Ebola, tandis que d'autres membres du personnel ont effectué encore plus de visites » , donc comment ce petit monde de Genève peut-il ignorer « les faiblesses des contrôles financiers » et ne pas gérer cette situation ?

Quant aux victimes de cette grave affaire sexuelle au Congo, si elles ont lu ce passage, elles ont dû pleurer les larmes qui leur restaient dans leur corps meurtri (nous y reviendrons ci-dessous). Il est d'ailleurs étonnant que le Comité félicite l'IOS, pourtant co-rédacteur de ce document, ce qui donne le sentiment d'entre-soi, donc d'impunité en constatant la gravité des faits.

Pour ce qui est des « lacunes » signalées dans le rapport du Comité à l'Assemblée, elles ne sont pas mineures non plus, ce qui n'empêche pas, de nouveau, l'IOS de s'autocongratuler, malgré sa responsabilité écrasante :

> 5. En ce qui concerne l'augmentation du nombre d'allégations d'inconduites [*misconducts*], le Comité a reconnu que cela pouvait être lié à l'entrée en vigueur de nouvelles politiques, au renforcement de l'IOS et à la diffusion de messages forts pour encourager leur signalement. Il a, en outre, exprimé son soutien à la mise en œuvre des recommandations d'audit interne énumérées dans le rapport pour répondre à ces allégations et a exhorté le Secrétariat à continuer de pourvoir les postes vacants essentiels.

Nous reviendrons sur ce point en fin de chapitre, car ce qui se passe au sein de l'OMS contre les employé(e)s est inqualifiable. En tout cas, avec un tel rapport, les membres de l'Assemblée peuvent continuer de (faire semblant de) ne s'apercevoir de rien... Et voici le dernier point souligné par le Comité, qui semble presque accessoire tel qu'il est exprimé :

> 6. Le Comité a fait part de ses préoccupations concernant la sécurité des informations stockées électroniquement et a demandé au Secrétariat de fournir une réponse détaillée sur les mesures

prises pour répondre à la recommandation d'audit concernant la participation de tiers au système d'information de l'OMS lors de la quarante et unième réunion du Comité.

Il ressort de ce dernier point que le système électronique de l'OMS est une passoire ouverte à tous les vents... Sans doute la direction ignore qu'existent les hackers...

En conséquence de ce rapport, le Comité recommande à l'OMS de progresser sur ces différents points. Qui peut douter que cela sera suivi d'effets immédiats ?

Que des bons élèves à la sauce IOS
À côté de ce document de deux pages est produit le rapport annuel de l'auditeur interne, donc l'IOS, qui comprend trente-huit pages. Il est très intéressant, car il résume les résultats d'audit dans quelques pays où l'OMS rencontre des difficultés de gestion (l'IOS n'a manifestement pas les moyens d'enquêter partout, ainsi que nous le montrerons ci-dessous). Même lorsqu'il semble y avoir des problèmes sérieux, la mention « partiellement satisfaisant » figure presque systématiquement en début de texte. En effet, il ne faut indisposer personne, certainement pas les pays qui pourraient en être mécontents et revoir leurs contributions à l'OMS, voire leur vote en faveur de l'actuel directeur général, qui pourrait s'en plaindre auprès du directeur de l'IOS... Nous ne présenterons pas tous les cas recensés, seulement les plus significatifs. Ainsi, commençons par... le siège de l'OMS :

24. **Division de l'accès aux médicaments et aux produits de santé au siège.** L'audit a conclu que la performance de la Division était partiellement satisfaisante, avec quelques améliorations nécessaires pour faire face à des niveaux modérés de risque résiduel et améliorer l'efficacité. Les problèmes identifiés avec un niveau élevé de risque résiduel comprenaient :

(1) la perte potentielle de confiance dans les services de préqualification de l'OMS ainsi qu'un risque juridique pour l'Organisation attribué à une indépendance organisationnelle insuffisante des services de préqualification et à une protection inefficace des informations confidentielles sensibles ;

(2) un plan de ressources humaines inadéquat pour répondre aux besoins en personnel pour l'exécution des programmes ;

(3) un nombre important de postes vacants pour des fonctions clés (telles que les chefs d'équipe et les chefs d'unité), une situation qui, si elle n'est pas corrigée en temps utile, pourrait entraver la réalisation des objectifs stratégiques ; en outre, certains processus de recrutement ont pris beaucoup de temps, parfois plus d'un an ; et

(4) des données inexactes et limitées sur les indicateurs avancés de résultats, ce qui a limité la capacité de suivre objectivement les progrès et de mesurer dans quelle mesure le travail du Secrétariat a influencé les résultats et l'impact. Par conséquent, la responsabilité de l'Organisation en matière de résultats est compromise.

L'audit a également permis d'identifier 16 problèmes présentant un niveau modéré de risque résiduel.

C'est édifiant : comment une telle situation peut-elle exister au siège, au point que « la responsabilité de l'Organisation en matière de résultats est compromise » ? Aussi étonnant que cela puisse paraître, il ressort de cette lecture que l'OMS ne sait pas mettre en œuvre un plan de ressources humaines adéquat et a du mal à embaucher. C'est même le cas à... l'IOS, avec vingt postes budgétés au sein de la division Investigation, mais treize sont vacants, donc sept seulement sont pourvus. Forcément, sa capacité d'enquête est réduite, ce qui ouvre la porte à tous les abus, ou presque. Cette situation problématique n'empêche pas l'IOS de clamer deux paragraphes plus loin :

10. Une structure révisée a été proposée, qui comprend le Bureau des investigations et le Bureau de l'audit, et qui garantit que le Bureau est adapté à ses objectifs actuels et futurs. La nouvelle structure est conçue pour garantir aux parties prenantes que les processus de gouvernance, de gestion des risques et de contrôle de l'OMS sont appropriés pour aider l'Organisation à atteindre ses objectifs stratégiques, opérationnels, financiers et de conformité, y compris l'administration de 8 milliards de dollars américains par plus de 17 000 membres du personnel dans plus de 150 sites à travers le monde sur une période de deux ans.

Comment l'IOS peut-elle donner de telles garanties alors qu'elle n'arrive pas à recruter ? Avec quel personnel ce bureau sera-t-il en mesure de remplir ses obligations, alors même que, comme nous le verrons ci-dessous, l'OMS réclame un pouvoir mondial absolu en matière de santé ?

Sans doute naïvement pensons-nous que le management de la sécurité, par exemple, est une fonction qui requiert toute l'attention du directeur général et de son directeur exécutif, placés « sous l'autorité du Comité exécutif ». Alors lisons le point 29 du rapport de l'IOS :

29. **Gestion globale de la sécurité.** L'audit avait pour objectif d'évaluer si l'Organisation disposait de procédures efficaces et efficientes pour identifier et atténuer les principaux risques de sécurité de l'OMS, et pour garantir le respect des politiques, règles et réglementations applicables de l'OMS et du Département de la sûreté et de la sécurité des Nations Unies. L'audit a conclu que les contrôles et procédures internes en place en matière d'opérations de sécurité globale étaient **partiellement satisfaisants,**[31] et que des améliorations majeures étaient nécessaires pour atténuer les risques résiduels de haut niveau susceptibles d'avoir un impact sur la réalisation des résultats escomptés.

L'audit a permis d'identifier les cinq problèmes suivants présentant un risque résiduel élevé.

(1) Le poste de directeur de la sécurité mondiale au siège est vacant depuis plus de cinq ans, une situation qui a entravé la mise en place d'un leadership efficace et durable en matière de sécurité et le développement de la culture de la sécurité au sein de l'Organisation. Cela représente un risque étant donné que des efforts ciblés sont nécessaires pour atténuer les risques liés à la sécurité et aux perturbations des activités, qui ont été identifiés comme l'un des principaux risques de l'Organisation (risque principal 8).

(2) La présence de personnel de sécurité qualifié sur le terrain a été compromise par la faible mise en œuvre du plan de ressources humaines pour les postes de sécurité (taux de vacance de 38 %). En outre, il n'y avait pas de formation spécialisée en matière de sécurité pour les points focaux de sécurité.

---

31. Souligné par nous.

(3) L'absence d'un mécanisme de financement durable pour la sécurité ralentit la mise en œuvre de mesures de sécurité efficaces, y compris celles pour les installations, et l'achat d'équipements de sécurité.

(4) Un tiers de l'échantillon d'examen des demandes de voyage n'était pas conforme aux exigences d'habilitation de sécurité pour les voyages officiels, [...].

(5) Dans certains bureaux de pays, un nombre important de personnes ont été engagées dans le cadre de contrats de louage de services – par exemple, pour mener des activités de surveillance dans des zones où la sécurité est compromise – ce qui n'est pas conforme aux procédures.

En outre, l'OMS n'étend pas l'ensemble des exigences en matière de sécurité (par exemple, l'habilitation de sécurité pour les voyages et la formation à la sécurité) aux personnes employées dans le cadre de contrats de louage de services, même si ces exigences sont spécifiées dans le Manuel des politiques de sécurité du Système de gestion de la sécurité des Nations Unies.

L'audit a également identifié six problèmes présentant un niveau modéré de risque résiduel.

À ce stade, il vaut presque mieux ne pas savoir ce que sont ces six problèmes d'un « niveau modéré »... Ainsi, cela fait **plus de cinq ans** que le poste de directeur de la sécurité mondiale est vacant ?! Que font le directeur général et son directeur exécutif, le Dr Michael Ryan, pour remédier à ce problème majeur ? Qu'attend le Comité exécutif pour intervenir ? Et l'IOS trouve la situation **partiellement satisfaisante** ? Sans doute l'illustration de l'article 17 de la charte de l'IOS concernant son indépendance...

Le constat étant accablant au siège (et ce n'est pas fini), peut-être sera-t-il meilleur dans les bureaux régionaux ?

22. **Groupe de préparation et d'intervention en cas d'urgence au Bureau régional pour l'Afrique.** L'audit a inclus une visite au Centre régional d'urgence de l'OMS à Nairobi et au Bureau régional pour l'Afrique à Brazzaville. L'audit a conclu que la performance du groupe était partiellement satisfaisante, avec quelques améliorations nécessaires pour faire face aux niveaux élevés et

modérés de risque résiduel et améliorer l'efficacité. Les questions présentant un niveau élevé de risque résiduel comprenaient :

(1) l'efficacité et l'efficience limitées de la gestion du plan des ressources humaines, car le plan des ressources humaines du système de gestion globale n'a pas été mis à jour pour refléter les besoins en ressources humaines du groupe ;

(2) le manque de clarté des rôles et des responsabilités entre les pôles du groupe, les bureaux nationaux des pays hôtes et le pôle de la direction générale du bureau régional, ce qui a entraîné des malentendus et des inefficacités, notamment en ce qui concerne les communications avec le gouvernement hôte ; et

(3) le nombre important de postes vacants dans des fonctions clés, telles que les coordinateurs de pôle, les chefs d'équipe, les chefs d'unité et les coordinateurs, ainsi que la longueur des processus de recrutement.

L'audit a également permis d'identifier 22 problèmes présentant un niveau modéré de risque résiduel.

Cette présentation, pourtant « partiellement satisfaisante », est extrêmement grave puisqu'il s'agit du Groupe de préparation et d'intervention en cas d'urgence au Bureau régional pour l'Afrique, où il y a constamment ou presque des situations d'urgence à gérer. Cela ressort directement de la responsabilité du directeur exécutif de l'OMS, le Dr Michael Rayan, d'autant plus qu'il est chargé du Programme de gestion des situations d'urgence sanitaire, et bénéficie d'une délégation d'autorité du directeur général de l'OMS. Avec un tel pouvoir, il n'est pas en mesure de régler cette situation qui perdure, alors que ce devrait être une priorité ? Combien de victimes une telle défaillance entraîne-t-elle dans l'un des bureaux les plus importants de l'OMS, y compris pour ses répercussions sur la santé mondiale ? Combien de centaines de milliers ou de millions de morts lorsque se déclenchera une pandémie, par suite de telles défaillances inexcusables ? Et encore, peut-être parce qu'il s'agit du directeur exécutif, l'IOS se garde de lister publiquement les « 22 problèmes présentant un niveau modéré de risque résiduel ». Que découvririons-nous d'autre ? Et ce n'est pas propre à l'Afrique, puisque l'IOS pointe aussi les divisions Pacifique Sud et Pacifique oriental.

D'ailleurs, retour rapide au siège sur les « performances » du directeur exécutif, le Dr Michael Ryan, avec le point 28 :

28. Programme de gestion des situations d'urgence sanitaire de l'OMS au siège. L'audit a conclu que l'efficacité opérationnelle de certains contrôles opérationnels du Programme de gestion des situations d'urgence sanitaire de l'OMS au siège était **partiellement satisfaisante,**[32] avec quelques améliorations à apporter. L'audit a identifié des problèmes présentant un **niveau** élevé[32] de risque résiduel nécessitant une action rapide de la direction en ce qui concerne la structure organisationnelle globale du Programme (à savoir, la structure proposée pour l'exercice biennal 2022-2023), qui n'a pas été officiellement approuvée par le Directeur général, ce qui a des répercussions négatives importantes, telles que : des difficultés pour planifier correctement les ressources humaines et pour recruter pour tous les postes nécessaires ; des rôles et des responsabilités peu clairs, et des lignes hiérarchiques mal comprises ; et la perception que certaines fonctions sont dupliquées entre les divisions et les départements. L'audit a également identifié sept problèmes présentant des niveaux modérés de risque résiduel.

Il est clair qu'il ne s'agit pas d'un manque de moyens, mais d'un problème de management, qui met directement en cause la responsabilité des Dr Michael Ryan et Dr Tedros. Peut-on imaginer que les deux principaux dirigeants d'une multinationale, donc avec des *corporate values*, puissent survivre à un rapport d'audit témoignant d'une telle incompétence ? En conséquence, cela signifie que l'OMS serait dans l'incapacité de répondre à une pandémie mondiale, alors que le Dr Tedros ne cesse de l'annoncer ? Mesure-t-il, lui et son équipe, la gravité d'une telle situation ? En tout cas, comment la considérer autrement que « criminelle », car elle se chiffrera en millions ou en dizaines de millions de morts du fait de l'incompétence désormais manifeste des plus hauts dirigeants de l'OMS ? Et à quoi servent le Comité exécutif et l'Assemblée mondiale de la santé ? Sommes-nous les seuls à lire les rapports de l'IOS ?

---

32. Souligné par nous.

Étapes en Éthiopie et au Congo (RDC)

Avant de poursuivre, arrêtons-nous dans deux pays cibles du rapport de l'IOS. Commençons par celui du directeur général, l'Éthiopie, dont nous n'imaginons pas qu'elle ne soit pas un modèle pour tous :

30. **Bureau de l'OMS en Éthiopie.** L'audit a révélé que l'efficacité opérationnelle des contrôles dans les domaines de l'administration et des finances au bureau de pays en Éthiopie était partiellement satisfaisante, avec quelques améliorations à apporter. L'audit a identifié un problème présentant un risque résiduel élevé, nécessitant une action rapide de la direction : il y avait des articles périmés d'une valeur totale d'environ 170 000 US$ qui n'avaient pas encore été éliminés par le bureau de pays. En outre, des fournitures d'une valeur totale d'environ 975 000 US$ expirant dans les six mois devaient être utilisées d'urgence par le bureau de pays. L'audit a également permis d'identifier 12 problèmes présentant un niveau de risque résiduel modéré.

Finalement, par rapport à ce qui précède, cela reste raisonnable, bien que ne soient pas précisés les douze problèmes de risque identifiés. Afin de ne pas mécontenter le directeur général de l'OMS ? Au passage, remarquons qu'il faut utiliser « d'urgence » les fournitures qui arrivent à leur date de péremption ; et s'ils n'en ont pas le besoin ? Une autre preuve de gabegie ?

Et nous ne pouvions pas terminer cette présentation sans nous rendre dans le seul pays qui ne bénéficie pas de la mention « partiellement satisfaisant », à savoir la République démocratique du Congo (RDC). Est-ce lié à l'affaire que nous exposerons ensuite ?

23. **OMS en République démocratique du Congo**. L'audit a inclus une visite sur le terrain au bureau national à Kinshasa et au bureau secondaire à Lubumbashi. Sur la base de l'équilibre des mesures d'atténuation et de l'évaluation du risque résiduel, l'audit a conclu que la performance du bureau national était insatisfaisante pour ce qui est de traiter les niveaux élevés et modérés de risque résiduel et d'améliorer l'efficacité. La plupart des observations, y compris celles présentant un niveau élevé de risque résiduel, concernaient des domaines relevant des processus opérationnels. L'audit a permis d'identifier les six problèmes suivants présentant un niveau élevé de risque résiduel.

(1) Le plan de ressources humaines approuvé ne reflétait pas de manière adéquate les besoins en personnel pour l'exécution des programmes, y compris les programmes prioritaires. Le dernier organigramme approuvé datait de novembre 2017, alors qu'un nouveau plan de ressources humaines a été soumis à l'approbation du directeur régional en juin 2023.

(2) Il y avait des faiblesses dans les contrôles financiers internes liés à l'utilisation des avances opérationnelles dans les activités de mise en œuvre directe, car le bureau de pays ne respectait pas suffisamment les procédures opérationnelles standard de mise en œuvre directe concernant les avances de trésorerie. Plus précisément, en 2023, le bureau de pays ne suivait pas correctement l'émission des avances opérationnelles et n'utilisait pas systématiquement le formulaire de demande d'avances opérationnelles, et plusieurs membres du personnel et non-membres du personnel avaient plusieurs avances en cours. De plus, en 2023, les avances opérationnelles pour le personnel titulaire d'un contrat de services spéciaux n'avaient pas encore été rapprochées (les avances n'étaient pas accompagnées de pièces justificatives), malgré les rappels de l'équipe administrative du bureau de pays aux bénéficiaires et aux équipes financières du bureau local. En outre, pour 2022, une liste complète des avances de trésorerie n'était pas disponible.

(3) Le bureau de pays n'avait pas mis en place de contrôle pour surveiller les déplacements effectués dans le cadre d'accords de services spéciaux qui s'écartaient des demandes de déplacement individuelles approuvées, comme l'exige le manuel électronique, en particulier dans les cas où le personnel devait rembourser au bureau de pays les montants non utilisés pour le déplacement (par exemple, en raison d'annulation de voyage ou de modification d'itinéraires).

(4) Pour les articles donnés, les vérifications de la livraison du dernier kilomètre n'étaient pas effectuées régulièrement. Pour un échantillon de transactions, nous n'avons pas pu vérifier l'emplacement des articles donnés par l'OMS dans les locaux des homologues.

(5) [...]. Au moment de l'audit, le bureau de pays a fourni une liste des paiements en suspens aux travailleurs sur le terrain (principalement des vaccinateurs et des superviseurs) pour les campagnes de lutte contre la polio en 2022 et 2023, d'un montant de 1,7 million $. Ces paiements n'auraient pas été traités en raison de l'absence de pièces justificatives des bureaux extérieurs du bureau de pays. [...]. De plus, le bureau de pays avait également identifié qu'un bureau auxiliaire avait effectué des paiements en 2020 et 2021 sans bons de commande, et pour lesquels les pièces justificatives n'étaient pas disponibles. La direction a expliqué que ces montants étaient liés à la réponse à la maladie à virus Ebola qui était gérée par le bureau régional.

(6) Le suivi des recommandations identifiées par l'audit opérationnel précédent (en 2019) était insuffisant : 13 recommandations n'étaient pas pleinement mises en œuvre au moment de l'audit actuel, dont six présentant un risque résiduel élevé. De plus, les recommandations formulées lors des missions d'assurance des bureaux de pays n'étaient ni systématiquement suivies ni mises en œuvre.

L'audit a également identifié 31 problèmes présentant un niveau de risque résiduel modéré.

Bienvenue dans le monde exemplaire de l'OMS, que l'IOS a probablement édulcoré faute de personnel pour enquêter dans plus de bureaux, et en ne présentant pas, au total, des dizaines de facteurs de risque. En fin de chapitre, nous reviendrons sur ce rapport de l'IOS, car il révèle des informations presque inimaginables sur ce qui se passe en interne.

Sexe à gogo au Congo

Le 28 septembre 2021, le Dr Tedros dirige une conférence de presse avec les membres de la Commission indépendante sur l'exploitation et les abus sexuels. Voici un extrait de sa déclaration à propos de ce qui s'est passé en République démocratique du Congo :

La première chose que je veux dire s'adresse aux victimes et aux survivants de l'exploitation et des abus sexuels décrits dans le rapport de la commission.

Je suis désolé. Je suis désolé pour ce que vous ont fait des personnes qui étaient employées par l'OMS pour vous servir et vous protéger.

Je suis désolé pour les souffrances continues que ces événements ont dû causer.

Je suis désolé que vous ayez dû les revivre en parlant à la commission de vos expériences.

Merci pour votre courage en le faisant.

Ce qui vous est arrivé ne devrait jamais arriver à personne. C'est inexcusable.

Ma priorité absolue est de veiller à ce que les auteurs ne soient pas excusés, mais tenus pour responsables.

En tant que directeur général, j'assume l'entière responsabilité du comportement des personnes que nous employons, ainsi que de toute défaillance de nos systèmes ayant permis ce comportement. Et j'assumerai personnellement la responsabilité d'apporter tous les changements nécessaires pour éviter que cela ne se reproduise à l'avenir.

La commission a fait un travail remarquable pour faire entendre la voix des victimes et des survivants. Mais l'enquête n'est pas terminée et nécessitera des travaux supplémentaires.

Mais nous devons agir immédiatement, et nous le ferons, dans trois domaines :

Premièrement, le soutien, la protection et la justice pour les victimes et les survivants ;

Deuxièmement, des mesures pour remédier aux défaillances de la direction et du personnel ;

Et troisièmement, une réforme globale de nos structures et de notre culture.[33]

Comme beaucoup de politiciens, ce qu'il est, le Dr Tedros emploie l'expression bien pratique en pareille circonstance « J'assume » ou « J'assumerai », mais, en général, elle est vide de sens et donc de

---

33. *Remarques du Directeur général de l'OMS lors de la conférence de presse sur le rapport de la Commission indépendante sur l'exploitation et les abus sexuels - 28 septembre 2021*, site de l'OMS.

conséquence. Voyons ce qu'il en est dans cette affaire gravissime, car, ainsi qu'il le reconnaît, il est question d'abus et d'exploitation sexuels, ce qui devrait aboutir à des condamnations pénales avec circonstances aggravantes, puisqu'il s'agit de personnel de l'OMS, organisation censée « amener tous les peuples au niveau de santé le plus élevé possible ». Les survivants et les victimes de ces crimes apprécieront. Voici ce dont il s'agit :

> Un rapport accablant révèle que l'Organisation mondiale de la santé n'a pas réussi à prévenir et à combattre les abus sexuels généralisés lors de la réponse à l'épidémie d'Ebola au Congo – une investigation déclenchée par une enquête de The New Humanitarian et de la Fondation Thomson Reuters.

> Le personnel de l'OMS était au courant des allégations début mai 2019, mais ce n'est qu'en octobre 2020 qu'une commission indépendante est créée, un mois après la publication de notre enquête. Celle-ci a mis en lumière plus de 50 femmes qui ont déclaré avoir été incitées à se livrer à des activités sexuelles en échange d'un emploi. D'autres recherches ont permis de découvrir plus de 20 autres victimes.[34]

Au total, il y aurait au moins 150 victimes, et ces abus furent perpétrés par 83 employés de l'OMS, mais aussi de l'Unicef, de l'Organisation internationale pour les migrations (OIM), Médecins sans frontières, Oxfam, World Vision...[35] – le nombre de présumés coupables pour l'OMS est de 21. À la lecture de ces lignes, on comprend que c'est parce que l'affaire est sortie dans la presse que l'OMS décide de créer une commission d'enquête « indépendante », soit un an et demi après les premières allégations, mais plus de deux ans après les faits, qui débutent en 2018. En soi, ce sont de graves accusations contre la direction, qui ne se montre pas irréprochable en ayant essayé de cacher l'affaire, au minimum sans avoir fait preuve de la diligence indispensable en pareille situation, d'autant plus que des mineures sont impliquées et que des enfants sont nés de ces abus et trafics.

---

34. *Sex abuse scandal rocks World Health Organization, but what now?*, Robert Flummerfelt & Paisley Dodds, The New Humanitarian, 29 septembre 2021.
35. *WHO, IOM and UNICEF promise investigation of sexual abuse allegations against workers in DR Congo*, Nations Unies, 29 septembre 2020.

L'OMS étant une institution de l'ONU, cette dernière se doit d'enquêter, et c'est ce qu'elle fait. Voici ce que révèle Associated Press (AP) :

Lorsque des allégations d'abus et d'exploitation sexuels font surface dans la presse en septembre 2020, Tedros se dit « indigné » et déclare que toute personne impliquée sera sévèrement sanctionnée. Le Dr Michael Ryan, responsable des urgences à l'OMS, affirme que l'agence n'avait « absolument aucun détail » sur les abus. Or, le rapport interne de l'ONU note que Tedros avait été informé des allégations d'abus sexuels en 2019 et que certains cas de faute présumée avaient été discutés par des hauts responsables de l'OMS peu après leur survenue.

L'OMS a refusé de commenter le rapport interne de l'ONU [...].

L'ONU confirme donc que le Dr Tedros, le Dr Michael Ryan et d'autres « hauts responsables » étaient informés de l'affaire dès 2019, et pas seulement un an an plus tard. The New Humanitarian s'étonne même de ceci :

Le rapport de la commission soulève de sérieuses questions sur les hauts dirigeants de l'OMS et sur les raisons pour lesquelles ils n'étaient pas conscients de l'ampleur du problème. Tedros, par exemple, s'est rendu au Congo à quatorze reprises pendant la réponse à Ebola, tandis que d'autres membres du personnel ont effectué encore plus de visites.

Tedros, qui a déclaré mardi avoir assumé la responsabilité « ultime » des manquements, a affirmé qu'il n'était pas au courant des allégations jusqu'à la publication de l'enquête menée par The New Humanitarian et la Fondation Thomson Reuters en septembre 2020. [...]

Le groupe d'experts a également déclaré qu'il aurait dû appartenir aux hauts responsables de l'OMS en charge de la réponse à l'épidémie d'Ebola à l'époque – le directeur régional des urgences Ibrahima Socé Fall, le responsable des incidents Michel Yao et le sous-directeur général pour les urgences sanitaires Michael Ryan – de prendre les mesures adéquates.[36]

---

36. *Sex abuse scandal rocks World Health Organization, but what now?*, Robert Flummerfelt & Paisley Dodds, The New Humanitarian, 29 septembre 2021.

Comment conclure autrement que les Dr Tedros et Michael Ryan ont menti et sont indignes de leurs responsabilités de plus hauts dirigeants d'une organisation internationale ? De plus, les deux auteurs de l'article rappellent que « la négligence individuelle peut constituer une faute professionnelle ». En l'occurrence, n'est-elle pas aussi constitutive d'une faute pénale, surtout si leur négligence a contribué à laisser perdurer cette situation ? Que fait, pendant toute l'affaire, le Comité exécutif ? Franchement, nous n'avons rien trouvé, si ce n'est qu'il semble aux abonnés absents...

Ajoutons cette « pépite » :

> « À mon avis, l'incapacité des employés de l'OMS à réagir de manière adéquate aux signalements d'exploitation et d'abus sexuels est aussi grave que les événements eux-mêmes .»[37]

Qui a pu bien offrir pareille déclaration ? Le Dr Tedros en personne...

The New Humanitarian, qui a participé au Congo aux entretiens avec les victimes menés par la Commission indépendante de l'OMS, poursuit son réquisitoire :

> Certains critiques ont remis en question l'indépendance de l'enquête de la commission et ont noté que de nombreuses allégations étaient criminelles. « Le processus lui-même est l'opposé de la justice », a déclaré Paula Donovan, codirectrice de AIDS-Free World et de sa campagne Code Blue, qui vise à mettre fin à l'impunité des membres du personnel de l'ONU pour les infractions sexuelles. « L'ONU est la seule institution au monde qui est autorisée à enquêter sur elle-même. Le directeur de l'OMS a choisi des experts pour diriger une commission chargée d'examiner les allégations criminelles contre le personnel et les hauts fonctionnaires de l'agence. »
>
> Priyanka Chirimar, avocate et fondatrice d'Action Against Prohibited Conduct, s'est dite surprise que la commission, alors que quelque 500 000 documents ont été examinés dans le cadre de l'enquête, n'ait pas recommandé de mesures spécifiques contre les auteurs présumés.

---

37. *UN found no managerial misconduct at WHO in Congo sex scandal*, Emma Farge, Reuters, 31 janvier 2023.

« Malgré la nature manifestement criminelle des nombreux incidents relatés dans le rapport, la commission indépendante n'exhorte pas à saisir les autorités nationales pour des poursuites pénales parallèles à la procédure disciplinaire interne », a déclaré Chirimar, notant que le rapport de la commission contribuait dans une certaine mesure à disculper les hauts responsables de l'OMS, même s'il concluait que l'OMS était au courant des abus. « Le rapport n'a pas été révisé, il avance des schémas sans les démontrer, il est truffé de phrases incomplètes et est tout simplement désorganisé. »

Face à un tel scandale et aux belles déclarations (d'intention) du Dr Tedros, nous pouvons imaginer que toutes ces victimes furent généreusement indemnisées :

Selon un rapport interne de l'OMS rédigé à la suite du voyage du Dr Gaya Gamhewage[38] en mars, l'une des femmes victimes d'abus qu'elle a rencontrées a donné naissance à un bébé présentant « une malformation nécessitant un traitement médical spécial », ce qui signifie des coûts encore plus élevés pour la jeune mère dans l'un des pays les plus pauvres du monde.

Pour aider les victimes comme elle, l'OMS a versé 250 $ à au moins 104 femmes au Congo qui disent avoir été victimes d'abus sexuels ou d'exploitation de la part de fonctionnaires travaillant pour enrayer l'épidémie d'Ebola. […]

Les versements aux femmes n'étaient pas gratuits. Pour recevoir l'argent, elles devaient suivre des formations destinées à les aider à démarrer des « activités génératrices de revenus ». [...]

De nombreuses Congolaises qui ont été victimes d'abus sexuels n'ont toujours rien reçu. […]

L'OMS a également contribué à couvrir les frais médicaux de 17 enfants nés à la suite d'une exploitation et d'abus sexuels, a-t-elle déclaré.[39]

250 $ permettent-ils d'indemniser le préjudice subi, même en RDC ? Et encore, ces Congolaises peuvent s'estimer heureuses d'avoir

---

38. Elle apparaît dans l'un des meetings de l'IOEAC comme « Director Prevention and Response to Sexual Eploitation ». Nous y reviendrons en fin de chapitre.
39. *Internal documents show the World Health Organization paid sexual abuse victims in Congo $250 each*, Maria Cheng, AP, 14 novembre 2023.

touché un tel « jackpot », car Reuters continue de suivre l'affaire et publie un article le 31 janvier 2023 à la suite du rapport de l'ONU dédouanant les dirigeants de l'OMS :

> Une enquête de l'ONU sur la mauvaise gestion par l'Organisation mondiale de la santé d'un scandale sexuel en République démocratique du Congo a conclu que les allégations contre des cadres supérieurs étaient « sans fondement », a déclaré mardi le chef de l'agence de santé.
>
> Des dizaines de travailleurs humanitaires, dont certains de l'OMS, furent impliqués dans des abus et des exploitations sexuels lors d'une crise d'Ebola en République démocratique du Congo, révéla une commission indépendante en 2021 après que les témoignages des victimes furent publiés dans les médias.
>
> Les femmes, dont des cuisinières, des femmes de ménage et des travailleuses communautaires, avaient déclaré aux journalistes que des travailleurs humanitaires avaient exigé des relations sexuelles en échange d'emplois entre 2018 et 2020.[40]

Comment a réagi le Dr Tedros ? Voici la suite de l'article de Reuters :

> Cependant, s'adressant mardi à une réunion du conseil d'administration de l'OMS, Tedros a déclaré que le rapport de l'ONU avait conclu que les allégations formulées par la commission indépendante n'étaient pas fondées et que **les membres du personnel reprendraient le travail.**[41]
>
> L'OMS n'a pas nommé les responsables impliqués et le rapport de l'ONU n'a pas été rendu public.

Circulez, il n'y a plus rien à voir... Est-ce choquant eu égard à la gravité des faits et aux négligences et mensonges des hauts dirigeants de l'OMS que, finalement, les membres du personnel reprennent le travail ? Tout le monde ne l'accepte pas au sein de la Commission :

> Deux expertes nommées par l'Organisation mondiale de la santé pour enquêter sur les allégations selon lesquelles certains de ses employés auraient abusé sexuellement de femmes lors d'une épidémie d'Ebola au Congo ont qualifié lundi d'« absurdité » les

---

40. *UN found no managerial misconduct at WHO in Congo sex scandal*, Emma Farge, Reuters, 31 janvier 2023.
41. Souligné par nous.

efforts de l'agence des Nations Unies pour excuser la gestion de ces fautes, affirmant qu'elles n'étaient pas satisfaites qu'aucun haut responsable n'ait été licencié.

Certaines des femmes victimes affirment – près de quatre ans plus tard – qu'elles attendent toujours que l'OMS licencie les responsables ou leur offre une compensation financière. […]

Un rapport confidentiel de l'ONU soumis à l'OMS le mois dernier a conclu que la gestion de cette affaire par les responsables n'avait pas enfreint les politiques de l'OMS en matière d'exploitation sexuelle, car la femme n'était pas considérée comme bénéficiaire de l'aide de l'OMS puisqu'elle n'avait reçu aucune assistance humanitaire.[42]

N'est-ce pas poursuivre les abus que de développer un raisonnement aussi spécieux : « Vous n'êtes pas victime puisque vous ne bénéficiez pas d'assistance humanitaire » ?

Anifa, une Congolaise qui travaillait dans une clinique Ebola dans le nord-est du Congo, a déclaré qu'on lui avait proposé un emploi avec un salaire deux fois plus élevé en échange de relations sexuelles avec un médecin de l'OMS et qu'elle était encore traumatisée par cette expérience.

« Combien de fois devrai-je parler avant que (les médecins) de l'OMS responsables des abus sexuels ne soient punis ? » a-t-elle demandé. « Si l'OMS ne prend pas des mesures radicales, nous conclurons que l'organisation a été gangrenée par des violeurs. »

En effet, la question se pose. Pourtant :

Le directeur de l'OMS, Tedros, a déclaré à plusieurs reprises que l'agence avait une politique de « tolérance zéro » en matière d'inconduite sexuelle.

Qui peut encore le croire ? Certainement pas une centaine de Congolaises et leur famille. Quant à nous... Pour conclure, voici ce qu'exprime l'une d'elles :

Audia, 24 ans, a déclaré à l'AP qu'elle était tombée enceinte lorsqu'un responsable de l'OMS l'avait forcée à avoir des relations sexuelles pour obtenir un emploi pendant l'épidémie. Elle a

---

42. *'An absurdity': Experts slam WHO excusal of sex misconduct*, Maria Cheng & Al-Hadji Kudra Maliro, AP, 27 février 2023.

maintenant une fille de cinq ans et a reçu 250 dollars « vraiment insuffisants » de l'OMS après avoir suivi des cours de couture et de pâtisserie. [...]

« Je ne peux plus faire confiance à l'OMS », dit-elle. « Quand ils vous abandonnent dans de telles difficultés et ne font rien, c'est irresponsable. »[43]

Peut-on lui donner tort ? Oui, à la lecture du rapport de l'IOS destiné à la 77e Assemblée mondiale de la santé, qui contient deux paragraphes sur cette affaire en page 28 :[44]

Enquêtes relatives aux allégations d'exploitation et d'abus sexuels lors de la dixième épidémie de maladie à virus Ebola en République démocratique du Congo

69. Les enquêtes relatives aux allégations d'exploitation et d'abus sexuels lors de la dixième épidémie de maladie à virus Ebola ont été menées par le Bureau des services de contrôle interne des Nations Unies (BSCI). L'OMS a maintenant reçu 39 rapports et mémorandums de clôture du BSCI concernant leurs enquêtes. Au total, 21 auteurs présumés ont été identifiés et étaient affiliés à l'OMS pendant l'intervention. Parmi eux, des allégations d'exploitation sexuelle, d'abus sexuel ou de harcèlement sexuel ont été corroborées pour neuf auteurs ; huit cas n'ont pas été corroborés ; deux cas sont en cours de traitement par le système de justice interne de l'OMS ; un cas est en cours d'examen par le Bureau des services de contrôle interne de l'OMS ; et un cas a été classé parce que le sujet est décédé. Les autres affaires classées par le Bureau des services de contrôle interne de l'ONU concernent des auteurs présumés affiliés à d'autres entités, des auteurs présumés non affiliés, des erreurs d'identité et des auteurs non identifiés.

70. L'OMS a donné suite à ces conclusions en prenant des mesures administratives dans neuf cas ; en plaçant les noms des neuf auteurs dans la base de données ClearCheck ; en partageant les informations sur les affaires avec les autorités nationales en République démocratique du Congo, le cas échéant ; partageant

---

43. *Internal documents show the World Health Organization paid sexual abuse victims in Congo $250 each*, Maria Cheng, AP, 14 novembre 2023.
44. *Report of the Internal Auditor*, A77/23, OMS, 9 mai 2024.

les informations pertinentes avec les procureurs des tribunaux militaires locaux de Beni et Butembo, qui examinent les cas de 13 survivants qui poursuivent une action en justice avec le soutien de l'OMS ; informant tous les auteurs présumés et avérés des résultats des enquêtes et des mesures prises à leur encontre ; et enfin, informant et soutenant selon leurs besoins respectifs tous les survivants des actes commis par d'anciens membres du personnel de l'OMS qui ont été reconnus coupables.

Sans doute les victimes congolaises apprécieront la version de l'IOS, particulièrement la dernière phrase. Quant aux mensonges du directeur général et de son directeur exécutif, qui prétendaient n'avoir pas été informés de l'affaire, contrairement à ce qu'a révélé l'un des rapports de l'ONU, et l'ont gérée d'une manière qui ne nous paraît pas exemplaire eu égard à la gravité des actes, ils sont passés sous silence par l'IOS. Probablement une manifestation de son « indépendance » ?

Corruption, fraude, exploitation et abus sexuels, harcèlement sexuel, discrimination, représailles...

En revanche, le rapport de l'IOS ne pouvait ignorer les faits suivants, car ils ressortent directement de sa responsabilité telle qu'exprimée aux points 7, 8 et 9 de sa charte. Allons directement au tableau 4 en page 28 de son rapport destiné à l'Assemblée mondiale de la Santé, qui présente les cas reçus :

Tableau 4. Évolution des cas reçus par type d'allégation

Type d'allégation	2021	2022	2023
Corruption	2	10	13
Fraude	54	64	101
Irrégularité de recrutement	8	42	54
Exploitation et abus sexuels	6	71	106
Harcèlement sexuel	16	46	66
Représailles	9	22	50
Harcèlement et abus d'autorité	39	171	220
Discrimination	-	3	3
Autre non-respect des normes	32	59	127
Total général	**166**	**488**	**740**

En 2023, l'IOS a donc reçu 740 cas d'allégations pour des faits graves, ainsi que le confirment les intitulés. Nous pouvons donc constater que la situation empire d'année en année. Ces chiffres sont tellement édifiants que nous avons ajouté à ce tableau l'évolution en pourcentage entre 2022 et 2021, puis 2023 par rapport à 2022 :

Type d'allégation	2021	2022	2023	% 2022 / 21	% 2023 / 22
Corruption	2	10	13	+400%	+30%
Fraude	54	64	101	+19%	+58%
Irrégularité de recrutement	8	42	54	+425%	+29%
Exploitation et abus sexuels	6	71	106	+1083%	+49%
Harcèlement sexuel	16	46	66	+188%	+43%
Représailles	9	22	50	+144%	+127%
Harcèlement et abus d'autorité	39	171	220	+338%	+29%
Discrimination	-	3	3	-	+0%
Autre non-respect des normes	32	59	127	+84%	+115%
Total général	**166**	**488**	**740**	**+194%**	**+52%**

À l'exception de la discrimination, tous augmentent significativement chaque année. Présentons le tableau 5, avec la répartition par zone géographique :

Tableau 5. Cas par région et bureau principal

Bureau principal	2021	2022	2023
Afrique	37	161	202
Amériques	3	–	3
Asie du Sud-Est	6	39	58
Europe	11	37	51
Méditerranée orientale	43	137	212
Pacifique occidental	1	16	37
Siège	27	75	129
Total OMS	**128**	**465**	**692**
ONUSIDA	11	16	27
UNICC	3	–	1
UNITAID	1	5	15
Autre	–	2	5
Total hors OMS	**15**	**23**	**48**
Total général	**143**	**488**	**740**

Ainsi que nous le constatons, tous ces cas d'*inconduite* ne se produisent pas uniquement dans les bureaux lointains, puisque 129 sur 692 sont recensés au siège pour 2023. Nous avons ajouté les pourcentages, sans prendre en compte les informations hors OMS, car leur localisation n'est pas précisée :

Bureau principal	2021	2022	2023	% du total 2022	% du total 2023
Afrique	37	161	202	35%	29%
Amériques	3	–	3	–	0%
Asie du Sud-Est	6	39	58	8%	8%
Europe	11	37	51	8%	7%
Méditerranée orientale	43	137	212	29%	31%
Pacifique occidental	1	16	37	3%	5%
Siège	27	75	129	16%	19%
Total OMS	**128**	**465**	**692**	**100%**	**100%**

Ainsi, le siège à Genève représente quasiment un cas sur cinq d'*inconduite* en 2023, c'est-à-dire de corruption, de fraude, d'exploitation et d'abus sexuels, de harcèlement sexuel, de discrimination, de représailles..., en augmentation par rapport à l'année précédente de près de 20 %. Incontestablement, c'est le signe d'un management exceptionnel... Et encore, dommage que l'IOS n'ait pas jugé utile de croiser la répartition géographique avec les types d'inconduite, car cela aurait permis de constater les cas les plus fréquents à Genève. La corruption ? Le harcèlement sexuel ?... D'ailleurs, c'est peut-être volontairement que l'IOS n'a pas fourni ce tableau, afin de ne pas nous permettre de savoir ce qui se passe au siège, là où règnent le directeur général et son directeur exécutif. De nouveau, imagine-t-on dans une multinationale les conséquences sur la haute direction d'une augmentation de plus de 40 % du nombre de cas de harcèlement sexuel, de plus de 30 % du nombre de cas de corruption... ?

L'IOS oublie les victimes

Une dernière information avant de conclure ce chapitre : l'IOS organise le 14 décembre 2023 un *Global Focal Point Meeting* intitulé *IOS Role in Preventing Sexual Misconduct* (*Le rôle de l'IOS dans la prévention des cas d'inconduite sexuelle*). Il réunit 427 employés de l'OMS. Voici la fin de ce document d'une page :

> Pourquoi est-ce important ? Les efforts conjoints de l'IOS et du Département de prévention et de réponse aux conduites sexuelles répréhensibles de l'OMS contribuent à faire évoluer l'OMS vers une culture de tolérance zéro en matière de conduite sexuelle répréhensible, ce qui permet de renforcer la confiance dans les systèmes de signalement et de protéger la réputation de l'Organisation.[45]

« Tolérance zéro », alors que les chiffres explosent ? Au passage, ce texte confirme qu'il existe un Département de prévention et de réponse aux conduites sexuelles répréhensibles.[46] Rien que le fait de son existence prouve de sérieux dysfonctionnements, dont nous

---

45. Site de l'OMS, rubrique *Investment in the Office of Internal Oversight Services, Global Focal Point Meeting: "IOS's Role in Preventing Sexual Misconduct"*, 14 décembre 2023.
46. Nous en avons parlé ci-dessus, i est dirigé par la Dre Gaya Gamhewage.

nous demandons pourquoi les Drs. Tedros et Michael Ryan ne les ont toujours pas réglés. Et la situation serait-elle encore pire si ce département n'existait pas ?

Ce qui est particulièrement frappant dans ce texte de l'IOS, c'est qu'en plus de « protéger la réputation de l'Organisation », il ne leur a pas paru indispensable d'écrire plutôt : « et de protéger **les employé(e)s** et la réputation de l'Organisation » ? Alors qu'il s'agit d'inconduite sexuelle, donc de victimes, c'est un très mauvais signal qui est envoyé à l'ensemble du personnel de l'OMS : les gens qui dirigent et ceux qui les auditent préfèrent protéger la réputation de l'Organisation plutôt que les salarié(e)s, avec toutes les conséquences que cela implique... Finalement, avec de tels dirigeants, est-ce étonnant ? Au fait, parmi les 129 cas d'inconduite qui se sont produits au siège, l'IOS est-il concerné par un ou plusieurs d'entre eux ? Il est étonnant que le Comité exécutif et même l'Assemblée mondiale de la santé n'aient pas demandé un audit sur ces accusations à Genève, pourtant des plus sérieuses puisque documentées par l'IOS. Cela en dit long sur le pouvoir du directeur général et/ou le sommeil des organes de contrôle.

Le triple milliard aux oubliettes

Pourtant, les promesses ronflantes étaient de sortie au début du premier mandat du Dr Tedros :

> L'OMS a annoncé aujourd'hui les plus vastes réformes de son histoire, qui visent à moderniser l'Organisation et à la rendre plus forte afin qu'elle joue un rôle plus efficace et plus efficient en tant que principale autorité mondiale dans le domaine de la santé publique.

> Les changements sont destinés à aider les pays à atteindre les ambitieuses cibles du « triple milliard » qui sont au cœur du plan stratégique de l'OMS pour les cinq prochaines années : un milliard de personnes supplémentaires bénéficiant de la couverture sanitaire universelle (CSU) ; un milliard de personnes supplémentaires mieux protégées face aux situations d'urgence ; et un milliard de personnes supplémentaires bénéficiant d'un meilleur état de santé et d'un plus grand bien-être.

Ces changements ont pour but : […].[47]

Suit une litanie d'actions, dont certaines seraient presque risibles si elles n'avaient pas des conséquences sur la santé mondiale, par exemple « la création d'une nouvelle division chargée de la préparation aux situations d'urgence ». Il s'agit de celle placée sous la responsabilité du Dr Michael Ryan, dont l'IOS a souligné le degré... d'impréparation. Puisque le Dr Tedros ne cesse de clamer *urbi et orbi*, comme Bill Gates d'ailleurs, l'arrivée d'une prochaine pandémie mondiale, ne devrait-il pas commencer par veiller à ce que son organisation soit prête à y faire face ? N'est-ce pas le minimum que nous devons exiger compte tenu de son rôle majeur dans nos vies et du fait qu'elle est en partie financée par les États membres, donc par nos impôts ? Sinon, que reste-t-il de leur crédibilité, et même de leur légitimité ?

À l'issue de ce premier chapitre, l'OMS apparaît déjà loin d'être une institution exemplaire. Il est même difficile de se convaincre des compétences de son directeur général et de son directeur exécutif, qui, de par leurs fonctions, portent la responsabilité de cette situation. Pourtant, ils revendiquent un pouvoir absolu et contraignant sur les États en matière de santé mondiale, mais aussi en matière d'urgence climatique, d'alimentation, et bien d'autres domaines. Comment pourraient-ils assumer une telle responsabilité alors qu'ils sont déjà dans l'incapacité de gérer une organisation dont la mission est encore principalement consultative ?

De plus, ce sont eux qui ont dirigé la gestion de la crise Covid ; ont-ils fait la preuve d'une efficacité et d'une exemplarité sans faille ? C'est ce que nous examinerons dans le chapitre suivant.

---

47. *L'OMS annonce des réformes radicales en vue d'atteindre les cibles du « triple milliard »*, communiqué de presse de l'OMS, 6 mars 2019.

Chapitre II

Gestion Covid-19 : faillite mondiale de l'OMS

> Vous connaîtrez la vérité et la vérité vous rendra libres.
> Jean 8 : 32

Dans le document cité en note de bas de page, le Dr Tedros écrit :

> Comme nous l'avons démontré pendant la pandémie de Covid-19, travailler dans tous les secteurs dans l'unité et la solidarité n'est pas seulement un concept, c'est une force puissante.[48]

Dans « l'unité et la solidarité » ? Le Dr Tedros semble avoir la mémoire courte... D'ailleurs, les sénateurs républicains n'y vont pas par quatre chemins dans leur lettre au président Biden :

> L'échec de l'OMS pendant la pandémie de Covid-19 a été aussi total que prévisible et a causé des dommages durables à notre pays. Les États-Unis ne peuvent pas se permettre d'ignorer cette dernière incapacité de l'OMS à remplir sa fonction la plus élémentaire.

Dans ce chapitre, nous allons étudier laquelle des deux versions semble la plus proche de la réalité, en présentant seulement quelques séquences significatives liées à la gestion de la crise par l'OMS, sinon il y a matière à écrire plusieurs livres.

Absence marquée à la table d'Event 201

Voici ce dont il s'agit selon Wikipédia (version en anglais) :

> Le 18 octobre 2019, le CHS s'associe au Forum économique mondial et à la Fondation Bill et Melinda Gates pour organiser l'exercice de simulation Event 201 à New York. Selon le CHS, « cet exercice a mis en évidence les domaines dans lesquels des partenariats public-privé seront nécessaires lors de la réponse à une pandémie grave afin d'atténuer les conséquences économiques et sociétales à grande échelle ».

---

48. *Ending the neglect to attain the Sustainable Development Goals – A road map for neglected tropical diseases 2021–2030*, OMS.

Event 201 a simulé les effets d'un coronavirus fictif transmis à l'homme par des élevages de porcs infectés au Brésil, « sans possibilité de disposer d'un vaccin au cours de la première année ». La simulation s'est terminée après dix-huit mois et a prévu 65 millions de décès dus au coronavirus.[49]

Il est étonnant que le CHS, c'est-à-dire le Johns Hopkins Center for Health Security, s'associe au Forum de Davos et à la fondation des Gates, mais pas à l'OMS, alors qu'il est question de santé publique et d'une simulation dans laquelle elle devrait être impliquée au premier chef, puisque l'objet relève expressément de ses compétences. Est-elle tenue pour quantité négligeable ou est-ce parce que l'événement se tient à New York sous la première administration Trump ? À moins que la présence des Gates se confonde avec celle de l'OMS (cf. Chapitre IV) ? En tout cas, nous ne comprenons pas son absence sur un tel sujet.

Remarque : Event 201 se tenant peu de mois avant le déclenchement de la crise Covid et son scénario utilisant un coronavirus, certains en concluent que c'est la preuve que Bill Gates est l'instigateur de cette pandémie. Nous pensons que c'est aller vite en besogne et que, aussi puissant soit-il, il serait plutôt la grenouille que le bœuf dans une crise de cette envergure. En revanche, le Pentagone...

Le Covid-19 avant le Covid-19
Dans son livre *Guerre en Ukraine – La responsabilité criminelle de l'Occident*, Patrick Pasin cite un article publié le 13 avril par The Exposé, un média britannique en ligne :

> Le monde a commencé à entendre parler d'un nouveau coronavirus au début du mois de janvier 2020, lorsque des rapports ont fait état d'une nouvelle maladie ressemblant à une pneumonie qui se serait propagée à Wuhan, en Chine. Cependant, ce n'est que le 11 février 2020 que l'Organisation mondiale de la santé a officiellement nommé le nouveau coronavirus « Covid-19 ».

> Dès lors, s'il s'agit de la vérité officielle, pourquoi les données du gouvernement américain montrent-elles que le Département de la Défense (DOD) a attribué un contrat le 12 novembre 2019 à

---

49. Wikipedia / Johns Hopkins Center for Health Security.

Labyrinth Global Health Inc. pour la « recherche sur le Covid-19 », au moins un mois avant l'émergence présumée du nouveau coronavirus, et trois mois avant qu'il ne soit officiellement baptisé Covid-19 ?[50]

Effectivement, c'est une question qui mérite des réponses, à moins que ces dénominations identiques soient dues au seul hasard ?

Awarding Agency	Recipient	Related Awards		Dates
Department of Defense (DOD)	BLACK & VEATCH SPECIAL PROJECTS CORP	Parent Award Unique Key CONT_IDV_HDTRA108D0007_9700		
	6601 COLLEGE BLVD SHAWNEE MISSION, KS 66211-1504 Congressional District: KS-03 UNITED STATES		● Start Date ● Current End Date ● Potential End Date	Sep 20, 2012 Oct 13, 2020 Oct 13, 2020

Sub-Award ID	Recipient Name	Action Date	Amount	Description
19-6194	ARKHITEKTURNO-BUDIVELNA GRUPA PALATIUM, TOV	10/22/2019	$75,235	OFFICE FURNITURE FOR KYIV AND ODESA ILDS
19-6192	LABYRINTH GLOBAL HEALTH INC	11/12/2019	$369,511	SME MANUSCRIPT DOCUMENTATION AND COVID 19 RESEARCH
19-6192	LABYRINTH GLOBAL HEALTH INC	11/12/2019	$50,000	TASK ORDER 1
19-6200	BIOSAFE ENGINEERING, LLC	11/26/2019	$795,995	TISSUE DIGESTERS FOR KYIV AND ODESSA ILD

Soulignons que le représentant permanent de la Russie à l'ONU, Vassily Nebenzia, organise le 11 mars 2022 une réunion pour informer le Conseil de sécurité qu'ont été trouvés en Ukraine des documents prouvant qu'y fut développé un réseau d'au moins trente laboratoires biologiques hébergeant des expériences extrêmement dangereuses financées et directement supervisées par la Defense Threat Reduction Agency (DTRA) des États-Unis, entre autres pour le compte du Centre national du renseignement médical du Pentagone :

> Il donne ensuite des détails sur certaines recherches, par exemple sur la propagation d'infections par les oiseaux migrateurs, notamment la grippe H5N1 hautement pathogène (mortelle pour l'homme dans 50 % des cas) et la maladie de Newcastle ; parmi les priorités identifiées figure l'étude des pathogènes bactériens et viraux pouvant être transmis des chauves-souris à l'homme, tels que les pathogènes de la peste, de la leptospirose, de la brucellose, ainsi que des coronavirus et des filovirus ; étude de la

50. *U.S. Department of Defense awarded a contract for 'COVID-19 Research' in Ukraine 3 months before Covid was known to even exist*, The Exposé, 13 avril 2022, dans *Guerre en Ukraine – La responsabilité criminelle de l'Occident*, Patrick Pasin, Talma Studios, 2023.

propagation de maladies infectieuses dangereuses par des ecto-parasites – puces et poux...[51]

S'il ne s'agit pas de désinformation russe, se pourrait-il que le coronavirus de chauve-souris ait été créé en Ukraine puis transporté à Wuhan ? D'ailleurs, dans un tweet du 24 février 2024, Patrick Pasin informe de ceci : « Il y avait déjà à l'été 2019 des malades présentant les symptômes du #Covid en #Ukraine où étaient menées des recherches financées par le Pentagone. » Des tests furent-ils effectués sur la population ? Nous reviendrons dans le chapitre suivant sur le rôle de l'OMS en Ukraine, notamment sur ces expériences biologiques dangereuses. En attendant, étudions comment l'OMS fait face à la première pandémie mondiale du règne du Dr Tedros.

Pas de jour de fête pour les lanceurs d'alerte à l'OMS

Savez-vous que le 23 juin est la Journée mondiale des lanceurs d'alerte ? Alors que leur rôle et leur importance sont salués officiellement (« hypocritement » serait souvent plus juste), ils ne sont pas très aimés des institutions internationales lorsqu'ils les dénoncent, alors qu'elles devraient se montrer exemplaires. L'OMS ne fait pas exception, ce qui n'est plus une surprise après la lecture du premier chapitre. Or, en l'occurrence, ce sont des dizaines de milliers de morts qui auraient pu être évités et ce qu'a commis l'OMS dépasse l'entendement de la part d'une telle organisation. Voici comment débute l'affaire :

> Onze scientifiques européens sous la direction du chercheur italien Francesco Zambon du bureau régional de l'OMS à Venise publient le 13 mai 2020 un rapport intitulé *Un défi sans précédent, la première réponse de l'Italie au Covid-19*. Vingt-quatre heures plus tard, l'OMS l'a retiré de la circulation alors qu'il aurait pu être très utile à d'autres pays non encore touchés par la pandémie. Cela apparaît vite comme de la censure, car le rapport de 102 pages mettait surtout en évidence le plan obsolète de préparation de l'Italie à la pandémie. Celui-ci datait de 2006 et fut « copié-collé » année après année.[52]

---

51. *Guerre en Ukraine – La responsabilité criminelle de l'Occident*, op. cité.
52. *Un haut responsable de l'OMS sous enquête de la justice italienne*, Stéphane Bussard, *Le Temps*, publié le 13 avril 2021, modifié le 10 juin 2023.

Cette situation conduit à une enquête du parquet de Bergame sur la responsabilité des autorités italiennes :

> Un plan de lutte contre la pandémie largement dépassé aurait pu contribuer à des milliers de décès dus au Covid-19 en Italie. C'est ce que révèle un rapport qui sera présenté aux procureurs enquêtant sur les erreurs présumées des autorités italiennes.
>
> L'Italie ne disposait que d'un « plan ancien et inadéquat », qui « ne fait aucune mention des scénarios et des hypothèses de planification », selon le rapport de 65 pages rédigé par le général de l'armée à la retraite Pier Paolo Lunelli, et consulté par le *Guardian*.
>
> Lunelli a estimé que jusqu'à 10 000 des plus de 35 000 décès en Italie pourraient être attribués à l'absence de protocoles anti-pandémiques suffisants.[53]

Les décisions prises par des politiciens et des hauts fonctionnaires ne sont évidemment pas sans conséquences sur les populations qu'ils doivent servir. En l'occurrence, il s'agit de Ranieri Guerra, directeur du Département de la prévention au ministère italien de la Santé de 2014 à 2017 et directement responsable de la préparation à une future pandémie. Il devient l'un des directeurs généraux adjoints de l'OMS, et est encore conseiller du Dr Tedros au moment de l'enquête. Pour les procureurs italiens, il ment dans cette affaire de rapport censuré :

> [...] la commission rogatoire met en pièces plusieurs déclarations faites devant le parquet de Bergame par Ranieri Guerra, à qui l'OMS avait recommandé de ne pas témoigner, mais qui s'était décidé à le faire à titre purement personnel. Le responsable a déclaré que le rapport incriminé n'avait pas encore obtenu le feu vert de toutes les instances de l'OMS. Un fait démenti par les procureurs [...].

L'OMS lui a donc recommandé de ne pas répondre à la justice de son pays ? Est-ce une conduite exemplaire ? Que l'OMS a-t-elle à se reprocher ? Poursuivons la lecture de l'article du *Temps* :

> La commission rogatoire est affirmative : « Guerra s'est attelé personnellement au retrait du document du site de l'OMS. » [...] À cet égard, un échange sur WhatsApp – qui a fuité – entre

---

53. *Italy's pandemic plan 'old and inadequate', Covid report finds*, Angela Giuffrida & Sarah Boseley, *The Guardian*, 13 août 2020.

Guerra et Silvio Brusaferro, chef de l'Institut supérieur italien de santé publique, est éclairant. Il montre que Ranieri Guerra était en étroit contact avec le gouvernement italien et que l'objectif était d'étouffer le rapport. Dans un chat datant du 14 mai 2020, il écrit : « J'ai été brutal avec les cons du document de Venise. J'ai envoyé mes profondes excuses au ministre [...]. À la fin, je suis allé chez Tedros et j'ai fait retirer le document. » Ranieri Guerra ajoute : « J'espère aussi faire tomber quelques têtes incorrigibles. » Quand il parle des « cons » de Venise, à savoir les scientifiques, le conseiller spécial de l'OMS estime qu'ils ont sapé les efforts qu'il avait consentis pour rétablir la confiance érodée entre l'OMS et Rome et « mis en danger une discussion très sérieuse entamée dans la perspective du G20 et d'une relation spéciale entre Tedros et l'Italie ».

La « relation spéciale entre Tedros et l'Italie » serait-elle explicitée par la dernière phrase :

La demande d'aide judiciaire des procureurs bergamasques a été remise à l'OMS le 8 mars 2021. Elle arrive à un moment critique – l'OMS a déjà fait l'objet de sévères réprimandes internationales quant à son manque d'indépendance vis-à-vis de la Chine. Elle met à jour une connivence entre Rome et l'OMS pour camoufler le degré d'impréparation de la Péninsule. Peu avant la publication du rapport, le gouvernement italien venait de verser une contribution volontaire de 10 millions de dollars à l'OMS.

De la corruption qui ne dit pas son nom ? Sauf que le Dr Zambon, qui travaille depuis 2008 et donc treize ans à l'OMS, refuse que le rapport qu'il a dirigé disparaisse du site de son employeur, car il est fondamental pour les autres nations, afin de les aider à sauver des vies – n'est-ce pas la mission prioritaire de l'OMS ? Alors, il commence par alerter avec discrétion au sein de l'OMS :

Dans un premier temps, Zambon fait part de ses préoccupations concernant le conflit d'intérêts potentiel du Dr Guerra par des voies internes, mais sa divulgation est ignorée pendant plusieurs mois. En décembre 2020, il décide de s'exprimer publiquement. En mars 2021, suite à la réponse insatisfaisante, à l'isolement professionnel et à la rétrogradation qui ont rendu ses conditions de travail intolérables, il démissionne de son poste. Le rapport n'a jamais été republié.

Les représailles présumées dont il a fait l'objet et l'absence de protection pour avoir dénoncé des faits le conduisent à demander un examen interne de son cas par l'OMS. Après le rejet de cette demande, il écrit au Conseil d'appel mondial en septembre dernier. Le Conseil devait se prononcer sur son cas, mais aucune décision n'a encore été annoncée. Le directeur général de l'OMS, le Dr Tedros Adhanom Ghebreyesus, a le dernier mot sur cette affaire.[54]

Cette situation n'est-elle pas choquante ? Le Dr Tedros ayant « le dernier mot sur cette affaire », il est donc à la fois juge et partie, y compris de ses propres turpitudes si nous nous en tenons au message Whats App cité plus haut. C'est la porte ouverte à tous les abus, et cela prouve que lui et son équipe sont prêts à sacrifier des vies pour... un plat de lentilles.

Manifestement, ils ont une conception bien personnelle de l'article 1 de la Constitution de l'OMS : « Le but de l'Organisation mondiale de la Santé est d'amener tous les peuples au niveau de santé le plus élevé possible. »

Laissons le Dr Francesco Zambon conclure : « L'OMS, en manque de confiance, avait une occasion unique de se montrer transparente et indépendante à un moment crucial. Elle ne l'a pas saisie. »[55]

Complaisance avec la Chine ?

L'un des reproches adressés à l'OMS, notamment par les États-Unis sous la première administration Trump, est son inféodation à la Chine, dont le Dr Tedros serait la marionnette. Pour preuve, ils affirment que l'Organisation a mis trop de temps avant de réagir, et qu'elle aurait même « caché » la menace de cette nouvelle maladie. Ce sont, évidemment, de graves accusations, dont les conséquences seraient incalculables en nombre de vies sacrifiées, alors cela nécessite de s'arrêter sur ce qui s'est passé :

---

54. *UN agencies are failing whistleblowers: The case of the WHO whistleblower*, Transparency International Italia, 23 juin 2022.
55. *Camouflage par l'OMS des erreurs de Rome : le lanceur d'alerte Zambon se confie*, Stéphane Bussard, *Le Temps*, 22 décembre 2020.

Qu'a fait concrètement l'OMS depuis le début de la pandémie de Covid-19 ? Pour se faire une idée de son action, remontons le fil des événements. Quand elle apprend par la Chine, le 31 décembre 2019, que des cas de pneumonie ont été identifiés à Wuhan, dans la province chinoise de Hubei, elle met le 1er janvier déjà une équipe en place au siège genevois, dans les centres régionaux et en Chine. Au bout du Léman, le Centre stratégique d'opérations sanitaires, la situation room de l'OMS, entre en action. [...]

Le 4 janvier, l'OMS confirme les cas de pneumonie à Wuhan par les réseaux sociaux, mais aucun mort à signaler. Le 5 janvier, première publication de l'OMS destinée à alerter la communauté scientifique et les experts de santé publique, le Disease Outbreak News. Cinq jours plus tard, l'organisation publie en ligne des conseils techniques destinés à ses 194 États membres sur la manière de dépister, de tester et de gérer des personnes infectées, mais aussi de protéger le personnel médical.[56]

Il paraît difficile de faire plus rapide, surtout que cela se produit en plein Nouvel An. Même la collaboration avec les États-Unis est exemplaire, puisque le *Washington Post*, cité par *Le Temps*, souligne que

des experts du Département américain de la santé, des Centres américains de prévention et de contrôle des maladies (CDC) et des Instituts nationaux de la santé ont rencontré deux fois des responsables de l'OMS à Pékin dans la semaine du 6 janvier, trois fois dans celle du 13 janvier. Les contacts se multiplient et se poursuivent en février et en mars. De plus, 17 experts des CDC travaillent à plein temps pour l'OMS à Genève au moment de l'apparition du coronavirus, selon le quotidien américain, et transmettent des informations en temps réel à l'administration Trump.

À partir de là, la situation commence à se brouiller :

L'OMS a également fourni des munitions à ses détracteurs lorsqu'elle a publié le 14 janvier un tweet citant des études préliminaires chinoises qui ne trouvaient « aucune preuve claire de transmission de personne à personne ».

---

56. *OMS et coronavirus, retour sur les semaines où tout s'est joué*, Stéphane Bussard, *Le Temps*, publié le 23 avril 2020, modifié le 10 juin 2023.

Ce tweet est publié le jour même où Maria Van Kerkhove (une immunologiste américaine), responsable technique de l'OMS pour le Covid-19, donne une conférence de presse à Genève afin de mettre en garde contre exactement le contraire : la possibilité d'une propagation rapide.

Inquiet que son briefing soit en contradiction avec les premières conclusions chinoises, un responsable de rang intermédiaire demande à l'équipe des réseaux sociaux de publier un tweet pour contrebalancer le briefing de Van Kerkhove. Ce faisant, l'OMS s'est exposée à l'accusation de contribuer à un climat de complaisance. Mais le tweet était factuellement vrai et ne semble pas avoir fait partie d'une stratégie délibérée.[57]

La conclusion du *Guardian* paraît presque mensongère, car elle confirme bien la perversion de l'OMS qui, au lieu de « s'appuyer sur la science », s'appuie d'abord sur la politique : alors que des millions de vie sont en jeu, comment est-il possible qu'un cadre fasse saboter par l'équipe des réseaux sociaux la conférence de presse et les conclusions de la responsable du sujet ? Et derrière, il n'y a pas de « stratégie délibérée » ? N'importe qui peut donc se comporter n'importe comment au sein de l'OMS ? Et sans conséquences directes ?

Ménager la Chine, menacer le monde ?

Si l'OMS se saisit rapidement du dossier dans les premiers jours de janvier, les tergiversations s'enchaînent ensuite :

Le 22 janvier, des experts du monde entier défilent virtuellement sur les écrans du Centre stratégique. Il s'y tient le premier comité d'urgence formé de quinze membres et de six conseillers issus de nombreux pays, notamment occidentaux et américains. À ce moment, la Chine s'oppose à une déclaration d'urgence sanitaire de portée internationale, un mécanisme très contraignant pour le pays concerné. Les experts sont divisés. [...] Il faudra attendre le 30 janvier pour que l'OMS déclare l'urgence. La Chine est « connue pour son énorme susceptibilité », relève un diplomate basé à Genève. Fort de cela, le directeur général de l'OMS,

---

57. *Caught in a superpower struggle: the inside story of the WHO's response to coronavirus*, Julian Borger, *The Guardian*, 18 avril 2020.

Tedros Adhanom Ghebreyesus, se rend à Pékin, où il rencontre le président Xi Jinping. Il veut s'assurer à tout prix la coopération de Pékin, mais, pour ce faire, se montre beaucoup trop élogieux envers la Chine. Le 22 janvier, la Chine n'était toutefois pas seule à refuser la déclaration d'urgence. Des pays occidentaux représentés au sein du comité d'urgence y étaient aussi opposés.

Le 3 février, l'OMS publie son plan stratégique de préparation et de riposte pour aider les États vulnérables. Le 16 février, une mission conjointe Chine-OMS est menée pendant une semaine à Pékin et à Wuhan. L'OMS aurait aimé mener une telle mission en janvier déjà, mais Pékin n'y était pas favorable. Son rapport sera très lu, mais jugé trop complaisant. Le 11 mars, enfin, l'OMS déclare la pandémie.[58]

« Enfin », car si les mesures avaient été prises dès la fin janvier, voire dès fin décembre, comme le fit Taïwan (cas exemplaire présenté en fin de chapitre), combien de millions de vies auraient été sauvées ? Naturellement, « millions de vies » comprend autant les morts du Covid que ceux qui n'ont pas supporté la vaccination et ses effets graves, à subir toute une vie durant, quand ils ne l'ont pas simplement écourtée.

Le président Trump fustige l'OMS pour sa complaisance à l'égard de la Chine, mais la commission des affaires étrangères de la Chambre des communes au Royaume-Uni publie le 6 avril 2020 une analyse de la réaction des institutions internationales face à la crise sanitaire.[59] Elle constate que le G7 et le G20 « ont échoué à mettre au point et à maintenir une réponse internationale coordonnée » et que

L'OMS, chargée de cette coordination au sein du système des Nations Unies, a été visible et active au cours de la crise mais elle a ses limites : c'est une instance qui est dirigée par ses États membres, lesquels ont un poids tout particulier au sein de l'organisation et échappent à toute critique de la part d'un secrétariat respectueux de la souveraineté des États.

L'élément central dans une pandémie de ce genre tient à l'information [...]. « Pays dans lequel le virus a trouvé son origine, la

---

58. *OMS et coronavirus, retour sur les semaines où tout s'est joué*, Stéphane Bussard, *Le Temps*, publié le 23 avril 2020, modifié le 10 juin 2023.
59. *Coronavirus Bill, Commons stages - 23 March 2020*, UK Parliament, YouTube.

Chine aurait dû jouer un rôle central dans la collecte et la diffusion d'informations pertinentes qui auraient permis à la communauté scientifique de mettre au point une riposte rapide et efficace, lit-on. Or, selon de nombreux rapports de presse, la Chine a dès le début maquillé les faits. Le docteur Li Wenliang a lancé l'alerte sur le virus le 30 décembre 2020 : il a été arrêté, contraint de se rétracter, et a dû confesser avoir diffusé de fausses informations. » Il est mort du Covid-19 en février et a été réhabilité sous la pression populaire. Mais la Chine n'a autorisé l'entrée à Wuhan d'une mission de l'OMS que le 21 janvier suivant. Ce n'est qu'après le retour du directeur général lui-même de Pékin que l'OMS proclamera l'état d'urgence sanitaire le 30 janvier.

Le journaliste poursuit en reprenant les observations d'un de ses confrères du *Guardian*,[60] qui dresse un parallèle avec l'action en 2003 de la directrice générale de l'OMS face à l'épidémie qui se dessinait en Chine (SARS-1) :

Elle a confronté la Chine aux éléments qu'elle avait recueillis et a lancé l'alerte, forçant la Chine à coopérer. Ancienne Première ministre de Norvège, elle-même médecin, elle agit au nom de son mandat – prévenir les épidémies –, qu'elle a interprété comme un devoir d'humanité, sans attendre que les gouvernements lui dictent son comportement. Son action a permis d'enrayer la diffusion du virus et de sauver des vies. Le directeur général Tedros Adhanom Ghebreyesus a été informé de ce qui se passait à Wuhan dès la fin de décembre par les autorités de Taïwan, mais il n'a pas transmis ces indications aux États membres. Le contraste entre l'attitude des deux directeurs généraux est saisissant, même avec dix-sept ans d'écart.[61]

Et l'OMS se vante de sauver des vies ?

---

60. *The WHO v coronavirus: why it can't handle the pandemic*, Stephen Buranyi, *The Guardian*, 10 avril 2020.
61. *L'OMS survivra-t-elle à la pandémie de coronavirus?*, François Nordmann, *Le Temps*, publié le 14 avril 2020, modifié le 10 juin 2023.

Origine floue ou floutée ?

Les accusations, notamment américaines, contre l'OMS d'être à la solde de la Chine se poursuivent dans la recherche de l'origine du virus. Ainsi :

> Un exemple de l'influence chinoise : on s'étonne que dans les termes de référence de la dernière mission de l'OMS à Wuhan figure la possibilité que le virus ait été transmis par de la viande congelée. Une hypothèse jugée « ridicule ».[62]

Effectivement, il y a de quoi s'étonner, même si c'était de la viande congelée... de pangolin ou de chauve-souris, voire les deux.

Toutefois, le Dr Tedros fait une déclaration surprenante pour une « marionnette de la Chine » lors de la présentation du rapport de l'équipe internationale chargée d'étudier les origines du SARS-CoV-2, où il prend le contrepied des conclusions :

> Bien que l'équipe ait conclu qu'une fuite de laboratoire est l'hypothèse la moins probable, cela nécessite une enquête plus approfondie, éventuellement avec des missions supplémentaires impliquant des experts spécialisés, que je suis prêt à déployer. […].
>
> Permettez-moi de dire clairement qu'en ce qui concerne l'OMS, toutes les hypothèses restent sur la table.[63]

Tandis que le rapport conclut que l'origine provient probablement du contact entre un humain et un animal, le *Washington Post* constate :

> Tedros a exprimé sa frustration face au niveau d'accès accordé par les autorités chinoises à l'OMS, une réprimande inhabituellement publique de la part d'une agence qui s'est montrée généralement bienveillante envers Pékin.[64]

L'article ajoute ceci :

> Dans des entretiens récents, certains membres de l'équipe de l'OMS qui s'est rendue à Wuhan pour recueillir des informations ont reconnu qu'ils ne disposaient pas de l'expertise, des res-

62. *Genève au cœur de l'affrontement Chine-États-Unis*, Stéphane Bussard, *Le Temps*, publié le 21 mars 2021, modifié le 10 juin 2023.
63. *WHO Director-General's remarks at the Member State Briefing on the report of the international team studying the origins of SARS-CoV-2*, site de l'OMS, 30 mars 2021.
64. *WHO report leaves unsettled 'lab-leak' theory on origins of covid pandemic*, Shane Harris, Emily Rauhala, Ben Guarino and Chris Mooney, *Washington Post*, 30 mars 2021.

sources ou du mandat nécessaires pour déterminer si le virus pouvait provenir d'un laboratoire.

Alors, pourquoi l'OMS a-t-elle choisi ces experts-là, s'ils n'en sont pas sur ce sujet ? N'est-ce pas une faute et un manque de respect vis-à-vis de toutes les victimes ?

Le Covid avant le Covid (suite)

Dans son article, le *Washington Post* cite un document du Département d'État, dont la lecture livre les informations suivantes :

1. Maladies au sein de l'Institut de virologie de Wuhan (Wuhan Institute of Virology, WIV) :

- Le gouvernement américain a des raisons de croire que plusieurs chercheurs de l'Institut de virologie de Wuhan (WIV) sont tombés malades à l'automne 2019, avant le premier cas identifié de l'épidémie, avec des symptômes compatibles à la fois avec le Covid-19 et des maladies saisonnières courantes. Cela soulève des questions sur la crédibilité de l'affirmation publique du chercheur principal du WIV, Shi Zhengli, selon laquelle il n'y eut « aucune infection » parmi le personnel et les étudiants du WIV par le SRAS-CoV-2 ou des virus apparentés au SRAS.

- Des infections accidentelles en laboratoire ont déjà provoqué plusieurs épidémies virales en Chine et ailleurs, notamment une épidémie de SRAS à Pékin en 2004 qui a infecté neuf personnes et en a tué une.

- Le PCC [Parti communiste chinois] a empêché des journalistes indépendants, des enquêteurs et des autorités sanitaires mondiales d'interroger les chercheurs du WIV, y compris ceux qui étaient malades à l'automne 2019. Toute enquête crédible sur l'origine du virus doit inclure des entretiens avec ces chercheurs et un compte rendu complet de leur maladie non signalée auparavant.

2. Recherche au WIV :

- À partir de 2016 au moins – et sans indication d'un arrêt avant l'épidémie de Covid-19 – les chercheurs du WIV ont mené des expériences impliquant le RaTG13, le coronavirus de la chauve-souris identifié par le WIV en janvier 2020 comme son échantillon le plus proche du SARS-CoV-2 (96,2 % de similitude). Le WIV est devenu un point focal pour la recherche internationale sur les coronavirus après l'épidémie de SRAS de 2003 et a depuis étudié des animaux tels que des souris, des chauves-souris et des pangolins.

- Le WIV a publié des recherches sur le gain de fonction pour concevoir des virus chimériques, mais le WIV n'a pas été transparent ni cohérent sur ses recherches sur les virus les plus similaires au virus Covid-19, y compris le « RaTG13 », qu'il a prélevé dans une grotte de la province du Yunnan en 2013 après que plusieurs mineurs soient morts d'une maladie similaire au SRAS.

- Les enquêteurs de l'OMS doivent avoir accès aux archives des travaux du WIV sur les chauves-souris et autres coronavirus avant l'épidémie de Covid-19. Dans le cadre d'une enquête approfondie, ils doivent avoir une explication complète des raisons pour lesquelles le WIV a modifié puis supprimé les archives en ligne de ses travaux sur le RaTG13 et d'autres virus.[65]

D'« enquête approfondie », il ne peut être question, car le WIV est réputé avoir des contrats avec l'armée chinoise. Aller plus avant sur ce point nous amènerait sur les questions des gains de fonction développés sur un coronavirus de chauve-souris pour le rendre transmissible à l'homme (« virus chimériques », mais bien réels), le rôle dans le financement du WIV par le NIH/NIAID du Dr Anthony Fauci... ce qui nous éloignerait de notre sujet, l'OMS.

Signalons toutefois que, le 20 janvier 2025, quelques heures avant de quitter ses fonctions, le président Biden accorde au Dr Fauci une grâce totale et inconditionnelle pour toute « infraction contre les États-Unis » qu'il aurait pu commettre après le 1er janvier 2014. Qu'a-t-il bien pu perpétrer pour bénéficier d'une telle protection, qui paraît exorbitante pour un non-criminel ou supposé tel ? Peut-être faut-il le demander au Dr Tedros ? En effet :

---

65. *Fact Sheet: Activity at the Wuhan Institute of Virology*, Office of the Spokesperson, U.S. Department of State, 15 janvier 2021.

Lorsque l'administration Biden revint à l'OMS en janvier, le Dr Anthony Fauci déclara que Tedros était son « cher ami ». Tedros aurait qualifié Fauci de « mon frère Tony ».[66]

Finalement, le directeur général de l'OMS a des amis ailleurs qu'en Chine, ce qui facilitait donc sa mission. Pour conclure ce passage, signalons que les Jeux mondiaux militaires (JMM) de 2019 se tiennent du 18 au 27 octobre dans la ville de... Wuhan. Y a-t-il un lien avec le Covid ? Il est impossible de l'affirmer. Cependant, lors d'une audition devant le Congrès, des médecins américains témoignent avoir constaté durant l'été 2019 une pneumopathie étrange, avec des symptômes qu'ils ne connaissaient pas.[67] Comme en Ukraine, ce qui allait s'appeler « Covid-19 » commença-t-il à circuler aux États-Unis dès l'été 2019 ? Le tableau des médailles aux JMM donne peut-être une indication sur l'origine du virus : tandis que l'Ukraine termine à la 10e place sur 110 pays participants, les *US boys* terminent à une piteuse 35e place eu égard à la puissance militaire de leur pays, ce qui surprit les observateurs. L'équipe était-elle infectée par le Covid ? Quant à la Chine, elle termina à la première place avec un total de 239 médailles contre... 8 pour les États-Unis, dont aucune en or (la France se classa 4e). Manifestement, les soldats chinois n'avaient pas encore croisé de pangolin frayant avec une chauve-souris... Quant à leurs homologues américains, c'est moins sûr.

La littérature scientifique est mensongère

The Lancet, une des plus prestigieuses revues médicales, publie en avril 2015 sous la signature de Richard Horton, son rédacteur en chef, « un article sur les publications médicales qui vaudrait la peine d'être appris par cœur et récité comme mémento avant de mentionner les résultats de telle ou telle expérimentation ».[68] En voici des extraits :

> « Une grande partie de ce qui est publié est faux. Je n'ai pas l'autorisation de révéler qui a prononcé cette affirmation, car il nous

---

66. *Controversial World Health Organization chief Tedros unopposed for second term – Dr. Anthony Fauci said that Tedros was his 'dear friend'*, Ben Evansky, Fox News, 29 octobre 2021.
67. Séquence non retrouvée.
68. *The Lancet*, vol. 385, 11 avril 2015, cité dans *Vaccins, oui ou non ?*, Stefano Montanari, Antonietta Gatti et Serge Rader, Talma Studios, p. 156, ainsi que les extraits suivants de l'article du *Lancet*.

avait été demandé d'observer les règles de Chatham House.[69] Il nous avait été aussi demandé de ne pas photographier les diapositives. Ceux qui travaillaient pour des organismes gouvernementaux implorèrent que leurs commentaires restassent anonymes, car l'approche des élections britanniques signifiait pour eux de vivre dans le *purdah*[70] – une situation glaçante de restrictions de la liberté de parole imposées à quiconque est rémunéré par l'État. Pourquoi la préoccupation paranoïaque pour le secret et l'anonymat ? Parce que ce symposium sur la reproductibilité et la fiabilité de la recherche biomédicale tenu à Londres auprès du Wellcome Trust la semaine dernière a touché l'un des arguments les plus délicats de la science aujourd'hui : l'idée que quelque chose ait fondamentalement mal tourné avec une de nos plus grandes créations humaines. » [...]

Beaucoup de littérature scientifique, peut-être la moitié, peut simplement être fausse.

L'article continue en décrivant le pourquoi des faussetés dans le champ médical, en énumérant une série de motifs, parmi lesquels le conflit d'intérêts. Il intervient inévitablement sur la dépendance économique que l'industrie pharmaceutique fait peser sur le chercheur et sur ses publications, une recherche – poursuit Horton – dont les données sont adaptées au gré de la théorie à soutenir, et il affirme aussi que les revues médicales repoussent les articles qui, au contraire, rapportent les choses comme elles sont réellement.

Le rédacteur en chef du *Lancet* n'est pas le seul à dresser ce constant effarant :

Le Dr Marcia Angell, pendant de nombreuses années directrice du *New England Medical Journal*, autre revue médicale de prestige, écrivait : « C'est simple, on ne peut plus croire à une grande partie de la recherche clinique qui est publiée, ni se fier au jugement des médecins de confiance ou influençant la ligne officielle médicale.

---

69. La « Chatham House Rule » est une convention qui remonte à 1927 et réglemente la confidentialité relative à la source d'informations confidentielles échangées en réunions tenues à huis clos.
70. Terme indien utilisé en anglais pour définir la période pré-électorale pendant laquelle un mandataire de l'État ne peut faire de déclaration.

Je ne me réjouis pas de cette conclusion à laquelle je suis arrivée lentement et avec réticence après mes deux décennies en tant que directrice du *New England Medical Journal*. »

« Souvent, les revues médicales ou les industries pharmaceutiques qui financent la recherche omettent de rapporter les résultats négatifs d'un nouveau médicament ou d'un nouveau procédé pouvant entraîner plus de préjudice que d'utilité » publie *Science* de son côté.[71]

Et c'est sur cette « science » que se base l'OMS pour prendre ses décisions, y compris pour le Covid-19, alors qu'elles impactent des millions et des millions de vies.

L'Organisation maléfique de la santé ?

Face à une pandémie de l'ampleur du Covid, *The Lancet* se devait de respecter cette tradition propre à la « science médicale » de produire des fausses études, le pactole de la vaccination étant trop gros pour Big Pharma et ses obligés pour se priver des moyens les plus sordides. C'est *The Lancet* et son rédacteur en chef (toujours Richard Horton, l'homme qui écrit en 2015 qu'une grande partie de ce qu'il publie est faux...) qui s'attellent à la première étape, en publiant en ligne le 22 mai 2020 une étude commençant ainsi :

Résumé

Contexte L'hydroxychloroquine ou la chloroquine, souvent en association avec un macrolide de deuxième génération, sont largement utilisées pour le traitement de la Covid-19, bien qu'il n'existe aucune preuve concluante de leur efficacité. Bien qu'elles soient généralement sans danger lorsqu'elles sont utilisées pour des indications approuvées telles que les maladies auto-immunes ou le paludisme, l'innocuité et les avantages de ces traitements sont mal évalués dans le cas de la Covid-19.

Résultats 96 032 patients (âge moyen 53,8 ans, 46,3 % de femmes) atteints de Covid-19 ont été hospitalisés pendant la période d'étude et répondaient aux critères d'inclusion. Parmi eux, 14 888 patients étaient dans les groupes de traitement (1 868 ont reçu de la chloroquine, 3 783 ont reçu de la chloroquine avec un

---

71. *Vaccins, oui ou non ?*, *op.* cité.

macrolide, 3 016 ont reçu de l'hydroxychloroquine et 6 221 ont reçu de l'hydroxychloroquine avec un macrolide) et 81 144 patients étaient dans le groupe témoin. 10 698 (11,1 %) patients sont décédés à l'hôpital. Après avoir contrôlé de multiples facteurs de confusion (âge, sexe, race ou origine ethnique, indice de masse corporelle, maladie cardiovasculaire sous-jacente et ses facteurs de risque, diabète, maladie pulmonaire sous-jacente, tabagisme, état d'immunosuppression et gravité de la maladie de base), par rapport à la mortalité dans le groupe témoin (9,3 %), l'hydroxychloroquine (18,0 % [...]), l'hydroxychloroquine avec un macrolide (23,8 % [...]), la chloroquine (16,4 % [...]) et la chloroquine associée à un macrolide (22,2 % [...]) étaient chacun indépendamment associés à un risque accru de mortalité à l'hôpital. [...][72]

En synthèse, si l'on vous donne de la chloroquine ou de l'hydroxychloroquine, vous avez deux fois plus de chances de mourir du Covid. Tel que l'article est rédigé, il donne même à penser que ces combinaisons ont provoqué plus de morts que de guérisons. Mus par la cupidité, les gredins de la science n'ont plus de limite.

Immédiatement, l'OMS retire l'hydroxychloroquine du Solidarity Trial, dont le but est de comparer l'effet de divers traitements sur des patients hospitalisés pour le Covid, tandis que la France et d'autres pays européens en interdisent l'utilisation sans délai.

Or, les caractéristiques de cette étude la rendent vite suspecte. Par suite, dès le 28 mai, cent vingt scientifiques de vingt-quatre pays écrivent une lettre à ces chercheurs et au *Lancet*, après avoir examiné en détail cette publication. « Cet examen a soulevé des préoccupations tant sur le plan méthodologique que sur celui de l'intégrité des données », donc certaines leur paraissent même impossibles, c'est-à-dire fabriquées de toutes pièces. Ils demandent à la revue de publier les commentaires de ceux ayant validé cette publication, car il s'agit d'une revue à comité de lecture, ce qui signifie que l'article a été confirmé par d'autres scientifiques.

En réponse, *The Lancet* émet une « Expression de préoccupation » dès le 3 juin, avant de le rétracter. Un tel niveau de fraude n'avait

---

72. *Hydroxychloroquine or chloroquine with or without a macrolide for treatment of COVID-19: a multinational registry analysis*, Mandeep R. Mehra, Sapan S. Desai, Frank Ruschitzka, Amit N. Patel, *The Lancet*, 22 mai 2020.

jamais été constaté auparavant, au point que l'affaire est désormais appelée *Lancetgate*.

L'OMS réintègre alors l'hydroxychloroquine dans le Solidarity Trial, mais l'abandonne quelques jours plus tard, le 17 juin, avant d'officialiser la décision le 4 juillet 2020, considérant qu'elle n'a pas d'effet probant.[73]

Le 15 octobre, le rapport conclut que les autres molécules testées n'ont pas d'effet significatif non plus. La voie est désormais libre pour la vaccination de masse en procédure accélérée :

> Lorsqu'il existe déjà un traitement ou un vaccin pour une maladie, c'est la procédure habituelle qui est utilisée. Elle prévoit que les laboratoires pharmaceutiques terminent toutes les phases de leurs essais, du stade préclinique (tests sur les animaux) jusqu'à la phase 3 (la dernière, qui comporte des dizaines de milliers de participants), avant de transmettre l'ensemble des données aux agences régulatrices, dont l'agence européenne des médicaments. Sans urgence sanitaire, l'AEM peut alors rendre un verdict dans les semaines ou les mois qui suivent.

> La procédure accélérée (appelée « rolling review »), utilisée pour les vaccins contre le Covid-19, fonctionne différemment. Au lieu d'attendre d'avoir conclu tous leurs essais, les laboratoires sont invités à transmettre en temps réel les données cliniques dont ils disposent à l'AEM, qui n'attend pas pour les évaluer. Cela permet à l'agence de travailler plus en amont et de rendre l'évaluation du produit plus rapide sans toutefois compromettre la qualité de l'évaluation.[74]

Nous laisserons au *Monde* la responsabilité de la dernière phrase, car qui peut croire que les évaluations en procédure d'urgence revêtent la même « qualité » ? Y aurait-il eu autant de victimes d'effets secondaires graves si la procédure habituelle avait été respectée ? Et qui peut croire qu'il soit possible de développer des vaccins sûrs et efficaces en quelques mois, alors que 10 à 15 ans sont habituellement indispensables ?

---

73. *L'OMS met un terme à l'étude de l'hydroxychloroquine et du lopinavir/ritonavir comme traitements potentiels de la COVID-19*, OMS, communiqué de presse, 4 juillet 2020.
74. *Vaccins : en quoi les procédures d'autorisation d'urgence consistent-elles ?*, Gary Dagorn, *Le Monde*, 21 décembre 2020.

La mort aux trousses

Le Dr Meryl Nass est un chercheur en médecine et experte en guerre biologique, dont « la licence médicale fut suspendue pour avoir traité le Covid et répandu de la désinformation », ainsi qu'elle le précise elle-même.[75] Or, voici l'article que publie en juin 2020 l'Alliance for Human Research Protection, avec un titre qui en annonce d'emblée la teneur (*Le Covid-19 a transformé la santé publique en une entreprise expérimentale mortelle qui tue les patients*) :

> Le 14 juin, le Dr Nass identifie pour la première fois deux expériences sur le Covid-19 dans lesquelles des doses massives et hautement toxiques – quatre fois supérieures à la dose habituelle – d'hydroxychloroquine [HCQ] sont administrées à des patients gravement malades hospitalisés en soins intensifs :
>
> • Solidarity est menée par l'Organisation mondiale de la santé sur 3 500 patients atteints de Covid-19 dans 400 hôpitaux de 35 pays. Le volet hydroxychloroquine de l'essai est suspendu le 25 mai à la suite du rapport frauduleux de Surgisphere publié dans *The Lancet*, qui affirme que le taux de mortalité est 35 % plus élevé chez les patients recevant de l'hydroxychloroquine. Après que *The Lancet* ait rétracté son rapport, l'OMS reprend le volet hydroxychloroquine de l'essai Solidarity le 3 juin. Plus de 100 pays manifestent leur intérêt pour participer à l'essai.
>
> • Recovery est un essai expérimental semblable mené au Royaume-Uni, utilisant des doses très similaires. Il est parrainé par le Wellcome Trust, la Fondation Bill et Melinda Gates et le gouvernement britannique. L'expérience est menée à l'université d'Oxford sur 1 542 patients, dont 396 (25,7 %) décèdent.
>
> **Mise à jour :** après la divulgation publique de la découverte du Dr Nass, l'OMS suspend le volet de l'essai consacré à l'hydroxychloroquine le mercredi 17 juin.[76]

Effectivement, l'OMS suspend Solidarity le 17, après l'avoir repris le 3, mais rien ne prouve que c'est par suite des déclarations du Dr Nass. Le délai court entre les deux dates peut simplement confirmer que

75. https://merylnass.substack.com/about.
76. *Covid-19 Has Turned Public Health Into a Lethal, Patient-Killing Experimental Endeavor*, Vera Sharav, Alliance for Human Research Protection, 20 juin 2020 (et citations suivantes).

l'OMS ne voulait pas de cette solution, car elle venait contrecarrer le juteux plan vaccinal en préparation. Cependant, si elle a raison, les actions de l'OMS peuvent manifestement être qualifiées de « criminelles », avec toutes les conséquences que cela implique pour ceux qui prirent ces décisions. Elle poursuit ainsi ses accusations contre l'OMS :

> Le vendredi 19 juin, le Dr Nass révèle une troisième expérience « encore pire » avec l'hydroxychloroquine. Le REMAP[77] cible les patients sous respirateur ou en état de choc, c'est-à-dire à l'article de la mort. Ils sont à peine capables de donner leur consentement. Plutôt que de tenter de leur sauver la vie, on leur administre de multiples doses élevées d'hydroxychloroquine et d'autres médicaments dont l'association est contre-indiquée.

> À noter : tous les protocoles en ligne sont estampillés « **Ne pas soumettre à l'IRB (Comité d'éthique)** ».[78]

> Il s'agit d'une atrocité médicale perpétrée par des médecins sur 200 sites dans quatorze pays, dont l'Australie, la Belgique, le Canada, la Croatie, l'Allemagne, la Hongrie, l'Irlande, les Pays-Bas, la Nouvelle-Zélande, le Portugal, la Roumanie, l'Espagne, le Royaume-Uni et les États-Unis d'Amérique. [...]

> La semaine dernière, j'ai été informée que l'ICMR, l'agence officielle de recherche médicale indienne, avait écrit à l'OMS pour lui signaler que les doses d'hydroxychloroquine utilisées dans l'essai Solidarity étaient quatre fois plus élevées que celles utilisées en Inde. J'ai ensuite appris que Singapour hésitait à participer à l'essai de l'OMS en raison de la dose d'hydroxychloroquine. [...]

> Nous savons également, grâce à un document officiel belge publié le 8 juin, que des doses élevées furent utilisées non seulement par Recovery au Royaume-Uni, mais aussi dans le cadre de l'essai Discovery dans l'UE et par l'OMS.

> Nous savons également qu'au Brésil furent testées des doses élevées et faibles et que le groupe recevant les doses élevées fut arrêté prématurément le 17 avril en raison d'un nombre excessif de décès. L'essai avec les doses faibles fut poursuivit.

---

77. Plateforme de recherche dans le domaine médical.
78. Gras d'origine.

Le Dr Nass déroule son réquisitoire avant de conclure ainsi :

1. L'HCQ est administrée à des doses non thérapeutiques et toxiques.

2. L'HCQ est administrée trop tardivement dans l'évolution de la maladie pour déterminer son efficacité contre le SARS-CoV-2.

3. Les données limitées sur la sécurité dans les essais Solidarity servent à protéger les chercheurs et les promoteurs des essais contre la divulgation d'effets indésirables, y compris les décès.

4. Je soupçonne l'OMS d'avoir délibérément induit en erreur quant aux doses choisies.

5. Les conclusions à tirer sont effrayantes :

6. a) L'OMS et d'autres agences nationales de santé, ainsi que des organisations caritatives, ont conçu des essais cliniques à grande échelle afin de s'assurer que l'hydroxychloroquine ne présenterait aucun bénéfice, vraisemblablement dans le but de favoriser ses concurrents beaucoup plus coûteux et les vaccins en cours de développement.

7 b) Ce faisant, ces agences et organisations caritatives ont conspiré pour augmenter le nombre de décès dans ces essais.

8. c) Ce faisant, ils ont conspiré pour priver des milliards de personnes de la possibilité de bénéficier d'un médicament sûr et peu coûteux pendant une pandémie majeure. Cela pourrait entraîner une prolongation de la pandémie et une augmentation considérable du nombre de cas et de décès.

Est-il nécessaire d'ajouter un commentaire ?

L'Organisation maléfique de la santé, suite

Dans ces pages, il ne s'agit pas de savoir si l'hydroxychloroquine aurait sauvé des vies, mais de constater que l'OMS est partie prenante et complice d'un système mafieux généralisé dans le domaine de la santé. Ainsi, ses experts se limitent très vite à quatre substances chimiques, en écartant des traitements semblant efficaces, y compris par la médecine traditionnelle chinoise, alors qu'ils sont disponibles dès le printemps 2020.[79] Or, ce n'est que le 31 décembre 2020 que

79. Cf. *Vaincre le Covid-19 et autres virus par la médecine traditionnelle chinoise*, Angelina Cai, Talma Studios, juillet 2020.

l'OMS homologue le premier vaccin anti-Covid-19 à ARNm.[80] Combien de vies auraient été sauvées avant l'arrivée du saint Vaccin si l'Organisation s'était intéressée à d'autres traitements, par exemple l'ivermectine, dont nous reparlerons ?

Ce qui est tout aussi grave, c'est que la corruption généralisée dans le domaine de la santé ne concerne pas que l'OMS, ses experts « indépendants », la presse médicale…, mais aussi les médias mainstream et les grands réseaux tels que Google, YouTube, Facebook… qui bannirent toute voix dissidente, même des plus grandes sommités médicales dès qu'elles montraient le moindre signe de non-allégeance absolue à l'OMS et à sa croisade pour la vaccination universelle. Leur responsabilité est également sans limite.

Voici un exemple sur une séquence qui ne peut qu'interpeller : Stéphane Bancel, PDG de Moderna, fabricant de vaccins désormais bien connu, raconte lors de son intervention au Forum économique mondial de Davos de 2020 qu'en rentrant du précédent, donc celui de février 2019, il avait annoncé ceci à son directeur d'usine : « Oui, nous devrons produire un milliard de doses l'année prochaine, il y aura une pandémie. »[81]

Les médias de grand chemin, qui tentent de « débunker » sa déclaration, dont Associated Press et tant d'autres, se limitent à sa phrase précédente, qui ne revêt aucun intérêt, mais ne commentent pas celle-ci. En effet, comment pouvait-il avoir la certitude un an à l'avance, à son retour de Davos, qu'ils devraient produire un milliard de doses parce qu'il y aurait une pandémie ne pouvant qu'être mondiale avec une telle quantité à satisfaire ? (au total, ils ne fabriquent que 100 000 doses en 2019, avant le grand boom planétaire de 2020.)

Il y a tant d'autres faits et déclarations en 2019 qui remettent en cause le narratif officiel, y compris celui véhiculé par l'OMS, qu'il n'y a aucun doute que la « plandémie », comme certains l'appellent désormais, correspond à tout autre chose que ce qui nous est asséné depuis 2020. En ce sens, la corruption ne gangrènerait pas seulement la

---

80. *L'OMS valide pour la première fois un vaccin anti-COVID-19 au titre de la procédure pour les situations d'urgence et souligne que l'accès doit être équitable au niveau mondial*, OMS, communiqué de presse, 31 décembre 2020.
81. https://vk.com/wall464613620_2162?w=wall464613620_2162

santé, les médias et les réseaux sociaux, mais irait bien au-delà... Cependant, il ne s'agit pas d'un livre sur le Covid, mais sur l'OMS, alors poursuivons notre enquête.

« S'en sort-on mieux face au Covid sans l'OMS ? » Le cas de Taïwan

Il y a les États qui suivirent à la lettre les recommandations de l'OMS – en matière de confinement, de masque, de vaccination – et... les autres. Voyons comment ils traversèrent l'épreuve, en commençant par Taïwan, puisqu'ils furent les premiers à prendre conscience de la gravité de la situation et donc à agir, bien avant l'OMS :

> S'en sort-on mieux face au coronavirus SARS-CoV-2 sans l'OMS ? L'expérience de Taïwan dans sa lutte contre le Covid-19 pourrait le suggérer. L'île avec laquelle l'organisation internationale a coupé presque tout contact depuis 2016 sous la pression de Pékin est l'un des territoires les moins frappés par la pandémie, avec une centaine de cas confirmés et un mort. L'économie taïwanaise est pourtant imbriquée avec celle de la Chine et des centaines de milliers de Taïwanais travaillent sur le continent. Alors comment ont-ils évité le pire ?

> Dès le 31 décembre, soit trois semaines avant que les autorités chinoises et celles de l'OMS à leur suite ne donnent l'alerte d'une transmission humaine d'un nouveau coronavirus, Taïwan est le premier État à passer à l'action. Pourquoi ? Parce qu'à Taipei, contrairement à Pékin, on écoute les médecins lanceurs d'alerte de Wuhan. Aussitôt, des contrôles de santé sont effectués sur les passagers en provenance de cette ville. Il faut dire que l'île de 23 millions d'habitants a appris à se méfier. En 2003, elle fut l'une des principales victimes du SRAS hors de Chine, avec 37 morts. Un traumatisme qui avait amené les autorités à réorganiser leur système d'alerte sanitaire.[82]

Parmi les mesures mises en œuvre, il n'y a ni confinement général ni couvre-feu, comme en France ou en Italie, mais le dépistage, le suivi et la quarantaine pour les voyageurs arrivant de l'étranger, qu'ils

---

82. *Coronavirus : et si l'OMS avait écouté Taïwan ?*, Frédéric Koller, *Le Temps*, 21 mars 2020.

soient Taïwanais ou d'une autre nationalité. Elle est d'une durée variable en fonction des situations, jusqu'à quatorze jours. Pour l'année 2020, la réussite est au rendez-vous :

> En 2020, la pandémie a un impact plus faible à Taïwan que dans la plupart des autres pays industrialisés, avec un total de sept décès. Le nombre de cas actifs au cours de cette première vague atteint un pic de 307 cas le 6 avril 2020, dont la grande majorité étaient importés. La gestion de l'épidémie par Taïwan a été saluée au niveau international pour son efficacité en matière de mise en quarantaine des personnes.[83]

Rappelons que l'une des premières mesures de la ministre de la Santé française de l'époque, Agnès Buzyn, fut de faire coller des... affichettes à l'aéroport Charles-de-Gaulle. Sacrée mesure pour arrêter le Covid... Avec les résultats que l'on sait.

En fait, la situation de Taïwan est un problème pour l'OMS, et même un double problème, comme le souligne la BBC :

> **Taïwan est considéré comme l'un des rares endroits au monde à avoir réussi à endiguer la propagation du coronavirus sans recourir à des mesures draconiennes.**[84]

> Malgré ses efforts, il est toujours exclu de l'Organisation mondiale de la santé (OMS) en raison de ses relations complexes avec la Chine.[85]

Nous avons d'ailleurs recherché sur le site de l'OMS si le succès de Taïwan avait été partagé le plus tôt possible, mais, sauf erreur de notre part, nous n'avons rien trouvé. Si tel est le cas, c'est une faute grave de l'OMS, dont la direction contrevient à la Constitution, puisque figure dès le préambule : « Les résultats atteints par chaque État dans l'amélioration et la protection de la santé sont précieux pour tous. »

C'est particulièrement le cas pour une pandémie mondiale comme le Covid, où des dizaines de millions de vies sont en jeu. En conséquence, si l'OMS avait publiquement médiatisé le succès de Taïwan et été aussi diligente au lieu de tergiverser dans les premières semaines, combien de personnes auraient été sauvées dans les autres

---

83. https://en.wikipedia.org/wiki/COVID-19_pandemic_in_Taiwan
84. En gras dans le texte original.
85. *Why Taïwan has become a problem for WHO*, BBC, 30 mars 2020.

pays, qui auraient pu prendre les mesures adéquates, c'est-à-dire celles contraires à ce que préconisait l'OMS ? En ne respectant pas sa Constitution et donc sa mission, la politique de l'Organisation ne peut-elle être considérée comme criminelle ?

Par la suite, les données de Taïwan deviennent très intrigantes et même incompréhensibles : nous l'avons vu ci-dessus, il y a seulement 7 morts pour toute l'année 2020, sur une population totale d'environ 23 millions d'habitants, ce qui est remarquable. Pour 2021 : « Le 24 avril, Taïwan a signalé son douzième décès lié au Covid-19. »

À partir de là, nous ne trouvons plus les tableaux des décès détaillés par période, ce qui est étonnant (Wikipedia, par exemple, précise qu'« ils ne sont pas disponibles pour des raisons techniques »). En revanche, sont publiés les récapitulatifs suivants au 25 avril 2023 :

Taïwan	Total au 25 avril 2023
Cas confirmés	10 239 998
Morts	19 005
Total vaccinés	21 899 240
Complètement vaccinés	20 793 088

Source : Wikipedia / Covid-19 pandemic in Taiwan

Ainsi, de janvier 2020 au 24 avril 2021, soit en une petite quinzaine de mois, Taïwan atteint le total record de... 12 morts du Covid, mais, pour les deux années suivantes, le chiffre se monte à 18 993 (=19 005-12) ! Que s'est-il passé ? Les autorités de Taipei ont-elles baissé la garde ? Nous n'avons rien lu de tel, bien au contraire. En revanche, l'île se met à enfourcher la croisade du Dr Tedros et de l'OMS pour la vaccination universelle le 22 mars 2021, c'est-à-dire juste avant que ne commence à exploser la situation. Pourtant, ils achètent des vaccins AstraZeneca, Moderna, Pfizer-BioNTech et à deux laboratoires locaux, donc ils n'en manquent pas. D'ailleurs, près de 94 % de la population reçoit une dose, et plus de 88 % sont allés jusqu'à deux. Il est donc troublant de constater cette concomitance entre morts et vaccination, à moins qu'il s'agisse d'une simple coïncidence ? Peut-être pas, car selon Olivier Véran, ex-ministre de la Santé, dans une affaire devant le Conseil d'État pour lever les restrictions pesant sur les vaccinés déclare : « Les personnes vaccinées sont aussi celles qui sont les plus exposées aux formes graves et aux décès en cas d'inefficacité initiale du vaccin ou de réinfection post-vaccinale ou de la virulence d'un variant. » Nous pourrions multiplier les déclarations du même genre de la part d'autorités médicales, comme lors de cette audition devant le Congrès des États-Unis :

> La directrice du CDC, le Dr Rochelle Walensky, a confirmé que les vaccins étaient largement inefficaces pour prévenir la transmission virale d'une personne à l'autre.
>
> Le représentant Larry Bucshon, R-Ind., médecin, a examiné en détail les raisons des obligations de vaccination de l'administration Biden, y compris pour les voyageurs étrangers. Dans son échange avec le Dr Rochelle Walensky, M. Bucshon fait remarquer que « nous venons de discuter du fait que nous savons que [la vaccination] n'empêche pas la transmission ».[86]

Des autorités les plus élevées en matière de santé, nous apprenons donc que les personnes vaccinées sont exposées aux formes graves et aux décès, et que la vaccination n'empêche pas la transmission – on se demande alors quelle est son utilité, sans parler des effets secondaires, dont 21 225 sont déclarés à Taïwan au 30 septembre 2025...[87] Évidemment, nous n'affirmerons pas que les vaccins ont directement tué près de 19 000 Taïwanais sur les deux dernières années, mais il est possible que les autorités et la population se soient cru protégées par le taux de vaccination très élevé, alors que ce n'était pas le cas, et qu'elles aient baissé la garde. En effet, comment pouvaient-elles savoir à l'époque que les vaccins n'empêchaient pas la transmission, et même qu'ils n'étaient pas sans danger, contrairement à ce que vantaient les fabricants ? Et cela put avoir un effet boule de neige : au fur et à mesure de la vaccination, le nombre de cas et de décès

---

86. *5 Takeaways From House GOP's First Hearing on COVID-19*, Robert E. Moffit, The Heritage Foundation, 2 mars 2023.
87. *COVID-19 Vaccination Reporting and Adverse Event Analysis in Taiwan*, Wan-Chung Hu, Sheng-Kang Chiu, Ying-Fei Yang et Sher Singh, National Library of Medicine, 29 mai 2024.

augmentait, poussant les sceptiques à se précipiter à leur tour, et ainsi de suite.

La situation aurait pu être pire s'il n'y avait pas eu cette procédure puis cette décision en mars 2022 :

> Un groupe d'experts nommé par le ministère de la Santé et des Affaires sociales est convenu que le gouvernement devrait verser 6 millions de dollars taïwanais (209 025 US$) dans le cas d'une femme dont le décès est le premier à être classé comme étant directement lié à l'administration d'un vaccin contre le Covid-19 à Taïwan.[88]

En effet, alors qu'elle n'avait aucun antécédent médical de cette nature, elle décède d'une thrombocytopénie, un effet secondaire connu du vaccin AstraZeneca qu'elle reçut auparavant. Il est possible que la médiatisation de ce cas ait freiné les ardeurs de nombreux candidats à la piqûre et aux doses supplémentaires.

En conclusion, l'analyse des données disponibles montre que si Taïwan avait continué sa politique particulièrement efficace dans les quinze premiers mois de la pandémie, au lieu de s'aligner sur l'OMS et sa campagne de vaccination, combien des 19 000 morts et des 21 225 victimes d'effets secondaires auraient été épargnés ? Pour reprendre l'intertitre, peut-on douter qu'« on s'en sort mieux face au Covid sans l'OMS » ? À Taïwan, cela ne fait aucun doute.

« S'en sort-on mieux face au Covid sans l'OMS ? » Le cas de l'Inde
Il est intéressant à plus d'un titre, notamment parce que l'Inde est un pays fédéral, avec vingt-huit États ayant leur mot à dire en matière de santé. Nous avons montré comment l'OMS avait précipité la vaccination de masse en écartant les traitements développés dans le monde potentiellement efficaces, nous y reviendrons, car les conséquences sont incalculables. C'est aussi le cas de l'ivermectine, utilisée dans une vingtaine de pays, que pourtant l'OMS déconseille par un communiqué en date du 31 mars 2021, dont voici un extrait :

> Un groupe chargé de l'élaboration des orientations a été constitué en réponse à l'attention croissante que suscitait à l'échelle inter-

---

88. *Maximum NT$6 million compensation to be paid for COVID vaccine death*, Focus Taiwan, 29 mars 2022.

nationale le recours à l'ivermectine comme traitement potentiel contre la Covid-19. Ce groupe d'experts international indépendant se compose d'experts en soins cliniques dans diverses spécialités, d'un éthicien et de patients-partenaires.

Le groupe a examiné les données regroupées de 16 essais contrôlés randomisés portant au total sur 2 407 patients ambulatoires ou hospitalisés atteints de Covid-19. Il a conclu que les données selon lesquelles l'ivermectine permettrait de réduire la mortalité, la nécessité d'un recours à la ventilation mécanique, la nécessité d'une hospitalisation et la durée avant une amélioration clinique chez les patients Covid-19 étaient « très peu fiables », en raison de la petite taille des essais et des limites méthodologiques des données d'essai disponibles, notamment du faible nombre d'effets indésirables.

Le groupe d'experts n'a pas étudié l'administration d'ivermectine aux fins de prévention de la Covid-19, cette utilisation ne relevant pas du champ d'application des orientations en vigueur.[89]

Voici le titre de ce communiqué : *L'OMS déconseille d'utiliser l'ivermectine pour traiter la Covid-19 en dehors des essais cliniques.* Si ce produit fait l'objet d'une « attention croissante » dans le monde, c'est parce qu'il a montré des résultats ; n'est-il pas choquant de lire la conclusion exprimée dans le titre alors que ce groupe d'experts « indépendants » – comme toujours avec l'OMS – n'a manifestement rien fait, et surtout pas étudié la prévention, comme il l'est écrit ? Il est même scandaleux de lire qu'elle n'est pas dans « les orientations en vigueur ». La prévention n'est pas dans les « orientations en vigueur » ? Pourquoi ? Le monde n'est-il pas en pleine pandémie, avec des personnes qui meurent partout tous les jours ? Or, ce traitement très peu coûteux est notamment utilisé en Amérique du Sud, en Inde, au Bangladesh, en Indonésie, en Slovaquie, en République tchèque... semble-t-il avec succès. Pourquoi ces experts « indépendants » ne se sont-ils pas précipités sur place ou au moins en visioconférence pour vérifier les protocoles et les résultats, échanger avec leurs confrères, d'autant plus qu'aucun vaccin ne sera prêt avant la fin de l'année, soit neuf mois plus tard ? Durant cette longue période, c'est par millions

---

89. *L'OMS déconseille d'utiliser l'ivermectine pour traiter la COVID-19 en dehors des essais cliniques*, OMS, communiqué de presse, 31 mars 2021.

que se comptent les nouvelles victimes du Covid. Combien auraient pu être sauvées grâce à l'ivermectine ? Rappelons qu'au niveau mondial, il y eut près de 780 millions de cas confirmés et plus de 7 millions de décès liés directement au Covid.

Alors, pourquoi l'OMS a-t-elle discrédité l'ivermectine et ceux qui l'employaient ? Pourquoi éteindre cette lumière brillant loin des conflits d'intérêts ? Voici trois éléments de réponse :

Comme je l'ai avancé dans mon récent article intitulé *"I Don't Know of a Bigger Story in the World" Right Now Than Ivermectin: NY Times Best-Selling Author,* il existe trois explications possibles à l'opposition des régulateurs de la santé mondiale à l'utilisation d'un médicament générique très prometteur et bien toléré tel que l'ivermectine :

• **En tant que générique, l'ivermectine est bon marché et largement disponible,**[90] ce qui signifie que les grandes entreprises pharmaceutiques gagneraient beaucoup moins d'argent si elle devenait le traitement de référence contre le Covid-19.

• **D'autres sociétés pharmaceutiques développent leurs propres traitements innovants contre le Covid-19** qui devraient concurrencer directement l'ivermectine.

• **Si elle est approuvée comme traitement contre le Covid-19, l'ivermectine pourrait même menacer l'autorisation d'utilisation d'urgence accordée aux vaccins** contre le Covid-19.[91]

À vous de choisir la ou les options proposées par le journaliste, qui s'étonne :

Il convient de noter que si le DGHS [Directorate General of Health Services] indien a abandonné la plupart des options de traitement bon marché et non brevetées contre le Covid, y compris les multivitamines, les médicaments brevetés plus coûteux continuent d'obtenir le feu vert. Parmi eux, le Remdesivir, un antiviral de Gilead au prix prohibitif, que le DGHS continue de recommander pour « certains patients hospitalisés atteints de Covid-19, modérément ou gravement atteints », même s'il « s'agit d'un

---

90. En gras dans le texte original, ainsi que dans la suite de la citation.
91. *WHO Celebrates As Indian Health Regulator Removes Ivermectin from Its Covid-19 Protocol*, Nick Corbishley, Naked Capitalism, 8 juin 2021.

médicament expérimental qui peut être nocif ». Il a également autorisé l'utilisation du tocilizumab, un anti-inflammatoire qui coûte des centaines de dollars la dose.

Il n'y a pas que le DGHS à avoir agi ainsi. Incompétence, suffisance, conflits d'intérêts, corruption... ? Bienvenue dans ce monde de la santé, merveilleux... pour les laboratoires et leurs obligés.

La faute de l'OMS est d'autant plus criminelle que certains États passent outre et continuent de traiter les malades avec ce produit. Or, un site internet s'est spécialisé dans le suivi des études médicales concernant l'ivermectine, avec la mise à disposition publique des données. Voici sa présentation en page principale :

> Un risque nettement plus faible est observé pour la mortalité, la ventilation, l'admission en soins intensifs, l'hospitalisation, la convalescence, les cas et la disparition du virus. Tous les résultats restent significatifs : 64 études menées par 58 équipes indépendantes dans 27 pays différents montrent des améliorations significatives.

> La méta-analyse utilisant le résultat le plus sérieux montre un risque inférieur de 61 % [50-69 %] et de 85 % [77-90 %] pour le traitement précoce et la prophylaxie, avec des résultats similaires pour les études de qualité, les résultats primaires, les études évaluées par des pairs et les ECR [Essais contrôlés randomisés]. [...].

> Plus de 20 pays ont adopté l'ivermectine pour le Covid-19. La base de preuves est beaucoup plus large et présente un conflit d'intérêts beaucoup plus faible que celle généralement utilisée pour approuver les médicaments.[92]

Nous lisons bien que les risques sont inférieurs de 61 % à 85 % en traitement précoce et en prophylaxie, et qu'il y a plus de cinquante études qui le démontrent. Et l'OMS a « déconseillé » ce produit ? Est-ce d'ailleurs la dernière phrase de la présentation ci-dessus qui serait la clé pour comprendre l'attitude de l'OMS : les conflits d'intérêts, comme déjà indiqué ci-dessus ?

Ce livre n'a pas pour objectif de vanter l'ivermectine ou autre, mais de présenter les faits. Ainsi, nous avons lu des études publiées dans les

---

92. *Ivermectin reduces COVID-19 risk: real-time meta analysis of 105 studies*, https://c19ivm.org/meta.html#abstract.

meilleures revues médicales à comité de lecture – celles dont parle Roger Horton, du *Lancet*... – qui concluent toutes que l'ivermectine ne donne aucun résultat ; même les fact-checkers s'en prennent aux résultats de l'Inde. En revanche, aucun d'eux ne s'intéresse aux 58 études prouvant son efficacité, et encore moins à la « solidité » des preuves de l'OMS et de son groupe d'experts « indépendants » pour affirmer que l'ivermectine est à déconseiller, alors que le communiqué du 31 mars 2021 est un aveu d'irresponsabilité et même une honte de la part de l'institution en charge de la santé mondiale. Manifestement, la rédaction du communiqué n'a pas dû prendre beaucoup plus de temps que l'étude du sujet par les experts...

Pourtant, dans les médias indiens, en plus des études recensées par le site spécialisé cité ci-dessus, est publié ce type de données :

> Parmi les exemples les plus marquants, citons la région de Delhi et les États d'Uttar Pradesh, d'Uttarakhand et de Goa, où les cas ont chuté respectivement de 98 %, 97 %, 94 % et 86 %. En revanche, le Tamil Nadu a renoncé à l'ivermectine. En conséquence, le nombre de cas a explosé et a atteint le niveau le plus élevé de l'Inde. Les décès dans le Tamil Nadu ont été multipliés par dix.

> Lors d'un test effectué sur plus de 4 000 personnes en Inde, plus de 3 000 ont pris de l'ivermectine et plus de 1 000 ne l'ont pas fait. Les résultats ont montré que 2 % des personnes en ayant pris avaient un test PCR confirmé Covid, mais 11,7 % des personnes n'en ayant pas pris avaient un test PCR positif. Les personnes reçurent deux doses de 21 mg d'ivermectine. Cela coûte moins d'un centime par personne.[93]

C'est sans doute là que le bât blesse pour les experts « indépendants » de l'OMS : ce produit générique ne permet pas de remplir les poches des gros laboratoires pharmaceutiques et donc faire augmenter leurs propres « menus » avantages, si tant est qu'ils en reçoivent sous une forme ou sous une autre...

En fonction de la date des analyses, les taux varient, mais les comparaisons plaident toujours en faveur des États indiens n'ayant pas renoncé à l'ivermectine, dont l'Uttar Pradesh, le plus peuplé, avec

---

93. *India Could Sentence WHO Chief Scientist to Death for Misleading Over Ivermectin and Killing Indians*, Brian Wang, 24 juin 2021.

plus de 240 millions d'habitants (il abrite le Taj Mahal), au contraire du Tamil Nadu, qui abandonne l'ivermectine quasiment dès la publication du communiqué de l'OMS pour traiter sa population de 85 millions d'habitants. Voici un exemple de données :

	Delhi	Uttar Pradesh	Goa	Tamil Nadu
Cas de Covid	-96,11%	-95,08%	-71,09%	-21,26%
Décès	-80,80%	-46,31%	-70,60%	Encore en hausse
Démarrage ivermectine	19 mai 2021	20 avril 2021	10 mai 2021	Interdite

Ce tableau se passe de commentaire. Comme à Taïwan, peut-on encore douter qu'« on s'en sort mieux face au Covid sans l'OMS » ?

Devant la Justice grâce à... l'OMS

Comme l'Inde est un pays fédéral, le gouvernement de Goa se retrouve face à la Justice et la Haute Cour à Goa, car il refuse de se plier aux injonctions de l'OMS et de ses experts :

> « Diverses études menées dans différents pays ont montré que le médicament a un effet positif sur la prévention et le traitement/la guérison des patients. Je précise que les études et les rapports sont disponibles sur le site ivmmeta.com... Certains rapports ont révélé que l'analyse de l'OMS sur ce médicament est erronée et que le taux de mortalité est en réalité beaucoup plus faible si ledit médicament est utilisé pour un traitement précoce ainsi qu'à titre prophylactique », a déclaré le co-secrétaire à la Santé de l'État de Goa, Vikas Gaunekar, devant le tribunal.[94]

Dans son mémoire, il ajoute que cette décision a été prise avec leur propre groupe d'experts médicaux et leurs observations sur le terrain, et qu'ils l'utilisent en prévention, ce que n'a pas testé l'OMS, comme le confirme de façon surprenante le communiqué du 31 mars 2021. Signalons que le journaliste mentionne que Merck, qui fabrique l'ivermectine, a confirmé qu'il n'existait aucune « preuve significative » pour soigner les malades du Covid. Cela peut sembler bizarre, car cela leur permettrait d'en vendre plus. Certes, mais un patient bien

---

94. *'Lower mortality...': Goa govt defends Ivermectin's efficacy against Covid-19*, Gerard de Souza, *Hindustan Times*, 28 mai 2021.

portant rapporte-t-il plus qu'un patient bien malade ? Et peut-on imaginer que Merck et consorts critiquent l'OMS, qui les sert si bien ?

Le 28 mai 2021, le gouvernement de Goa obtient satisfaction devant la Haute Cour, dont voici un extrait de la décision :

> Après avoir entendu toutes les parties et les représentants du gouvernement de l'État et de l'Union indienne, la Haute Cour accepte la déclaration sous serment du gouvernement de l'État dans laquelle il est spécifiquement mentionné que l'avis de l'OMS est erroné. La Haute Cour confirme les directives et protocoles du Conseil indien de la recherche médicale (ICMR) en faveur de l'utilisation de l'ivermectine et **refuse d'accepter l'avis « erroné » de l'OMS**.[95]

Goa et les autres États peuvent donc continuer de soigner leur population, à l'abri des injonctions malveillantes et des avis « erronés » de l'OMS.

Peine capitale ou prison de longue durée ?

Fort de cette décision judiciaire, le Barreau des avocats de l'Inde décide de prendre le taureau par les cornes en assignant en justice le 13 juin 2021 les trois personnes suivantes :

– le Dr Soumya Swaminathan, chef scientifique à l'OMS, et indienne d'origine ;

– le Dr Tedros Adhanom Ghebreyesus ;

– le Prof. (Dr.) Sunil Kumar, directeur général des services de santé du pays.

Le document fait quarante pages, alors nous ne présenterons que les informations les plus significatives, dont l'objet de la plainte :

> Outrage au tribunal et crimes contre l'humanité aggravés par la diffusion de fausses informations sur le médicament « Ivermectine », en dépit de la connaissance du jugement rendu par l'Honorable Haute Cour à Goa le 28 mai 2021.

C'est donc une plainte pour crime contre l'humanité qui est déposée. En pages 5 à 8, nous lisons :

---

95. Indian Bar Association, Legal Notice, 13 juin 2021, p. 6 (en gras d'origine).

100 % des 17 essais contrôlés randomisés (également inclus dans les 56 études) sur le traitement précoce et la prophylaxie font état d'effets positifs avec une amélioration estimée à 73 % et 83 % respectivement. L'article révèle des améliorations statistiquement significatives en matière de mortalité, de ventilation, d'hospitalisation et de clairance virale. Comme on peut le constater, l'ivermectine est utile à un stade précoce ou en prophylaxie. Alors pourquoi l'OMS a-t-elle délibérément ignoré les montagnes de données qui le prouvent ?

La question est pertinente... Poursuivons :

> 23. Il semble que, pour vous sauver vous-même et les autres accusés impliqués dans le plus grand complot, et pour procurer un gain indu à la mafia pharmaceutique et à d'autres, vous ayez exécuté ce complot criminel visant à priver le peuple indien de panacées comme l'ivermectine et peut-être aussi d'autres médicaments et que vous, les trois accusés, soyez déterminés à empêcher les gens de retrouver un semblant de normalité. Le plan de jeu ultérieur de votre groupe est de maintenir le public sous l'emprise d'une peur constante et de le pousser davantage dans la pauvreté. Le complot est exécuté en sachant parfaitement qu'il y a des pertes massives de vies humaines parmi les gens ordinaires, ce qui n'est rien d'autre qu'un cas évident de meurtres de masse commis de sang-froid, c'est-à-dire de génocide. […]

> 27. Il est grand temps que vous réalisiez que les gens du monde entier sont déjà conscients de votre comportement imprudent, responsables de pertes massives de vies et de moyens de subsistance dans la pandémie actuelle.

L'ensemble du document est rédigé sur le même ton, mais argumenté et documenté pour chaque point. Puisqu'il est question de « crime contre l'humanité », de « meurtre de masse » et de « génocide », les peines peuvent être très sévères, jusqu'à la peine capitale. Nous n'en sommes pas là, et ce n'est pas souhaitable, mais l'OMS est incontestablement perçue comme une menace pour l'Humanité, non seulement en Inde, mais dans tous les pays où l'ivermectine sauvait des vies, tandis que l'OMS sauvait... les profits des laboratoires. À chacun sa mission. Il faut d'ailleurs s'attendre à ce que se multiplient les procès dans le monde.

Les experts qui n'aimaient pas les destinations exotiques...

En étudiant ce qui s'était passé en République démocratique du Congo lors du scandale sexuel, nous avons lu à plusieurs reprises le mot « racisme » pour qualifier l'état d'esprit régnant dans les bureaux de Genève. Cela peut sembler étonnant, puisque le Dr Tedros est d'origine africaine ; néanmoins, l'OMS fut fondée à une époque où le colonialisme était encore présent en Afrique et en Asie. D'ailleurs, nous lirons au chapitre IV la phrase de Bill Gates ayant choqué l'Inde en décembre 2024, car il donne une impression de supériorité occidentale insupportable. L'omniprésence de sa fondation à l'OMS contribue-t-elle à entretenir une forme de morgue ? Alors, si les experts de l'OMS, pourtant chargés d'endiguer cette pandémie mondiale, ne jugèrent pas utile d'étudier de près ce qui se passait en Inde, ils avaient la possibilité de le faire... aux États-Unis, où des familles furent obligées d'assigner en justice des hôpitaux refusant d'utiliser l'ivermectine pour soigner leurs proches. C'est incroyable ? Absolument, alors lisons ceci :

> Des familles inquiètes de la détérioration de l'état de santé d'un proche touché par la maladie ont plaidé avec succès au cours des derniers mois que le produit, normalement utilisé chez l'humain et l'animal comme agent antiparasitaire, représentait leur dernière chance de survie.

> Une résidente du Connecticut, Julie Smith, a notamment obtenu un jugement en ce sens il y a 10 jours. Elle a fait valoir que les voies de traitement traditionnelles pour son mari de 51 ans atteint de la Covid-19 étaient épuisées et que l'ivermectine était la seule option qui restait. Le magistrat n'a pas explicité les motifs de sa décision par écrit.

> L'avocat de Mme Smith, Jonathan Davidson, a indiqué par courriel à La Presse que l'hôpital n'avait pas fait appel et que l'administration de l'ivermectine avait commencé comme prévu. Il a refusé de donner des indications sur l'état de santé de M. Smith.

> Mme Smith a expliqué dans une déclaration sous serment qu'elle s'était inspirée d'une autre cause remportée en mai à Chicago. La fille d'une femme de 68 ans, Nurije Fype, dont l'état se détériorait, avait saisi avec succès un tribunal de l'Illinois avec l'aide

d'un groupe de médecins faisant la promotion de l'utilisation de l'ivermectine contre la Covid-19.

Le juge a ordonné que la direction de l'établissement où était hospitalisée Mme Fype « s'enlève du chemin » pour qu'un médecin de l'extérieur puisse administrer le produit après que plusieurs médecins de l'hôpital en question eurent refusé de le faire.

Desareta Fype, qui n'a pas donné suite à nos demandes d'entrevue, a indiqué par la suite sur son compte Twitter que sa mère était sortie de l'hôpital début juillet. Dans un message en ligne, elle a attribué sa remise sur pied à l'ivermectine.[96]

« Sauver des vies », « le serment d'Hypocrate »... n'ont manifestement plus de sens pour ces médecins que la Justice est obligée de faire « s'enlever du chemin ». L'auteur de l'article, même s'il rapporte ces faits, semble avoir choisi son camp :

Ces décisions judiciaires viennent compliquer la tâche des autorités fédérales américaines, qui tentent de décourager le recours au produit dans le cadre de la pandémie. Elles s'opposent à des ténors médiatiques conservateurs qui en recommandent l'usage, souvent en minimisant l'importance de la vaccination.

Forcément, cela ne peut que déplaire aux médias de grand chemin... « vaccination », dont nous rappelons, qu'elle ne protège pas des formes graves (et des formes bénignes ?) ni n'empêche la transmission, comme signalé ci-dessus, mais le meilleur de l'article arrive :

La Food and Drug Administration a notamment prévenu qu'une telle utilisation n'était pas approuvée et pouvait être dangereuse. L'organisation dit avoir été avisée de nombreux cas d'empoisonnement chez des malades qui avaient ingéré des doses prévues pour les chevaux.

Sérieusement ? Les patients qui auraient pris – l'usage du conditionnel semble préférable tellement cela paraît gros comme « argument » – des... doses de cheval auraient été empoisonnés ? Quelle surprise ! Et la FDA n'a que « ça » en magasin pour refuser l'usage de l'ivermectine – et, bien sûr, l'étude extraordinaire des experts « indépendants » de l'OMS ?

---

96. *Utilisation d'ivermectine aux États-Unis – Des tribunaux ordonnent un traitement controversé*, Marc Thibodeau, *La Presse*, 3 septembre 2021.

Au passage, cela nous permet de constater que l'Organisation et toutes ces agences de régulation, censées protégées les populations, que ce soit la FDA, le DGHS (Inde), leurs homologues en Europe, etc., appartiennent au même système qui, pour continuer de rançonner, doit produire de fausses études, quoi qu'il en coûte pour les victimes. Et dans la crise du Covid, elles se comptent en millions. Néanmoins, soyons rassurés, l'OMS veille :

Des vaccins qui sauvent des vies

La mise au point et le déploiement des premiers vaccins contre la Covid-19, dont l'utilisation fut autorisée en décembre 2020, ont changé la donne dans la lutte mondiale contre le virus et ce, un an seulement après son apparition. Dans la seule Région européenne, un demi-million de personnes doivent leur vie aux vaccins contre la Covid-19.[97]

Ainsi que nous le verrons dans le chapitre suivant, l'OMS a pour habitude de lancer des chiffres sans jamais citer la moindre source, donc il est impossible de savoir de quel chapeau sort ce demi-million de personnes. En revanche, l'affirmation que « Des vaccins [contre la Covid] sauvent des vies » est-elle exacte ?

Les vaccins de la sainte OMS qui tuent

Une première étude réalisée par quatre chercheurs vient contredire ce bel auto-satisfecit en septembre 2023 :

Résumé

Dix-sept pays de l'hémisphère sud et équatorial ont été étudiés (Afrique du Sud, Argentine, Australie, Bolivie, Brésil, Chili, Colombie, Équateur, Malaisie, Nouvelle-Zélande, Paraguay, Pérou, Philippines, Singapour, Suriname, Thaïlande, Uruguay), qui représentent 9,10 % de la population mondiale, 10,3 % des injections de vaccins contre la Covid-19 dans le monde (taux de vaccination de 1,91 injection par personne, tous âges confondus), pratiquement tous les types et fabricants de vaccins contre la Covid-19, et couvrant 4 continents.

---

97. *Deux ans de pandémie de Covid-19, ou comment gérer une intervention d'urgence dans 53 pays*, OMS, communiqué de presse, 21 janvier 2022.

Dans les 17 pays, il n'y a aucune preuve dans la mortalité toutes causes confondues (MCC) par données temporelles d'un quelconque effet bénéfique des vaccins Covid-19. Il n'y a aucune association dans le temps entre la vaccination Covid-19 et une quelconque réduction proportionnelle de la MCC. C'est le contraire qui se produit.

Les 17 pays ont tous connu des transitions vers des régimes de mortalité toutes causes confondues élevés, qui se produisent lorsque les vaccins contre la Covid-19 sont déployés et administrés. Neuf des 17 pays n'ont pas connu d'excès de mortalité toutes causes confondues détectable au cours de la période d'environ un an qui s'est écoulée entre la déclaration de la pandémie par l'Organisation mondiale de la santé (OMS) le 11 mars 2020 et le déploiement des vaccins (Australie, Malaisie, Nouvelle-Zélande, Paraguay, Philippines, Singapour, Suriname, Thaïlande, Uruguay).

Des pics sans précédent de MCC se produisent en été (janvier-février)[98] 2022 dans l'hémisphère sud et dans les pays de latitude équatoriale, qui sont synchrones ou immédiatement précédés par des déploiements rapides de doses de rappel du vaccin contre la Covid-19 (3e ou 4e). Ce phénomène est présent dans tous les cas où les données de mortalité sont suffisantes (15 pays). Deux des pays étudiés ne disposent pas de données suffisantes sur la mortalité en janvier-février 2022 (Argentine et Suriname).[99]

Les résultats de l'étude se passent de commentaire. Bien évidemment, il n'en sera fait aucune mention dans les médias de grand chemin, quant à l'OMS... D'ailleurs, le chercheur Denis Rancourt, spécialiste de la mortalité, récidive fin janvier 2025 en publiant une étude élargie :

Voici quelques exemples de modèles manifestement faux dans le contexte de la Covid-19. Rancourt et al. (2022) ont montré qu'une analyse contrefactuelle publiée par des scientifiques du gouvernement canadien concluant qu'environ un million de vies avaient été sauvées par les mesures gouvernementales de lutte contre la Covid-19 au Canada, y compris la vaccination, est indéfendable.

98. Il s'agit de l'hémisphère sud, d'où l'été en janvier et février.
99. *COVID-19 vaccine-associated mortality in the Southern Hemisphere*, Denis G. Rancourt, PhD ; Marine Baudin, PhD ; Joseph Hickey, PhD ; Jérémie Mercier, PhD, Correlation – Research in the Public Interest, 17 septembre 2023.

Rancourt et Hickey (2023) ont montré que l'analyse contrefactuelle de Watson et al. (2022), publiée dans *The Lancet Infectious
Diseases* et concluant que quelque 14 à 20 millions de décès
dans le monde ont été évités grâce aux vaccinations contre la
Covid-19, est impossible.

Par ailleurs, et contrairement au scénario contrefactuel de Watson et al. (2022), Rancourt et al. (2023, 2024) ont montré que **les
campagnes de vaccination contre la Covid-19 sont systématiquement et fortement associées dans le temps à des pics
de mortalité toutes causes confondues, chiffrés à environ
17 millions de décès supplémentaires dans le monde pendant la pandémie déclarée.**[100] Voir également la discussion de
ce nombre de décès associés au déploiement des vaccins par
Rancourt (2024).[101]

N'est-ce pas ce que les chiffres de Taïwan confirment ? Et l'OMS pré-
tend sauver des vies ?

Ainsi, non seulement la vaccination a entraîné l'augmentation de la
mortalité, mais l'évaluation du nombre de vies sauvées laisse à dési-
rer du point de vue scientifique, ainsi que l'étude le démontre :

Ioannidis et co-auteurs (2024) projettent à tort que 1,4 à 4,0 millions de vies furent sauvées par les vaccinations contre la
Covid-19 dans le monde, jusqu'en octobre 2024. Les hypothèses
sous-jacentes à leur calcul ne sont pas justifiées. Leur estimation est une comparaison contrefactuelle, mais qui n'utilise pas
de modélisation épidémiologique de la propagation contagieuse
pour estimer les décès sans intervention. Au lieu de cela, ils utilisent des données de séroprévalence et des décès déclarés dus
à la Covid-19. [...]

Il y a beaucoup plus d'échecs de la modélisation épidémiologique
de la pandémie déclarée de Covid-19 que les quelques-uns men-
tionnés ci-dessus (Ioannidis et co-auteurs, 2022). Comme si cette
vague de modélisation épidémiologique de la Covid-19 les avait
encouragés, et peut-être motivés par la réticence croissante des
parents du monde occidental à se faire vacciner contre la Covid

---

100. Souligné par nous.
101. *Opinion: Invalidity of counterfactual models of mortality averted by childhood vaccination*, Denis G. Rancourt PhD, Correlation – Research in the Public Interest, 29 janvier 2025.

(Lazarus et co-auteurs, 2023), de nombreux articles publiés font maintenant des déclarations fantaisistes sur les avantages mondiaux des programmes de vaccination des enfants, qui sont le sujet principal du présent document.

(Nous reviendrons sur la question des enfants dans le chapitre suivant.) *A contrario*, comme les études officielles sont financées par l'OMS, les laboratoires, certaines fondations du *charity business*, il n'y a aucune donnée sur les vies sauvées par l'ivermectine. Pourtant :

> Selon Capuzzo, grâce à l'ivermectine, « des centaines de milliers, voire des millions de personnes dans le monde, de l'Uttar Pradesh en Inde au Pérou en passant par le Brésil, vivent et ne meurent pas ». Pourtant, les médias ont fait tout leur possible pour « démystifier » l'idée selon laquelle l'ivermectine pourrait constituer un traitement efficace, facilement accessible et abordable contre le Covid-19. Ils ont repris les arguments avancés par les autorités sanitaires du monde entier, selon lesquels il n'y a tout simplement pas suffisamment de preuves pour justifier son utilisation.[102]

À partir des données officielles de Wikipédia, nous avons établi un tableau comparatif, que nous n'avons jamais vu nulle part, et certainement pas sur le site de l'OMS, car il est édifiant et même accusateur :

Pays	Population	Morts du Covid	Taux de Mortalité
Allemagne	83 555 478	174 979	0,21%
Suède	10 588 230	23 851	0,23%
France	68 373 433	167 664	0,25%
Italie	58 947 905	199 593	0,34%
États-Unis	331 449 281	1 217 590	0,37%
Inde	1 428 627 663	533 662	0,04%
Tamil Nadu	72 147 030	60 930	0,08%
Uttar Pradesh	241 066 874	7 877	**0,003%**

102. *"I Don't Know of a Bigger Story in the World" Right Now Than Ivermectin: NY Times Best-Selling Author*, Nick Corbishley, Naked Capitalism, 25 mai 2021.

Ainsi que nous le constatons, l'Uttar Pradesh, adepte de l'ivermectine, déplore... 7 877 morts du Covid contre... 167 664 pour la France, malgré une population presque 4 fois supérieure (d'ailleurs, c'est le seul État où il a été nécessaire d'ajouter une troisième décimale). Quant au Tamil Nadu, qui y a renoncé pour s'aligner sur l'OMS, il fait deux fois pire que la moyenne de l'Inde. Nous entendons déjà les fact-checkers hurler que « l'Inde ceci, l'Inde cela... » et que « l'Uttar Pradesh blablabla... » – peut-être ces chiffres sont-ils sous-estimés –, mais ils demeurent néanmoins cohérents, y compris avec toutes les études scientifiques prouvant l'efficacité de l'ivermectine. Notons que ce sont les États-Unis qui présentent le plus mauvais ratio, sans doute à cause de la prise inconsidérée de doses de cheval d'ivermectine...

À propos, avez-vous entendu parler des Drs Marik, Kory, Varon, Meduri et Iglesias ? Pourtant :

> Dès le début de la pandémie, les hôpitaux dirigés par Marik et Varon ont vaincu le Covid-19. Ils obtinrent des taux de survie remarquablement élevés dans leurs hôpitaux à une époque où 40 à 80 % des patients aux États-Unis et en Europe mouraient de la maladie. Leur succès fut obtenu grâce au désormais célèbre protocole MATH+ pour les patients hospitalisés atteints de Covid-19. [...].

> Marik, Kory, Varon, Meduri et Iglesias sont devenus des héros de la pandémie pour les intensivistes du monde entier, qui ont utilisé leurs protocoles afin de sauver des milliers de vies, ainsi que pour les praticiens de nombreux hôpitaux aux États-Unis [...]. Marik et ses collègues reçoivent plus de cinq mille e-mails par jour de médecins et de patients demandant de l'aide pour vaincre le Covid-19, et ils répondent à tous, réconfortant les patients et leurs familles, conseillant d'autres médecins et sauvant des vies. [...]

> « Des gens meurent inutilement », a déclaré le Dr Marik. « Nous avons déchiffré le code du coronavirus. » Personne ne semblait s'en soucier.

> Le Dr Kory témoigna même devant le Sénat le 6 mai 2020, lors de sa première comparution devant la commission chargée de trouver des traitements contre le Covid-19, que les stéroïdes étaient « essentiels » pour sauver des vies, ce qui fut accueilli par le si-

lence et le mépris. Six semaines plus tard, la publication de l'essai *Recovery Trial* de l'université d'Oxford prouva que [ces] médecins avaient raison [...].[103]

Et ce traitement ne contenait même pas d'ivermectine, même s'ils l'employèrent au début... D'ailleurs, nous apprenons ceci dans l'article :

Elle est centrée sur l'ivermectine, que le président Trump utilisa à l'hôpital Walter Reed, ce qui ne fut pas rapporté par la presse, bien que cela ait pu lui sauver la vie alors qu'il faisait plutôt la promotion de nouveaux médicaments de grandes entreprises pharmaceutiques.

Nous avons cherché sur le site de l'OMS le nom des Drs Marik et Kory, car leur thérapie ne pouvait qu'être célébrée par les gardiens auto-proclamés de la santé mondiale. Notre recherche fut vaine. Ironiquement, lorsque nous saisissons « Marik », la seule occurrence qui apparaît est... le fameux communiqué du 31 mars 2021 déconseillant l'ivermectine.

Incontestablement, plusieurs traitements permettaient de vaincre le Covid à peu de frais. L'OMS les a soit ignorés, soit « déconseillés » : il ne fallait surtout pas les médiatiser, car, malgré les millions de victimes, la seule option était les profits des laboratoires lorgnant sur la poule aux œufs d'or qu'est la vaccination. Les milliards se seraient alors évaporés, comme le lait du pot de Perrette, si ces traitements avaient immédiatement été déployés partout dans le monde.

Qui doute encore que l'OMS soit une menace pour l'Humanité ? Le pire est que ce n'est pas nouveau, ainsi que nous allons le découvrir dans le chapitre suivant.

---

103. *The Drug that Cracked COVID*, Michael Capuzzo, Mountain Home, 1er mai 2021.

Chapitre III

Quand l'OMS déclenche des pandémies

Ceux qui veulent vous faire croire à des absurdités
peuvent vous faire commettre des atrocités.
Voltaire

L'OMS au pays des merveilles

Nous avons présenté ce qu'il en est réellement des « vies sauvées »
par l'OMS dans le cadre du Covid, élargissons le spectre aux maladies
infantiles. Puisque charité bien ordonnée commence par soi-même,
l'OMS dirige et finance une étude – à sa gloire éternelle, est-il utile de
le préciser ? –,[104] dont le communiqué débute ainsi :

> Une étude majeure publiée par *The Lancet* révèle que les actions
> mondiales en faveur de la vaccination ont permis de sauver en-
> viron 154 millions de vies – soit l'équivalent de 6 vies par minute
> chaque année – au cours des 50 dernières années. La grande
> majorité des vies sauvées – 101 millions – étaient celles de nour-
> rissons.

> L'étude, dirigée par l'Organisation mondiale de la Santé (OMS),
> révèle que la vaccination est, parmi les interventions de santé,
> celle qui contribue le plus à garantir que les nourrissons survivent
> non seulement au-delà de leur premier anniversaire, mais par-
> viennent à l'âge adulte en bonne santé.

Dès l'introduction, ce communiqué sonne comme rédigé par les fabricants de vaccins. Poursuivons la lecture :

> Parmi les vaccins inclus dans l'étude, celui contre la rougeole est
> celui qui a contribué le plus grandement à réduire la mortalité in-
> fantile. En effet, 60 % des vies sauvées grâce à la vaccination lui

104. *Contribution of vaccination to improved survival and health: modelling 50 years of the Expanded Programme on Immunization*, Andrew J Shattock, Helen C Johnson, So Yoon Sim, Austin Carter, Philipp Lambach, Raymond C W Hutubessy, Kimberly M Thompson, Kamran Badizadegan, Brian Lambert, Matthew J Ferrari, Mark Jit, Han Fu, Sheetal P Silal, Rachel A Hounsell, Richard G White, Jonathan F Mosser, Katy A M Gaythorpe, Caroline L Trotter, Ann Lindstrand, Katherine L O'Brien, Naor Bar-Zeev, *The Lancet*, 2 mai 2024.

sont attribuables. Ce vaccin restera probablement à l'avenir celui qui contribuera le plus à la prévention des décès.

Au cours des 50 dernières années, la vaccination contre 14 maladies (diphtérie, Haemophilus influenzae de type b, hépatite B, encéphalite japonaise, rougeole, méningite A, coqueluche, maladie pneumococcique invasive, poliomyélite, rotavirus, rubéole, tétanos, tuberculose et fièvre jaune) a directement contribué à réduire la mortalité infantile de 40 % dans le monde et de plus de 50 % dans la Région africaine.

« Les vaccins comptent parmi les inventions les plus puissantes de l'histoire, et permettent de prévenir des maladies autrefois redoutées », a déclaré le Directeur général de l'OMS, le Dr Tedros Adhanom Ghebreyesus. « Grâce aux vaccins, la variole a été éradiquée et la poliomyélite est sur le point de l'être, et grâce au développement récent de vaccins contre des maladies comme le paludisme et le cancer du col de l'utérus, la maladie perd de plus en plus de terrain. En poursuivant les recherches et en continuant d'investir et de collaborer, nous pourrons sauver des millions de vies supplémentaires aujourd'hui et dans les 50 années à venir. »[105]

Nous reviendrons ci-dessous sur l'éradication de la variole et de la poliomyélite. Même si les auteurs de cette magnifique étude au pays des merveilles sont nombreux, de surcroît publiée dans *The Lancet*, la référence des références, comme nous le savons déjà, l'analyser n'effraie pas le spécialiste de la mortalité, Denis G. Rancourt, dont nous avons cité les travaux dans le chapitre précédent. Voici la présentation de son étude :

Résumé

J'exprime et soutiens l'opinion selon laquelle tous les modèles qui prétendent calculer la mortalité (en particulier la mortalité infantile) évitée par les programmes de vaccination sont invalides, parce qu'ils sont basés sur des données d'efficacité vaccinale et de prévalence et virulence des agents pathogènes qui sont elles-mêmes invalides. Même avec des tests idéaux, le nombre contrefactuel de décès dus à un pathogène présumé si le programme de vac-

---

105. *Les actions mondiales en faveur de la vaccination ont permis de sauver au moins 154 millions de vies au cours des 50 dernières années*, OMS, 24 avril 2024.

cination ciblé n'était pas mis en œuvre est impossible à calculer de manière fiable, car il est contraire à la réalité biologique : les décès préoccupants sont toujours des événements complexes non linéaires qui impliquent plusieurs facteurs contributifs en interaction n'ayant pas d'effets additifs.

En outre, les facteurs de mortalité infantile autres que la vaccination sont très variables et bien plus importants que tout bénéfice présumé du vaccin ; il s'agit principalement des effets délétères des carences nutritionnelles et de l'exposition constante aux défis posés par des environnements de vie toxiques. La cause sous-jacente est ce qu'on appelle l'extrême pauvreté des États en faillite, due à une exploitation financière structurelle qui n'est pas prise en compte. **Il n'existe aucun exemple connu de baisse de la mortalité infantile ou juvénile mesurée associée dans le temps au déploiement d'un programme de vaccination infantile.**[106]

Des études indépendantes suggèrent que, contrairement au dogme, la surmortalité infantile (la mortalité infantile non évitée) est associée au déploiement et au maintien des programmes de vaccination. En utilisant directement le taux annuel de mortalité infantile toutes causes confondues, j'estime à environ 100 millions le nombre de décès de nourrissons associés au déploiement des vaccins entre 1974 et 2024 dans le monde [...] à grande échelle. En conclusion, dans l'ensemble, l'industrie déjà de longue date des programmes de vaccination infantile est une entreprise frauduleuse et sans fondement qui exploite les gens.[107]

De nouveau, son analyse se passe de commentaire... S'il a raison, c'est un crime contre l'humanité que perpètre l'OMS. Suivent des considérations méthodologiques et scientifiques, dont nous ferons l'économie dans ces pages, pour arriver directement à l'analyse de l'étude financée par l'OMS (pages 10 et suivantes) :

Les 154 millions de décès dans le monde qui auraient été évités grâce à la vaccination au cours des 50 dernières années (1974-

---

106. Souligné par nous.
107. *Opinion: Invalidity of counterfactual models of mortality averted by childhood vaccination*, Denis G. Rancourt PhD, Correlation – Research in the Public Interest, 29 janvier 2025.

2024) correspondent à 5,7 % des décès dans le monde, sur une base annuelle, ce qui constitue une fantastique réussite médicale. Certains pourraient raisonnablement la qualifier d'incroyable.

Nous avons vérifié les calculs de Denis Rancourt : 154 000 000 divisé par 50 années donne 3 080 000 décès infantiles par an, sur une moyenne **totale** (enfants + adultes) de 54 035 088 décès annuels (il y en a 61,7 millions en 2023 mais 47,3 millions en 1980).[108] Le chiffre de 5,7 % est donc exact. Effectivement, un tel taux paraît « incroyable ».

Au revoir les enfants

Ensuite, il analyse les nombreux biais de l'étude de l'OMS, notamment sur les facteurs de mortalité, et il constate que « les essais cliniques dits randomisés sur les vaccins pour nourrissons ne fournissent aucune information sur la sécurité et ne permettent pas d'estimer les effets sur la mortalité infantile des effets indésirables et de la toxicité des vaccins, en particulier dans les pays à faible revenu ». Il prend ensuite l'exemple de la rougeole et les travaux d'Hendrickse connus depuis 1975 et confirmés à de multiples reprises par la suite :

(1) La plupart des estimations de la mortalité due à la rougeole dans les pays en développement ont été extrapolées à partir de l'expérience hospitalière et une telle extrapolation est notoirement peu fiable.

(2) Toutes les données disponibles indiquent que la malnutrition protéino-énergétique est l'un des principaux facteurs de morbidité et de mortalité liés à la rougeole dans les pays en développement. La plupart des décès dus à la rougeole surviennent chez des enfants dont le poids est inférieur au 10e centile pour leur âge, et la maladie est particulièrement mortelle chez les enfants atteints de kwashiorkor, une maladie qui présente un taux de mortalité élevé en soi.

(3) Une très grande proportion de ceux qui meurent de la rougeole succombent après la phase aiguë de la maladie, dans la phase dite « post-rougeole », à des infections compliquant la maladie telles que la bronchopneumonie et la gastro-entérite. [...]

---

108. *Deaths per* year, Our World in Data.

Il est pertinent de rappeler qu'il y a 100 ans, la rougeole était un problème aussi grave en Europe qu'elle l'est aujourd'hui en Afrique, mais le taux de mortalité dû à cette maladie et à de nombreuses autres maladies infectieuses a diminué jusqu'à atteindre des proportions négligeables, grâce à l'amélioration du niveau de vie, bien avant que les vaccins ne soient disponibles.[109]

D. Rancourt ne s'étonne même plus de la qualité de ce type d'étude en constatant les déclarations d'intérêts signalées dans le document : la plupart des co-auteurs ou leur employeur reçoivent des financements de la part de la Bill & Melinda Gates Foundation, du Wellcome Trust, de Gavi, l'alliance du vaccin, mais aussi des CDC américains, de la Commission européenne... Alors, s'ils écrivent que la vaccination a sauvé 154 millions de vies, qui a le droit d'en douter ?

Au cimetière des enfants morts

Le kwashiorkor n'est sans doute pas la maladie infantile la plus connue du grand public, pourtant, il « fait partie des malnutritions et touche annuellement des millions d'enfants, essentiellement africains ».[110] Il se déclenche après un sevrage brutal, lorsque le régime alimentaire est insuffisant pour couvrir les besoins en protéines, et n'est pas une maladie du passé, bien au contraire :

> Tous les ans, plus de 12 millions d'enfants vivant dans des pays en voie de développement meurent à cause de pathologies infectieuses, bactériennes ou parasitaires. Sur ces 12 millions, 56 % – soit 6,7 millions d'enfants – décèdent de la malnutrition, en raison d'une plus grande fragilité aux infections. [...] Dans certaines régions défavorisées, le kwashiorkor est responsable de la mort de 30 % des enfants de moins de 5 ans.

Et l'OMS, l'Unicef et toute la clique viennent nous raconter que les vaccins ont sauvé 154 millions d'enfants ? Sur la même période, ce sont environ 300 millions qui sont morts de malnutrition. « 6,7 millions d'enfants » qui meurent de malnutrition, c'est plus de 10 % du total annuel de tous les décès dans le monde, enfants + adultes. Que fait l'OMS sur ce problème gravissime alors qu'existent des solutions ?

---

109. Pour plus de précisions, lire *Vaccins, oui ou non ?*, Serge Rader, Antonietta Gatti et Stefano Montanari, Talma Studios.
110. Wikipedia / kwashiorkor (même référence pour la citation suivante).

En effet, les études prouvent que si les enfants étaient nourris *a minima* et ne buvaient pas de l'eau insalubre, la mortalité due à la rougeole, par exemple, chuterait drastiquement, car les systèmes immunitaires pourraient y faire face, comme autrefois en Europe, avant la vaccination. Faut-il rappeler les Objectifs de développement durable : 1 (« Éliminer la pauvreté sous toutes ses formes »), 2 (« Éliminer la faim, assurer la sécurité alimentaire, améliorer la nutrition et promouvoir une agriculture durable »), 3 (« Donner aux individus les moyens de vivre une vie saine et promouvoir le bien-être à tous les âges ») et 6 (« Garantir l'accès de tous à l'eau et à l'assainissement et assurer une gestion durable des ressources en eau ») ? Avec les dizaines de milliards versés à l'industrie vaccinale depuis cinquante ans, un peu d'argent n'aurait-il pas pu être investi dans le creusement de puits, le développement de systèmes d'irrigation, l'assainissement, etc., pour vaincre le fléau n° 1 de la mortalité infantile, à savoir la malnutrition ? Certes, cela ne rapporterait rien aux laboratoires pharmaceutiques, mais des vies seraient sauvées, beaucoup de vies : même en acceptant le chiffre de 154 millions de vies sauvées par la vaccination dans l'étude bidonnée financée par l'OMS, si nous retranchons les 300 millions de morts dus à la malnutrition, le bilan de l'OMS est négatif de... 150 millions de vies, sans compter l'évaluation de D. Rancourt de 100 millions de nourrissons morts du fait « du déploiement des vaccins entre 1974 et 2024 dans le monde ». Il n'y a pas besoin d'être médecin pour le comprendre : vacciner, c'est injecter des maladies, certes avec des virus atténués, afin de susciter des réponses du système immunitaire. Or, ce dernier est déjà affaibli par la malnutrition et les conditions de vie déplorables, donc c'est l'affaiblir plus encore, et diminuer sa capacité à résister à tout ce qui passe. Et l'OMS ose se vanter de son bilan ?

Certes, les derniers chiffres peuvent paraître encourageants puisque « le nombre de décès d'enfants de moins de 5 ans, qui a chuté à 4,9 millions en 2022, n'a jamais été aussi bas d'après les dernières estimations publiées aujourd'hui par le Groupe interorganisations pour l'estimation de la mortalité juvénile ». Ce chiffre se situe néanmoins entre 8 et 10 % du nombre total de décès chaque année, ce qui est considérable, d'autant plus que, dans ce document, l'OMS reconnaît qu'il y a des décès « évitables ». Il est inconcevable qu'avec tous les milliards et les moyens mobilisés, y compris ceux de ses partenaires, dont l'Unicef, Gavi, la Fondation Gates, le Wellcome Trust, etc. – nous en parlerons dans le chapitre suivant –, le résultat soit autant catastrophique, d'autant plus que ce n'est pas limité à quelques pays en guerre :

> Au rythme actuel, 59 pays ne parviendront pas à atteindre la cible des objectifs de développement durable en matière de mortalité des enfants de moins de 5 ans et 64 pays n'atteindront pas la cible en matière de mortalité néonatale. D'après les estimations, cela signifie que 35 millions d'enfants mourront avant leur cinquième anniversaire d'ici à 2030 et que la plupart de ces décès surviendront en Afrique subsaharienne et en Asie du Sud-Est ou dans les pays à revenu faible ou intermédiaire de la tranche inférieure.[111]

Sur un total de 194, ce sont donc le tiers des pays membres qui n'atteindront pas les objectifs, ce qui signifie un problème de santé publique majeur. Or, nous avons beau lire les communiqués de l'OMS, nous nous demandons encore ce que font ses dirigeants pour résoudre cette situation, à part vacciner, vacciner, vacciner... Que les futures 35 millions de petites victimes se rassurent : elles mourront de malnutrition, mais vaccinées.

Le mythe de la variole vaincue par la vaccination

Le vaccin contre la variole renvoie aux prémisses de l'histoire vaccinale et au XVIIIᵉ siècle, notamment avec Edward Jenner. Moins de deux cents ans plus tard, en 1980, l'OMS annonce que la variole est vaincue, grâce à ses campagnes de vaccination de masse. Par la suite, elle ne manque pas, d'ailleurs, de le rappeler dans les déclarations et publications officielles, dont l'étude des 154 millions de vies sauvées citée ci-dessus, pour justifier sa politique (criminelle ?) de vaccination à outrance. Est-ce que, là encore, cette affirmation est à prendre avec des réserves ?

Tout d'abord, les vaccins ne sont pas sans danger et ne devraient pas être injectés en masse sans précaution, ce qui est notamment le cas de ceux contre la variole. Ainsi :

---

111. *Le nombre de décès d'enfants dans le monde atteint un niveau historiquement bas en 2022 – Rapport de l'ONU*, OMS, 13 mars 2024.

Aux États-Unis, dans les années 1960, les complications graves de la vaccination antivariolique sont, par million de vaccinés : la mort (1), la vaccine gangréneuse (1,5), l'encéphalite (12), l'eczema vaccinatum (39). Ces complications sont beaucoup plus fréquentes chez les primovaccinés que chez les revaccinés.[112]

Un tiers des personnes vaccinées pour la première fois développent des effets secondaires suffisamment importants pour justifier leur absence à l'école, au travail ou autres activités, ou aient des difficultés à dormir. 15 à 20 % des enfants recevant le vaccin pour la première fois développent une fièvre supérieure à 39 °C (102 °F). La lésion de *la vaccine* peut transmettre le virus à d'autres personnes. Les effets secondaires rares comprennent l'encéphalite post-vaccinale et la myopéricardite.[113]

Cependant, la variole représentait un tel fléau sur tous les continents – jusqu'à 500 millions de morts pour le seul XXe siècle, selon certaines estimations[114] – qu'une décision majeure est prise, ainsi que le rappelle un rapport précieux de l'OMS :

En 1966, l'Assemblée mondiale de la Santé prit la mesure décisive consistant à lancer un programme intensif d'éradication de la variole. Pour la première fois également, le Programme d'éradication reçut un appui substantiel du budget ordinaire de l'OMS. En conséquence, l'éradication se réalisa de pays en pays et, en 1977, l'éradication mondiale sembla imminente.[115]

Les conclusions de ce rapport sont entérinées le 8 mai 1980 par les 154 États membres, lors de la 33e Assemblée mondiale de la santé. Elles commencent ainsi : « 1. L'éradication de la variole est réalisée dans le monde entier. »

Par suite, voici l'une des préconisations de la Commission :

La variole ayant été éradiquée, la vaccination antivariolique ne se justifie plus. Étant donné que la vaccination peut entraîner des complications graves, parfois même mortelles, il convient de li-

112. Source : Wikipedia / Vaccins contre la variole.
113. Source : Wikipedia / Smallpox vaccine.
114. *Comment la variole est devenue la seule maladie humaine éradiquée il y a plus de 4 décennies*, María Elena Navas, BBC News Mundo, 21 août 2024.
115. *L'éradication mondiale de la variole, rapport final de la commission mondiale pour la certification de l'éradication de la variole*, OMS, décembre 1979.

miter la vaccination aux chercheurs particulièrement exposés et cela dans tous les pays, notamment ceux où des cas de monkey-pox se sont produits.

Et c'est un vaccin aussi dangereux qui aurait produit à lui seul l'éradication de la variole ? Venons-en maintenant à l'analyse des résultats :

> Les campagnes d'éradication reposant entièrement ou essentiellement sur la vaccination de masse furent couronnées de succès dans quelques pays mais échouèrent dans la plupart des cas. [p. 32]

Cela paraît déjà plus cohérent. Continuons la lecture en p. 32 :

> En 1967, il était évident que malgré certains progrès réalisés sur la voie de l'éradication mondiale, la situation n'était pas encourageante dans de nombreux pays d'endémicité. L'incidence de la variole restait élevée dans les régions d'Afrique situées au sud du Sahara, au Brésil, en Indonésie et dans le sous-continent indien. En Inde, cinq ans après une campagne nationale d'éradication entreprise en 1962 [55 595 cas],[116] le nombre des notifications était plus grand [84 902 cas] qu'il ne l'avait jamais été depuis 1958.

La solution fut d'arrêter la... vaccination de masse :

> La campagne menée en Inde [...] révéla les limites d'une stratégie axée uniquement sur la vaccination de masse dans un pays aussi vaste et densément peuplé que l'Inde. La primovaccination était effectuée sur une très grande échelle mais il restait toujours une masse de non-vaccinés constamment grossie par le grand nombre des nouveau-nés. [...] En revanche, lorsque des programmes de surveillance active et d'endiguement efficace entrèrent pleinement en action, l'Inde, disposant d'effectifs importants de personnel de santé qualifié, fut en mesure de réaliser l'éradication dans un délai relativement bref.

Cette situation n'est pas propre à l'Inde, comme au Bangladesh :

> Un programme d'éradication de la variole reposant sur la vaccination de masse de l'ensemble de la population sur une période de deux ans fut lancé en 1960. Toutefois, la transmission se poursuivit

---

116. Les deux chiffres sont communiqués par le mathématicien Bernard Guennebaud (cf. ci-dessous).

et, en 1967, le Bangladesh se lança dans un programme intensif d'éradication qui, une fois encore, privilégiait la vaccination de masse mais comportait également une évaluation concomitante de la couverture. [...] En 1969, on se rallia à la stratégie de surveillance et d'endiguement et, en août 1970, la transmission semblait avoir été interrompue. Aucun autre cas ne fut décelé en 1971. [p. 48]

Le constat est le même dans d'autres pays, y compris en Afrique, ce qui permet au mathématicien Bernard Guennebaud de compléter l'exemple de l'Inde pour conclure :

Sans remettre en cause l'efficacité du vaccin dans des conditions plus normales d'utilisation, cette hypothèse pourrait permettre d'expliquer l'échec des campagnes de vaccination en zone d'endémie comme aussi l'étonnante évolution de la variole en Inde peu de temps avant sa disparition, alors que l'isolement des malades et la vaccination des contacts s'étaient progressivement généralisés : on est en effet passé de 12 773 cas en 1970 à 16 190 en 1971 puis 27 407 en 1972, 88 114 en 1973 et ... 188 003 malades en 1974, du jamais vu ! Le dernier cas sera pourtant observé en mai 1975, un an après avoir constaté l'incidence hebdomadaire la plus élevée : plus de 11 000 cas au cours d'une semaine de mai 1974, ce qui correspondrait à plus de 572 000 cas annuels !

La disparition soudaine de la maladie s'explique très certainement par l'isolement précoce des malades ; quant à son extraordinaire poussée, elle pourrait trouver sa raison dans la vaccination des contacts récemment contaminés. Ainsi, le moindre accroissement observé entre 1962 et 1967, où le nombre de cas enregistrés passa seulement, si on peut dire..., de 55 595 à 84 902 pourrait s'expliquer par une vaccination des contacts qui était plutôt aléatoire, alors qu'elle deviendra progressivement systématique après 1970.

Enfin, quoi qu'il en soit de ce problème complexe, il est clairement établi que c'est l'interruption de la transmission par l'isolement rigoureux des contacts et non leur vaccination qui a assuré la victoire sur la maladie, l'effet de cette mesure, en l'admettant efficace, ne pouvant être que de réduire le nombre de malades à isoler.

[...] le journal *Le Monde* du 21/12/1977 publia un article de F.-J. Tomiche, chef des services de presse et de publications de l'OMS : « Sur le plan stratégique, l'abandon de la vaccination de masse en faveur de l'approche dite « de surveillance-endiguement » revêtit une importance capitale. Avec ce type d'approche, on parvenait à faire complètement échec à la transmission, même lorsque l'incidence variolique était élevée et les taux d'immunisation faibles. La méthode consiste en la prompte détection de nouveaux cas, suivie de mesures d'endiguement immédiates, c'est-à-dire la recherche de tous les contacts possibles et leur isolement afin d'arrêter la transmission. »[117]

Ensuite, l'OMS prend une décision étonnante, sur laquelle nous reviendrons dans le chapitre suivant, car elle est un marqueur fondamental pour comprendre quand elle perdit son âme :

Après cette date [1980], on va assister à l'éradication... de la surveillance-endiguement ! Tout ce qui n'était pas de la vaccination dans ce qui avait permis la victoire sur la maladie sera omis au profit de la vaccination massive et généralisée des populations. Les preuves de cette évolution ne manquent pas et chacun a pu en être le témoin, voire le zélateur involontaire pour clamer haut et fort en toute occasion et sur tous les tons que « La variole a disparu de la surface de la terre grâce uniquement à la campagne de vaccination menée par l'Organisation mondiale de la Santé », alors que ces grandes campagnes furent un échec cuisant et que la seule vaccination qui put vraiment être utile fut celle des équipes de santé qui avaient les malades en charge. Cependant, beaucoup de membres de ces équipes étaient recrutés parmi d'anciens varioleux. Comme ils étaient au contact direct et étroit des malades, il serait très intéressant de disposer d'informations sur les cas de variole qui purent se produire dans ces équipes. Malheureusement, le rapport de la Commission mondiale est muet sur le sujet.[118]

Bernard Guennebaud termine son analyse avec une citation du Conseil exécutif de l'OMS de janvier 1970 :

---

117. *La variole vaincue*, F.-J. Tomiche, *Le Monde*, 21 décembre 1977.
118. http://p4.storage.canalblog.com/44/69/310209/46341859.pdf

Notant l'importance que présente la surveillance dans l'état actuel des programmes et estimant qu'il est désormais souhaitable de mettre beaucoup plus fortement l'accent, dans tous les pays, sur le dépistage, les enquêtes et les mesures d'endiguement afin de parer à tous les cas et poussées épidémiques de variole ;

Malgré son efficacité, cette politique sera donc abandonnée dix ans plus tard. Rappelons ce qu'écrivait le Dr Tedros Adhanom Ghebreyesus dans le communiqué au sujet de l'étude des « 154 millions de vies sauvées » : « Grâce aux vaccins, la variole a été éradiquée et la poliomyélite est sur le point de l'être... » Quelqu'un peut-il lui conseiller de lire les rapports les plus importants de... l'OMS ?

Épidémie de polio en Afrique, merci l'OMS et la Fondation Gates
Suivons les propos du Dr Tedros et intéressons-nous à la poliomyélite, que l'OMS présente ainsi :

La poliomyélite est une maladie hautement contagieuse qui touche principalement les enfants de moins de cinq ans, entraînant une paralysie permanente (environ 1 infection sur 200) ou la mort (2 à 10 % des personnes paralysées).

Dans de très rares cas, le virus dérivé d'un vaccin peut se transformer génétiquement en une forme qui peut provoquer une paralysie, de la même manière que le poliovirus sauvage – c'est ce qu'on appelle un poliovirus dérivé d'un vaccin (PVDV).[119]

Incroyable, le vaccin, sans doute présenté comme « sûr et efficace », a généré un nouveau virus, qui, comme nous le constaterons ci-dessous, peut s'avérer deux fois plus mortel que le virus naturel de la polio !

Néanmoins, en convoquant le ban et l'arrière-ban des médias le 25 août 2020, l'OMS proclame l'éradication du poliovirus sauvage du continent africain. Pourtant, patatras !, le Bureau de coordination des affaires humanitaires de l'ONU au Soudan annonce deux jours plus tard la découverte « d'au moins 13 cas de polio ». Laissons la parole à F. William Engdahl, économiste, écrivain et journaliste américain, qui

---

119. *Poliovirus circulant dérivé d'une souche vaccinale de type 2 (PVDVc2) – Kenya,* OMS, 28 juillet 2023.

livre une enquête approfondie sur cette affaire, intitulée *Le vaccin de Gates propage la polio à travers l'Afrique* :[120]

Les vaccins qui causent la polio

L'industrie des vaccins aime à citer leur développement dans les années 1950 comme étant seul responsable de l'éradication de ce qui était une grave maladie paralytique ayant atteint un pic aux États-Unis après la Seconde Guerre mondiale, ainsi qu'en Angleterre, en Allemagne et dans d'autres pays européens. Aujourd'hui, bien qu'aucun nouveau cas de « poliomyélite sauvage » n'ait été détecté dans toute l'Afrique depuis 2016, la Fondation Bill & Melinda Gates et leurs alliés de l'OMS ont proclamé l'éradication de cette maladie grâce à la campagne de vaccination africaine de 4 milliards de dollars menée par Gates sur dix ans, à l'aide d'un vaccin oral contre la polio. C'était à la fin du mois d'août [2020].

Une semaine plus tard, le 2 septembre, l'OMS est contrainte de faire marche arrière et d'admettre que les nouvelles flambées de polio au Soudan sont liées à une série de nouveaux cas au Tchad et au Cameroun. Selon l'OMS, de nouveaux cas de polio ont été enregistrés dans plus d'une douzaine de pays africains, dont l'Angola, le Congo, le Nigeria et la Zambie. Ce qui est choquant, c'est que toutes ces flambées seraient causées par le vaccin oral contre la polio soutenu par Gates.

Dans un commentaire révélateur, un virologue du CDC impliqué avec l'OMS et la Fondation Gates dans la campagne de vaccination de masse contre la polio en Afrique, qui fait partie de ce qu'on appelle l'Initiative mondiale pour l'éradication de la polio, admet que le vaccin crée beaucoup plus de cas de paralysie due à la polio que la maladie faussement appelée « polio sauvage ». « Nous avons maintenant créé plus de nouvelles émergences du virus que nous n'en avons arrêtées », a admis le virologue Mark Pallansch des Centres de Contrôle et de Prévention des Maladies des États-Unis. L'Initiative mondiale pour l'éradication de la polio est un effort combiné de l'OMS, de l'Unicef, des CDC américains, de la Fondation Bill & Melinda Gates et du Rotary International.

---

120. *Le vaccin de Gates propage la polio à travers l'Afrique*, F. William Engdahl, Mondialisation.ca, 16 août 2021.

Bill Gates aurait été à l'origine de la campagne visant à développer le vaccin oral liquide contre la polio et à l'administrer massivement aux populations d'Afrique et d'Asie malgré la quasi-absence de cas de « polio sauvage ». Selon l'un des partenaires de l'initiative Gates contre la polio du Rotary International, « Gates a personnellement dirigé le développement d'un nouveau vaccin contre la polio qui est maintenant en phase finale de test. Lorsque l'idée fut avancée, à peu près à l'époque du dernier cas de polio en Inde, beaucoup pensaient que le vaccin ne jouerait aucun rôle important dans l'éradication, mais Gates insista ». Lorsque quelqu'un lui demanda pourquoi la polio, qui avait pratiquement disparu dans le monde entier, Gates répondit : « La polio est une maladie terrible ».

C'est vrai, néanmoins :

Cette réponse semble curieuse, car il existe des maladies mortelles bien plus répandues, comme le paludisme ou la diarrhée chronique due à une eau insalubre, ainsi qu'un mauvais assainissement en Afrique, qui entraîne la mort par déshydratation, une mauvaise absorption des nutriments ou des complications infectieuses. Disons que ces deux phénomènes sont également « terribles ». En 2016, la diarrhée chronique a été classée par l'OMS comme la deuxième cause de décès chez les enfants de moins de cinq ans dans le monde. En Afrique, elle a causé près de 653 000 décès, mais Gates et ses amis semblent s'intéresser à d'autres choses.

La Fondation Gates a dépensé près de 4 milliards de dollars pour développer et administrer le vaccin oral contre la polio dans les pays les plus pauvres du monde à partir de 2018. Et ce malgré le fait que l'OMS ait déclaré que les cas de polio au Pakistan et en Afghanistan étaient passés d'environ 350 000 par an à 33 en 2018. Il n'y a pas eu un seul cas en Amérique ou en Europe Occidentale depuis le lancement du projet Gates de lutte contre la polio il y a des années.

« Pourquoi tant d'argent investi sur une maladie qui a quasiment disparu ? » est une question clé :

L'insistance de Gates pour pousser à la vaccination massive d'un nouveau vaccin oral contre la polio, que sa fondation a soutenu à un moment où la polio est pratiquement inexistante, même dans les pays pauvres d'Asie et d'Afrique, devrait sonner l'alarme. Si son objectif est d'aider davantage d'enfants africains à mener une vie saine, de simples projets de traitement de l'eau permettraient de sauver bien plus de vies. Ou bien y a-t-il quelque chose dans le vaccin contre la polio dont on ne nous parle pas ? Y a-t-il de l'aluminium comme adjuvant dont on sait qu'il est un paralysant du système nerveux central ? Ou d'autres toxines ? [...]

Il faut y ajouter des métaux lourds, présents dans tous les vaccins ou presque, dont le mercure, le plomb, etc., sans parler du glyphosate.[121] Poursuivons notre lecture :

> Il s'agit ici de jeux linguistiques très suspects de la part de l'OMS, de Gates et de ses collaborateurs. Ils tentent de couvrir leurs actes en prétendant que la plupart des cas de polio sont en fait ce qu'ils ont décidé d'appeler une Paralysie flasque aiguë (PFA). Il s'agit d'une maladie débilitante dont le tableau clinique est pratiquement identique à celui de la polio, mais, en changeant de nom, cela fait baisser le nombre de cas de « polio ». Selon le CDC américain, il y a eu plus de 31 500 cas documentés de paralysie flasque aiguë dans seulement 18 pays en 2017. Cela s'ajoute à ce qu'ils appellent la paralysie due à la poliomyélite associée au vaccin (VAPP). Pourtant, du point de vue des symptômes cliniques, la polio dérivée d'un vaccin, la polio sauvage et la paralysie flasque aiguë sont identiques, tout comme la myélite flasque aiguë (MFA), un sous-type de PFA. Avec cette prolifération de noms à consonance médicale grave pour décrire ce qui produit les mêmes symptômes médicaux, nous avons un énorme terrain de manipulation.

En réalité, la vaccination n'a non seulement pas éradiqué une maladie déjà en forte diminution, sinon en voie de disparition, mais en a surtout créé une plus mortelle, voire plusieurs, ainsi que le prouve le cas de l'Inde, sur lequel s'arrête aussi William Engdahl.

---

121. « L'affirmation sans cesse répétée que les vaccins sont parfaitement sûrs est en train de se désintégrer après que des tests ont montré que de nombreux vaccins pour la petite enfance contiennent du glyphosate chimique cancérogène. », *Vaccins, oui ou non ?*, Serge Rader, Stefano Montanari, Antonietta Gatti, Talma Studios.

Épidémie en Inde, merci l'OMS et la Fondation Gates

Deux pédiatres du St Stephens Hospital à Delhi, Neetu Vashisht et Jacob Puliyel,[122] publient en 2012 une étude, dont le résumé commence ainsi :

On espérait qu'après l'éradication de la polio, la vaccination pourrait être arrêtée. Cependant, la synthèse du virus de la polio en 2002 a rendu l'éradication impossible. On soutient qu'il était contraire à l'éthique d'amener les pays pauvres à dépenser leurs maigres ressources pour un rêve impossible au cours des dix dernières années.

En outre, alors que l'Inde est exempte de polio depuis un an, on a constaté une augmentation considérable des cas de paralysie flasque aiguë non polio (NPAFP). En 2011, on a dénombré 47 500 nouveaux cas de PFA. Cliniquement impossible à distinguer de la paralysie due à la polio, mais deux fois plus mortelle, l'incidence de la PFA était directement proportionnelle aux doses de vaccin oral reçues. Bien que ces données aient été recueillies dans le cadre du système de surveillance de la polio, elles n'ont pas fait l'objet d'une enquête. Le principe de *primum non nocere* a été violé.[123]

Ils expliquent ensuite chaque point, dont pourquoi l'éradication de la polio est impossible :

La polio synthétique rend l'éradication impossible

La mascarade sur l'éradication de la polio et les grandes économies qu'elle apportera a persisté jusqu'à présent. Il est paradoxal que, alors que la directrice générale de l'OMS, Margret Chan, et Bill Gates tentent de mobiliser le soutien pour l'éradication de la polio (22), la communauté scientifique sache depuis plus de dix ans que l'éradication de la polio est impossible. En effet, en 2002, des scientifiques synthétisèrent dans une éprouvette un produit chimique appelé poliovirus, dont la formule empirique est C332, 652H492, 388N98, 245O131, 196P7, 501S2, 340. Il fut démontré qu'en positionnant les atomes en séquence, une particule

---

122. Jacob Puliye a saisi en 2022 la Cour suprême contre l'Inde et son gouvernement, pour avoir imposé la vaccination obligatoire dans le cadre du Covid.

123. *Polio programme: let us declare victory and move on*, Neetu Vashisht, Jacob Puliyel, *Indian Journal of Medical Ethics*, 1er avril 2012.

peut émerger avec toutes les propriétés requises pour sa prolifération et sa survie dans la nature (23, 24). Wimmer écrit que la synthèse du poliovirus en éprouvette a anéanti toute possibilité d'éradication du poliovirus à l'avenir. Le poliovirus ne peut être déclaré éteint, car la séquence de son génome est connue et la biotechnologie moderne permet de le ressusciter à tout moment *in vitro*. L'homme ne peut donc jamais baisser la garde contre le poliovirus. En effet, la campagne mondiale d'éradication des poliovirus, qui a duré dix-huit ans, devra être poursuivie sous une forme ou une autre pour toujours. Les avantages monétaires « infinis » tant promis de l'arrêt de la vaccination contre le poliovirus ne seront jamais atteints (24). […]

Ne semble-t-il pas écrit, entre les lignes, que ce poliovirus artificiel permettrait de maintenir indéfiniment la poule aux œufs d'or qu'est la vaccination, en le répandant en « fonction des besoins » ?

Un sujet tabou : le problème de la paralysie flasque aiguë (PFA)
Il a été rapporté dans le *Lancet* que l'incidence de la PFA, en particulier de la PFA non liée à la polio, a augmenté de manière exponentielle en Inde après l'introduction d'un vaccin antipoliomyélitique à haute puissance (25).

Les deux chercheurs précisent ensuite qu'un suivi fut effectué en Uttar Pradesh (État le plus peuplé de l'Inde, comme nous l'avons vu dans le chapitre précédent) pour les enfants touchés par cette PFA : 35,2 % souffraient de paralysie et 8,5 % étaient morts. L'analyse comparative des données montra que ces enfants avaient deux fois plus de risques de mourir que ceux victimes d'une « simple » polio. Un autre constat s'avère inquiétant :

Cela montre que le taux de PFA non poliomyélitique augmente proportionnellement au nombre de doses de vaccin antipoliomyélitique reçues dans chaque région. Au niveau national, le taux de PFA non poliomyélitique est désormais 12 fois plus élevé que prévu. Dans les États de l'Uttar Pradesh (UP) et du Bihar, où des campagnes de vaccination contre la poliomyélite sont menées presque tous les mois, le taux de PFA non poliomyélitique est 25 et 35 fois plus élevé que les normes internationales. La relation entre le taux de PFA non poliomyélitique est curvilinéaire, avec une augmentation plus forte au-delà de six doses de VPO [vaccin polio oral] en un an. Le taux de PFA non poliomyélitique au cours de l'année est le mieux corrélé aux doses cumulées reçues au cours des trois années précédentes.

Ce problème de santé publique n'affecte pas que l'Inde :

Ce syndrome semble ne toucher que des enfants, adolescents ou très jeunes adultes. La maladie n'est pas nouvelle, mais son incidence s'est fortement accrue depuis 2014 au moins, ce qui semble être nouveau ; une forte augmentation de l'incidence de ce syndrome aux États-Unis en 2014 a conduit à la définition de ce nouveau terme (« Acute flaccid myelitis » ou AFM pour les anglophones). [...].

Il n'existe ni vaccin ni traitement dédié. Une thérapie de soutien et une neurorééducation sont essentielles à la gestion de la PFA ; divers traitements immunomodulateurs ont été tentés mais sans efficacité démontrée. Les résultats à long terme varient considérablement (de la guérison à la tétraplégie, avec éventuel besoin d'une assistance respiratoire). À ce jour, la majorité des enfants touchés ne récupèrent que partiellement leur motricité et semblent devoir supporter une invalidité définitive.[124]

Il ne fait aucun doute que les campagnes de vaccination massives des complices OMS et Fondation Gates déclenchent des épidémies plus graves que la maladie qu'elles sont censées combattre. La question est donc de savoir ce que contiennent ces fioles de vaccin : un virus atténué qui mute une fois injecté et peut donner la paralysie flasque aiguë, ou directement le virus produit *in vitro* ?

Quoi qu'il en soit, l'OMS est définitivement une menace pour l'Humanité. Et ce n'est pas fini.

Nouveaux cas de poliovirus dérivé d'un vaccin, merci l'OMS (et la Fondation Gates ?)

L'Organisation annonce sur son site le 28 juillet 2023 :

Le 11 juillet 2023, l'OMS a reçu un rapport officiel concernant la détection d'un poliovirus circulant de type 2 dérivé d'une souche vaccinale (PVDVc2) chez 2 cas de paralysie flasque aiguë (PFA)

---

124. Wikipédia / Paralysie flasque aiguë.

et deux contacts communautaires d'enfants sains asymptomatiques dans le camp de réfugiés de Hagadera, au Kenya, le deuxième plus grand camp de réfugiés au monde avec plus de 100 000 réfugiés.[125]

Les deux premiers enfants reçurent trois doses de vaccin antipoliomyélitique oral (VPO) avant de développer leur maladie.

L'OMS estime que le risque global au niveau national est élevé en raison des conditions de surpeuplement dans le camp de réfugiés, du taux élevé de malnutrition, de l'insuffisance des installations d'approvisionnement en eau et d'assainissement, et des mouvements de population fréquents en provenance ou à destination de la Somalie.

L'OMS considère que le risque de propagation internationale et/ou d'émergence d'un PVDVc2 [poliovirus dérivé d'une souche vaccinale de type 2] de cette souche est élevé, en particulier dans d'autres régions de la Corne de l'Afrique, en raison de la faible immunité de la population, de l'utilisation du VPO trivalent (VPOt) en Somalie, de la surveillance sous-optimale et des niveaux insuffisants de vaccination systématique dans certaines régions, ainsi que des mouvements de population à grande échelle.

Dans tous les cas, la propagation continue des flambées épidémiques existantes, y compris les cas de PVDVc2 génétiquement liés détectés au Kenya, qui sont génétiquement liés au PVDVc2 circulant en Somalie, ainsi que l'émergence de nouvelles flambées de PVDVc2, indiquent qu'il existe des lacunes importantes dans la couverture de la vaccination systématique et que **la vaccination en réponse aux flambées est inadéquate**. Le risque de propagation de ces souches, ou d'émergence de nouvelles souches, est **amplifié par la baisse des taux de vaccination** découlant de la perturbation des vaccinations systématiques et des campagnes de vaccination dans le contexte de la pandémie de Covid-19.

Les deux phrases que nous avons mises en gras ne sont-elles pas discordantes ? Quant au Covid-19, il a bon dos pour expliquer qu'il y

125. *Poliovirus circulant dérivé d'une souche vaccinale de type 2 (PVDVc2) – Kenya*, OMS, 28 juillet 2023 (et extraits suivants).

a de jeunes victimes de la vaccination parce qu'il n'y a pas assez de... vaccination. À la fin du communiqué, l'OMS offre ses bons conseils, qui sont sans surprise :

> Conformément à l'avis du Comité d'urgence convoqué en vertu du Règlement sanitaire international (2005), le risque de propagation internationale du poliovirus demeure une urgence de santé publique de portée internationale (USPPI). Les pays touchés par une transmission de poliovirus font l'objet de recommandations temporaires. Pour se conformer à ces recommandations temporaires émises dans le cadre de l'USPPI, tout pays infecté par un poliovirus doit déclarer l'épidémie comme une urgence de santé publique nationale, assurer la vaccination des résidents et des visiteurs de longue durée et restreindre les voyages des personnes qui n'ont pas été vaccinées ou qui ne peuvent pas prouver leur statut vaccinal, au départ du pays.

En matière de restrictions, cela ressemble à ce qui a été mis en place pour le Covid, non ? Nous reviendrons plus loin sur les USPPI et le danger qu'elles représentent si l'OMS réussit son coup de force planétaire dénoncé par l'establishment républicain et de plus en plus par d'autres. En tout cas, les explications de ce communiqué de l'OMS semblent confuses, et même contradictoires : des maladies graves se créent et se développent à partir de souches vaccinales, mais il faut vacciner plus encore, alors que les premières victimes sont vaccinées, donc la vaccination ne les protège pas... Comprenne qui pourra... De toute évidence, ceux qui affirment que les vaccins sont sûrs sont des menteurs ou... des fabricants (ou l'OMS, mais c'est peut-être blanc vaccin et vaccin blanc ?), car ces nouvelles maladies dérivées de souches vaccinales ne sont pas si rares que les « experts » le prétendent. C'est l'OMS qui en apporte une preuve supplémentaire à la fin de son communiqué : « Les informations épidémiologiques sur les PVDVc sont mises à jour chaque semaine. » Chaque semaine ? À ce point ?

Cette courte phrase nous a réservé une surprise, puisqu'en cliquant sur le lien hypertexte qu'elle contient, nous arrivons en... Ukraine. Cela tombe bien, car le rôle qu'y joue l'OMS mérite notre attention, ainsi que nous le développerons ci-dessous.

Poliovirus dérivé d'un vaccin en Afghanistan, merci l'OMS (et la Fondation Gates ?)

En attendant, un arrêt au pays des *taliban* nous ramène à une vieille connaissance du chapitre I : l'Office of Internal Oversight Services (IOS) et son rapport du 9 mai 2024 n° A77/23, où nous lisons en page 5 :

> 3) Les campagnes de vaccination contre la polio de porte-à-porte n'ont pas pu être pleinement mises en œuvre dans certaines provinces. Plus précisément, dans les provinces du sud, où la situation est critique, la crainte de nouveaux incidents de sécurité persiste et les autorités locales ont imposé des restrictions aux déplacements de porte-à-porte des équipes de vaccination. En conséquence, l'objectif de l'Initiative mondiale pour l'éradication de la poliomyélite, qui est d'interrompre la transmission du poliovirus sauvage de type 1 et du poliovirus circulant de type 2 dérivé d'une souche vaccinale dans les deux derniers pays endémiques, risquait de ne pas être atteint.

Le deuxième pays n'est pas cité, mais nous constatons que ce virus dérivé des vaccins ne se cantonne pas à l'Afrique. Finalement, les difficultés de vaccination en Afghanistan auront peut-être des résultats positifs inattendus ? C'est déjà ce que montrent les données officielles dans le rapport annuel 2021 du document intitulé *Afghanistan Polio Eradication Initiative* :

> Les JNV [Journées nationales de vaccination] prévues en septembre n'ont pas pu être mises en œuvre à temps et ont été reportées en novembre. Au cours du premier semestre 2021, plus de 3,5 millions d'enfants n'ont pas pu être vaccinés en raison de l'inaccessibilité et de l'interdiction des campagnes de vaccination porte-à-porte dans certaines régions. Malgré l'amélioration de l'accès au second semestre 2021, plus d'un million d'enfants sont restés non vaccinés à chaque cycle, car la vaccination de porte à porte n'a pas pu être mise en œuvre à l'échelle nationale. Dans certaines régions, la modalité de mosquée à mosquée a été adoptée là où la vaccination de porte à porte était auparavant utilisée.[126]

---

126. *Afghanistan Polio Eradication Initiative – Annual Report 2021*.

Puisque 3,5 millions d'enfants n'ont pu être vaccinés pendant le premier semestre et un million sur toute l'année, il est inévitable, selon la doxa, que le nombre de cas de polio ait explosé. Alors recherchons les chiffres pour 2022 dans le document *National Emergency Action Plan 2023 – Polio Eradication Initiative Afghanistan*. Il commence par confirmer le texte précédent et même le renforce :

> Les campagnes de lutte contre la polio ont repris juste après la transition en novembre 2021, des zones auparavant inaccessibles étant désormais couvertes grâce à des stratégies de porte-à-porte ou de site-à-site, et environ 3 millions d'enfants supplémentaires ont été atteints, qui étaient restés inaccessibles pendant près de 4 ans.[127]

C'est donc pendant quatre ans que 3 millions d'enfants ne purent être vaccinés, ainsi que le confirme le Dr Qalandar Ebaad, ministre de la Santé du pays, en introduction du rapport. Voici maintenant les chiffres présentés en page 5 :

> Depuis 2020, l'Afghanistan a connu une amélioration considérable de l'épidémiologie globale de la poliomyélite, comme l'indique la réduction significative du nombre de cas de poliovirus sauvage de type 1 (PVS-1) et d'échantillons environnementaux positifs. Le pays a signalé deux cas de PVS-1 en 2022, un dans la région est (district de Dara-e-Pech, province de Kunar) et un dans la région sud-est (district de Dila, province de Paktika). En comparaison, quatre cas de PVS-1 ont été signalés en 2021 [...].

Nous confirmons bien qu'il s'agit d'un rapport officiel, que chacun peut consulter : alors que des millions d'enfants n'ont pu être vaccinés depuis quatre ans, le nombre de cas de polios tombe à 4 en 2021 et 2 en 2022, contre 56 en 2020. Le même rapport pour 2022 s'étonne de cette situation :

> Une étude documentaire externe réalisée en décembre 2021 a conclu que la réduction de la détection du poliovirus en 2021 et le faible niveau actuel de transmission semblent refléter fidèlement la situation malgré l'élargissement des écarts de vaccination.[128]

Pour mieux comprendre encore l'importance de ces chiffres, nous

127. *National Emergency Action Plan 2023 – Polio Eradication Initiative Afghanistan*.
128. *National Emergency Action Plan 2022 – Polio Eradication Initiative Afghanistan*.

avons comparé avec les données démographiques et le nombre de naissances (vivantes) :[129]

Année	Population	Nés vivants
2018	36 686 788	1 355 895
2019	37 769 496	1 377 704
2020	38 972 236	1 402 265
2021	40 099 460	1 440 941
2022	41 128 771	-

Ainsi, 3,5 millions d'enfants représentent plus que deux années complètes de naissance, donc, en réalité, c'est un pourcentage considérable d'enfants qui n'ont pas été vaccinés. Néanmoins, les cas de polio ont quasiment disparu... Logiquement, en vaccinant moins, les cas de poliovirus circulant de type 2 dérivé d'une souche vaccinale (PVDVc2) devrait également chuter :

> L'Afghanistan n'a signalé aucun cas de PVDVc2 en 2022, contre 43 cas de PVDVc2 dans 28 districts en 2021. Le dernier cas de PVDVc2 en Afghanistan a été signalé dans la province de Wardak, dans la région centrale, avec l'apparition d'une paralysie le 9 juillet 2021.[130]

Bingo ! Ils ne vaccinent quasiment plus et les cas de polios dérivées des vaccins disparaissent. Est-ce une surprise ? N'évacuons pas, toutefois, la possibilité d'une baisse de la détection.

Maintenant que la vaccination a repris, combien de cas faudra-t-il déplorer pour 2023, 2024... ? Nous ne disposons pas encore des chiffres, mais il nous paraît inévitable qu'ils repartent à la hausse, ce qui justifiera encore plus de... vaccination.

En réalité, nous pensons que la polio ne sera pas éradiquée tant qu'existera l'Initiative mondiale pour l'éradication de la poliomyélite (GPEI en anglais),

> un partenariat public-privé dirigé par les gouvernements nationaux avec six partenaires : l'Organisation mondiale de la santé (OMS), le Rotary International, les Centres pour le contrôle et la

---

129. Wikipedia / Demographics of Afghanistan.
130. *National Emergency Action Plan 2023 – Polio Eradication Initiative Afghanistan.*

prévention des maladies (CDC) des États-Unis, le Fonds des Nations Unies pour l'enfance (Unicef), la Fondation Gates et Gavi, l'Alliance du vaccin. Son objectif est d'éradiquer la poliomyélite dans le monde entier.[131]

Avec de tels partenaires, la fin de la polio n'est sans doute pas pour demain, car cela signifierait la disparition de ce partenariat public-privé rapportant gros à trop d'intérêts privés – une partie des experts affectés à ce programme ont-ils même envie qu'il s'arrête ? Le pire est donc à craindre pour les enfants d'Afghanistan et d'autres pays pauvres. D'ailleurs, son Technical Advisory Group (TAG, ou Groupe consultatif technique) veille au grain et ne manque pas de s'inviter à Kaboul les 19 et 20 février 2025. Leur mission est sans ambiguïté :

> Le TAG a approuvé la « réinitialisation stratégique » du programme visant à optimiser la vaccination de site à site, tout en soulignant la nécessité d'un leadership plus fort, de l'acceptation de la communauté et d'un engagement gouvernemental plus large. Le groupe a souligné l'importance de rapprocher les services de vaccination des communautés, de suivre et de réduire le nombre d'enfants non vaccinés, et d'encourager les familles à accéder aux sites de vaccination grâce à un meilleur engagement communautaire. Le TAG a également appelé à la mobilisation totale des institutions gouvernementales pour fournir un soutien administratif et politique, tout en tirant parti des atouts de la lutte contre la polio pour renforcer la vaccination de routine dans les zones à haut risque.

Ces gens n'ont que le mot « vaccination » à la bouche. Pourtant, rappelons le nombre de cas de polios en Afghanistan pour les derniers chiffres disponibles fournis par l'OMS : 4 en 2021 et 2 en 2022... Cela n'empêche pas la GPEI de titrer ainsi son communiqué sur le passage du TAG à Kaboul : *Le Groupe consultatif technique recommande vivement de prendre des mesures énergiques pour éradiquer la polio en Afghanistan.* En revanche, nous ne lisons rien sur l'amélioration des infrastructures, l'accès à l'eau, l'assainissement, etc., ce qui contribuerait à éradiquer définitivement la polio.

---

131. Source : site officiel polioeradication.org.

Enfumage des Saoudiens ?

La GPEI diffuse l'information suivante sur son site le 7 février 2025 :

> Les ministres de la Santé du monde entier réunis cette semaine à Genève au Conseil exécutif de l'OMS ont exprimé leur vive inquiétude face à la transmission croissante du poliovirus sauvage dans les deux derniers pays endémiques, le Pakistan et l'Afghanistan, et ont noté que des mesures extraordinaires étaient prises pour y remédier.
>
> L'année 2024 a vu une augmentation de la transmission du virus dans ces deux pays, qui partagent le dernier réservoir de poliovirus sauvage endémique au monde. Les États membres de l'OMS ont salué les nouvelles approches opérationnelles d'urgence actuellement mises en œuvre dans les deux pays pour inverser cette tendance. Ces approches consistent notamment à identifier, zone par zone, les différentes raisons opérationnelles pour lesquelles les enfants ne sont pas atteints ; à augmenter la co-administration du vaccin antipoliomyélitique inactivé (VPI) parallèlement au vaccin antipoliomyélitique oral (VPO) ; à renforcer les niveaux d'immunité globale chez les enfants ; et à améliorer l'accès à des infrastructures sanitaires plus adéquates.[132]

Nous ne sommes donc pas surpris que le nombre de cas augmente en 2024, du moins pour l'Afghanistan, mais ni le chiffre ni le pourcentage n'étant indiqués, il est impossible de comprendre la situation : en effet, passer de 2 à 4 cas correspond à un doublement effrayant en pourcentage, alors que cela reste numériquement très limité – néanmoins, nous sommes convaincus que les chiffres seront plus élevés. Alors pourquoi « une vive inquiétude » ? S'agit-il d'une manœuvre pour récupérer de l'argent après que le président Trump a annoncé le retrait des États-Unis de l'OMS ?

Peut-être, car, dix-sept jours plus tard, l'Arabie saoudite annonce le versement de 500 millions $ « pour l'effort global d'éradication de la polio ». Le communiqué expose ceci :

> Grâce au leadership des partenaires de la GPEI depuis des décennies, au généreux soutien des donateurs et à l'engagement des

---

132. *WHO Executive Board says emergency measures needed to stop polio*, GPEI, 7 février 2025.

pays touchés, le nombre de cas de poliomyélite a diminué de plus de 99 % depuis la création de la GPEI en 1988. Plus de 20 millions de personnes qui auraient autrement été paralysées par le virus peuvent aujourd'hui marcher. Mais des crises humanitaires graves, dans certaines régions du Pakistan et d'Afghanistan, en Somalie et au Yémen, ont permis au virus de continuer à paralyser les enfants les plus vulnérables du monde. En 2024, le virus est revenu à Gaza, dans les territoires palestiniens occupés, après 25 ans d'absence, pour paralyser un enfant, rappel cruel que tant que la polio existera quelque part, les enfants du monde entier resteront en danger.

« Nous avons fait beaucoup de chemin dans notre mission commune visant à reléguer la polio aux oubliettes de l'histoire, mais le dernier kilomètre est le plus difficile », a déclaré le Dr Tedros Adhanom Ghebreyesus, Directeur général de l'OMS. « Pour mener à bien cette mission, il faut une détermination sans faille, et cette généreuse contribution du Royaume d'Arabie saoudite nous aidera à atteindre les enfants dans les zones de conflit et les autres zones difficiles d'accès, alors que nous travaillons ensemble pour réaliser notre vision d'un monde sans polio. »[133]

On se demande bien à quoi (et à qui) va servir une telle somme... Quoi qu'il en soit, nous faisons remarquer à l'Arabie saoudite que ces vaccins créent une maladie et un poliovirus spécifiques (avec son propre sigle, PVDV !), qui peuvent s'avérer deux fois plus mortels que la polio, et que ce sont des enfants de pays musulmans qui vont en « bénéficier ». La question n'est donc pas de savoir si l'on est anti-vax ou pas, mais si l'OMS et ses partenaires ont le droit de répandre un vaccin dont ils savent expressément qu'il détruit des vies, sans la preuve de son utilité au vu des données. Pour nous, il s'agit d'un crime contre l'Humanité, d'autant plus qu'il cible les enfants. Et le cas de l'Afghanistan interpelle sur cette vaccination polio de façon générale, car les meilleurs résultats de leur histoire récente se produisent lorsque les enfants sont protégés... des vaccinateurs.

---

133. *Kingdom of Saudi Arabia confirms US$ 500 million commitment to global polio eradication effort*, GPEI, 24 février 2025.

Enfin, la prise de la conscience et la sortie du tunnel ?

Le Sage, acronyme de Strategic Advisory Group of Experts, est le principal groupe chargé de conseiller l'OMS en matière d'immunisation et de vaccination. Ils sont nommés par le directeur général de l'OMS pour un mandat de trois ans pouvant être renouvelé une seule fois. Leur déclaration d'intérêts est intéressante. Ainsi, 4 sur 15 se retirent de la « discussion et de la prise de décision concernant la session Covid-19 »[134] du 4 au 7 avril 2022 pour avoir, par exemple, conduit des essais sur le vaccin Janssen, et trois autres ont participé à des programmes « financés de manière significative »[135] par la Fondation Gates. Néanmoins, voici ce qu'ils déclarent en avril 2022 :

> Concernant les épidémies de poliovirus circulant dérivé d'une souche vaccinale (PVDVc), le Sage s'est dit préoccupé par la poursuite de la transmission, en particulier au Nigeria, qui représente désormais près de 90 % de tous les cas de PVDVc de type 2 dans le monde, ainsi que par la situation en Ukraine et ses répercussions sur les services de santé, et a appelé au renforcement de la vaccination et de la surveillance dans toute l'Europe. Il a également noté la détection récente du PVDVc de type 3 chez des enfants en Israël et dans des échantillons environnementaux dans les territoires palestiniens occupés, et a appelé à des activités de vaccination de haute qualité et à une surveillance renforcée.
>
> En prévision de l'ère post-certification, le groupe a souligné l'importance de l'arrêt mondial de l'utilisation du vaccin antipoliomyélitique oral (VPO) vivant atténué dans le cadre de la vaccination systématique, prévu un an après la certification mondiale de l'éradication du poliovirus sauvage. Afin d'assurer une planification, une coordination et une mise en œuvre appropriées, le groupe a approuvé la création d'une « équipe d'arrêt du VPO », qui sera composée d'un plus grand nombre de parties prenantes que la GPEI et assurera le leadership sur tous les aspects de l'arrêt du VPO.[136]

---

134. *Virtual Extraordinary Meeting of Strategic Advisory Group of Experts (SAGE) on Immunization 4-7 April 2022, Declaration of Interests*, OMS.
135. C'est le terme officiel : *financially significant*.
136. *SAGE urges global action on unique polio opportunity*, GPEI, 13 avril 2022.

La colère pourrait nous saisir en lisant ce dernier passage : comme nous l'avons relaté ci-dessus, c'est en 2012 que les Drs Neetu Vashisht et Jacob Puliyel, entre autres, démontrent que le vaccin oral crée une nouvelle maladie plus grave encore, et il faut attendre 2022, soit dix ans plus tard, pour souligner « l'importance de l'arrêt mondial » de son utilisation ? Combien d'enfants sont devenus paralysés depuis à cause de ce système de santé mondial censé les protéger ? Cela rappelle le scandale du sang contaminé en France, avec environ deux mille personnes hémophiles qui attrapèrent le virus du sida à la suite de transfusions de sang contaminé « pour écouler les stocks », à l'époque des « responsables mais pas coupables ».

Il est étonnant de lire qu'il est nécessaire de créer une « équipe d'arrêt du VPO », qui aille au-delà de la GPEI, à laquelle il n'est pas confié le leadership de l'opération, et sur aucun aspect. Le message est clair, sans aller trop en profondeur entre les lignes. Cela conforte nos soupçons que la polio ne sera pas vaincue tant qu'existeront ces structures parallèles sans doute parasites, ces formes de bureaucratie de la santé, qui travaillent peut-être d'abord à prolonger leur existence plutôt que celle des enfants.

Dans son communiqué, le Sage vise à « garantir un monde durable exempt de toute forme de poliovirus », mais plus nous enquêtons sur le sujet et moins nous y croyons. Malheureusement, les faits nous donnent raison, et confirment les travaux des Drs Neetu Vashisht et Jacob Puliyel, qui annonçaient en 2012 : « Nous espérions qu'après l'éradication de la polio, la vaccination pourrait être arrêtée. Cependant, la synthèse du virus de la polio en 2002 a rendu **l'éradication impossible.** »[137] Cette dernière phrase est énigmatique : signifie-t-elle que le virus pourrait être répandu à dessein ?

Quoi qu'il en soit, il n'y a pas que pour la polio, le Covid... que l'OMS prouve son incapacité à remplir sa mission.

---

137. Souligné par nous.

L'OMSA, l'OMS des animaux

Connaissez-vous l'Organisation mondiale de la santé animale, fondée en 1924, dont le siège est à Paris ? Cette agence intergouvernementale a pour mission d'améliorer la santé et le bien-être animal :

> À travers une veille scientifique et épidémiologique, l'OMSA a pour but d'encourager « la solidarité internationale pour contrôler les risques sanitaires au niveau mondial », selon une approche qui prend en compte les interdépendances entre la santé animale, la santé humaine et l'environnement (One Health).[138]

Nous reparlerons de *One Health / Une seule santé* dans l'Épilogue, mais voici ce que constate l'OMSA :

> Les médicaments antimicrobiens ont transformé la pratique des médecines humaine et vétérinaire. Des infections, autrefois mortelles, peuvent aujourd'hui être soignées. L'utilisation des agents antimicrobiens a fait progresser la santé mondiale, la santé animale, la sécurité sanitaire des aliments et la sécurité alimentaire. Cependant, l'abus et le mauvais usage des produits antimicrobiens chez l'homme, les animaux et les plantes ont considérablement contribué à l'apparition et à l'expansion de micro-organismes résistants, ce qui constitue une menace extrêmement sérieuse pour la santé humaine et animale ainsi que pour l'écosystème mondial.[139]

Après les vaccins qui créent des virus encore plus dangereux, c'est au tour des agents microbiens de devenir plus résistants. Ne devient-il pas urgent de se demander si la seule voie de la médecine chimique défendue âprement par ces agences internationales censées nous protéger n'est pas plutôt le problème que la solution ? En tout cas, la suite du livre va montrer que l'OMS est le problème, pas la solution.

---

138. Wikipédia / Organisation mondiale de la santé animale.
139. *La stratégie sur la résistance aux agents antimicrobiens et leur utilisation prudente,* OMSA, 2022.

Aveu de négligence et d'échec

Quand l'OMS ne contribue pas à déclencher des épidémies et générer de nouveaux virus par la vaccination de masse, elle en laisse perdurer d'autres indéfiniment. Ainsi, avec une honnêteté peu habituelle dans ce type de publication, le Dr Tedros reconnaît ceci en introduction :

> Neuf ans se sont écoulés depuis que l'Organisation mondiale de la santé (OMS) a publié sa première feuille de route pour les maladies tropicales négligées, qui fixait des objectifs pour 2020. Grâce à un leadership national exemplaire et au soutien continu de l'industrie et des partenaires, nous avons pu faire reculer nombre de ces maladies, en amenant certaines d'entre elles à un stade proche de l'élimination et de l'éradication.

> Cependant, malgré des progrès substantiels dans la réduction de la charge globale, nombre des objectifs fixés pour 2020 n'ont pas été atteints.[140]

Ce document porte sur les maladies tropicales négligées (MTN), qui, bien que **négligées** revêtent un enjeu vital en matière de santé publique mondiale :

> Les maladies tropicales négligées (MTN) sont des maladies anciennes liées à la pauvreté qui font peser un lourd fardeau humain, social et économique sur plus d'un milliard de personnes dans le monde, principalement dans les régions tropicales et subtropicales, parmi les populations les plus vulnérables et marginalisées.

La liste des MTN comprend plus d'une vingtaine de maladies, dont la lèpre, la rage, la dengue, le chikungunya, etc. Elles menacent ou menaceront bien plus d'un milliard de personnes, puisque le document considère que le chiffre atteindra 1,74 milliard dans la décennie actuelle. Alors que les objectifs de 2020 n'ont clairement pas été atteints, qu'en sera-t-il pour ceux de 2030 ? Pas de panique au sein de l'OMS, la justification est déjà trouvée : tout sera de la faute du Covid. Au passage, le qualificatif « négligées » est étonnant puisque tant de populations sont en situation de risque. Comment l'OMS peut-elle « négliger » ces maladies qui mettent en danger entre 1 et 2 milliards de personnes ?

---

140. *Ending the neglect to attain the Sustainable Development Goals – A road map for neglected tropical diseases 2021–2030*, OMS (même source pour la citation suivante).

Prenons l'exemple de la lèpre :

En mai 1991, la 44e Assemblée mondiale de la Santé a adopté une résolution exhortant les États Membres à accélérer les efforts en vue d'éliminer la lèpre en tant que problème de santé publique à l'horizon 2000. En 2010, la plupart des pays avaient atteint cette cible.[141]

En apparence, c'est sur la bonne voie, mais, quinze ans plus tard, non seulement la lèpre n'a pas disparu, mais la situation a empiré : en 2023, elle concerne encore **124 pays**, avec 182 815 nouveaux cas à l'échelle mondiale, dont 10 322 enfants, soit une augmentation totale de +5 % par rapport à 2022. Voici la répartition selon les six zones de l'OMS :

Cas de lèpre	Nombre de nouveaux cas détectés	Dont enfants
Afrique	21 043	1 633
Amériques	24 773	999
Méditerranée orientale	2 829	127
Europe	37	1
Asie du Sud-Est	131 425	7 310
Pacifique occidental	2 708	252
Total monde	**182 815**	**10 322**

La lèpre est d'autant plus un problème social qu'elle conduit à l'exclusion des malades et au rejet dans des léproseries (il en existe encore), en Afrique, au Brésil, en Inde...

L'OMS ajoute cette précision :

La pandémie de maladie à coronavirus 2019 (Covid-19) a entraîné une réduction de près d'un tiers du nombre de nouveaux cas détectés entre 2019 et 2021 ; par la suite, ce chiffre a augmenté de 30 %.

Cela signifie que la hausse annuelle est même supérieure à 5 % par an. Bien qu'il soit difficile de déterminer le nombre total de malades,

---

141. *Situation de la lèpre (maladie de Hansen) dans le monde, 2023: L'élimination de la lèpre est possible – Il est temps d'agir !*, OMS.

l'OMS l'évaluait à plus de 3 millions en 2018. Est-ce parce qu'il continue d'augmenter qu'il n'y a plus de données annuelles publiées ?

Cette situation est d'autant plus incompréhensible que le premier traitement fut mis au point dans les années 1970, puis l'OMS recommande à partir de 1981 une combinaison de trois antibiotiques s'avérant efficace, donc depuis plus de quatre décennies. Comment se peut-il qu'il y ait encore autant de lépreux et qu'ils ne soient pas traités dès l'apparition des symptômes ? Parce qu'il n'y a pas de vaccin à vendre et pas grand chose à gagner pour les laboratoires fabriquant la thérapie ?

L'OMS a donc failli dans l'objectif qui lui avait été fixé en 1991 par les États membres d'éradiquer la lèpre, mais aussi avec les autres maladies tropicales négligées, même s'il y a des progrès pour quelques-unes.

Le choléra flambe de nouveau

Compte tenu de l'état de guerre civil au Yémen, avec la destruction des installations d'approvisionnement en eau et sanitaires, il n'est pas étonnant que se produise à partir de 2016 une forte épidémie de choléra qui aurait affecté près d'un million de personnes et fait 2 225 morts à la fin de l'année 2017,[142] pour atteindre 2,5 millions de cas confirmés au 30 décembre 2020 et près de 4 000 décès. C'est la pire épidémie de choléra de l'histoire moderne. Pourtant, le Dr Gérard Delépine fait remarquer :

> Au Yémen, les centaines de milliers de doses de vaccins distribuées par l'OMS et la fondation Gates n'empêchent d'ailleurs pas l'épidémie de proliférer.

Selon lui, la raison en est simple :

> Entre 4 et 6 mois, l'efficacité de ces vaccins ne dépasse pas 66 % à 86 % et diminue de 58 % à 77 % à deux ans. Cette faible efficacité est attestée, en pays endémiques, par la nécessité de rappels tous les six mois en dessous de 6 ans et tous les 2 ans au-delà. De plus, des variations génétiques de la bactérie lui permettent régulièrement de résister aux vaccins.

---

142. *Epidemic and pandemic-prone diseases, Outbreak update – Cholera in Yemen*, OMS,19 décembre 2017.

La revue récente de la fondation Cochrane portant sur 25 études incluant 2,6 millions d'adultes et d'enfants traités par des vaccins estime leur efficacité modérée (51 %) et trop courte. Chez les enfants de moins 5 ans, groupe le plus à risque de complications mortelles, la protection ne dépasse pas 1 an, tandis qu'elle atteint 3 ans pour les sujets plus âgés.

Ces conclusions de faible efficacité rejoignent celles du Oral Cholera Vaccine Working Group de la Global Task Force on Cholera Control.[143]

Le vaccin ne semble pas le remède, en tout cas au Yémen, d'autant plus que, comme nous le verrons ci-dessous, il existe une autre solution qui aurait permis depuis longtemps de reléguer définitivement cette maladie au rang de mauvais souvenir de l'Humanité.

La criminelle attitude de l'OMS

L'expérience du Yémen n'est pas mise à profit par le système mondial de santé, au point que le choléra se poursuit ou redémarre dans d'autres pays, ce dont s'alarment les Nations Unies en mai 2023 :

Face à la recrudescence du choléra et son ampleur sans précédent, des agences des Nations Unies ont réitéré vendredi leur appel urgent à agir ensemble pour faire face à une maladie qui pourrait menacer la santé de plus d'un milliard de personnes dans 43 pays dans le monde.

Après des années de déclin constant, le choléra a fait un retour dévastateur. Une combinaison « mortelle » du changement climatique, de sous-investissement dans les services d'eau, d'assainissement et d'hygiène (WASH) et, dans certains cas, de conflits armés, a mis plus de 1,1 milliard de personnes en danger, les enfants de moins de cinq ans étant particulièrement vulnérables. [...].

« Malgré les progrès réalisés dans la lutte contre le choléra au cours des dernières décennies, nous risquons de revenir en arrière », a déclaré lors d'un point de presse à Genève, Henry Gray,

---

143. *L'eau potable est l'arme de destruction massive du choléra*, Dr Gérard Delépine, Mondailisation.ca, 24 juin 2024.

responsable de l'Organisation mondiale de la santé (OMS) pour la lutte mondiale contre le choléra.[144]

Cherche-t-il à nous désinformer ? En effet, nous ne risquons pas de « revenir en arrière », c'est déjà fait. Prenons l'exemple du Malawi en 2022, pays d'Afrique australe de moins de 25 millions d'habitants, qui n'est pas en guerre civile à l'époque :

Selon l'ONU, le nombre de cas augmente quotidiennement, et « davantage de personnes meurent ». L'épidémie actuelle de choléra, qui a débuté en mars 2022, a touché les 29 districts du Malawi et constitue la plus grande épidémie survenue dans le pays au cours des deux dernières décennies.

Le nombre de cas a augmenté de façon spectaculaire au début de la saison des pluies en novembre 2022. Selon un décompte effectué le 18 février 2023, près de 45 000 cas avaient été signalés, dont près de 1 450 décès. Les experts prévoient que, à moins que des mesures urgentes et intensifiées ne soient prises pour intensifier la réponse, entre 64 000 et 100 000 cas pourraient être signalés au cours des trois prochains mois.[145]

Or, il existe un vaccin anticholérique, mais voici la situation à fin décembre 2022 :

Le stock mondial actuel de vaccin anticholérique oral est insuffisant pour répondre à l'ensemble des demandes de deux doses de vaccination préventive. [...]. La production de vaccin anticholérique oral est un processus continu générant environ 2,5 millions de doses par mois. Étant donné que les fabricants produisent à pleine capacité, il n'existe pas de solution à court terme pour augmenter la production. S'il est vrai que le recours à une seule dose au lieu de deux permettra de protéger un plus grand nombre de personnes à court terme, cette stratégie a toutefois ses limites, et on ignore combien de temps l'immunité sera maintenue. Afin de régler le problème sur le long terme, il est nécessaire d'augmenter la production mondiale de vaccins. Depuis la création du stock mondial en 2013, plus de 50 millions de doses de vaccin anti-

---

144. *Plus d'un milliard de personnes dans 43 pays pourraient être menacées par le choléra*, ONU Info, 19 mai 2023.
145. *Malawi : l'ONU en quête de 45 millions de dollars pour répondre au choléra*, ONU Info, 20 février 2023.

cholérique oral ont été administrées avec succès dans différents contextes dans le cadre de campagnes de masse.[146]

Ce communiqué appelle plusieurs remarques :

– « 50 millions de doses » : puisqu'il en faut deux, ce chiffre ne permet donc de protéger que 25 millions de personnes, soit la population du... Malawi, bien loin du milliard de personnes à risque. Et l'OMS ose parler de « campagnes de masse », alors que c'est le total administré depuis... 2013, donc en neuf ans ;

– « on ignore combien de temps l'immunité sera maintenue » : avec tout l'argent dépensé depuis tant d'années sur les vaccins, comment est-il possible de ne pas savoir si une dose peut suffire et pendant combien de temps ? Personne à l'OMS, avec tous ses dirigeants, ses comités et ses experts « indépendants », n'a été en mesure de lancer une étude ? Pourtant, la première homologation d'un vaccin contre le choléra date de... 1991. Faut-il parler d'incompétence, ou plutôt de corruption, car si une seule dose protège pendant un « certain » temps, cela permettrait de doubler immédiatement le nombre de personnes immunisées, soit des dizaines de millions qui ne seraient plus en risque d'attraper le choléra, et/ou de diviser la facture par deux, et tant pis pour les profits des laboratoires. Certes, l'OMS serait encore loin du compte, mais pourquoi ne pas avoir exigé de l'industrie qu'elle réalise ces études qui permettraient de sauver plus de vies ?

– « il est nécessaire d'augmenter la production de vaccins » : sans doute, mais signalons qu'« il n'existe pas de vaccins induisant une protection à long terme contre le choléra » ;[147]

– ne compter que sur la vaccination conduit à une stratégie perdante et court-termiste, alors qu'il existe des solutions de prévention efficaces sur le long terme. Pourtant, l'OMS semble ne pas vouloir contribuer à les mettre en œuvre. Est-ce parce qu'elles ne rapporteraient plus rien à Big Pharma, qui, en plus, perdrait sa « clientèle » africaine, car elle serait guérie ? Il n'y a pas que l'OMS qui veille à accroître les profits déjà gargantuesques des laboratoires, le président Macron s'y emploie aussi, en co-organisant à Paris le 20 juin 2024 avec l'Union africaine (UA) et l'Alliance du vaccin (Gavi), dont nous

---

146. *Choléra – situation mondiale*, Bulletins d'information sur les flambées épidémiques, OMS, 16 décembre 2022.
147. Wikipédia / Vaccin contre le choléra.

parlerons au chapitre IV, un sommet pompeusement intitulé « Forum mondial pour la souveraineté et l'innovation vaccinales » (en effet, le doute est permis dès qu'il est question de « souveraineté », de plus en Afrique). Nous apprenons qu'il « a réuni des chefs d'État et des ministres venus de tous les continents, ainsi que des représentants de la société civile et des laboratoires pharmaceutiques et instituts de recherche » – Alleluia, l'Afrique est sauvée, des représentants des laboratoires sont présents ! Voici ce dont il est question (le gras et le souligné sont d'origine) :

> La France, qui co-préside ce Forum, a déjà investi plus de 300 millions d'euros depuis 2020 pour financer les capacités de production locales de vaccins, la recherche et le développement, les capacités réglementaires et la formation des professionnels.
>
> Afin de <u>renforcer la souveraineté sanitaire du continent africain</u>, qui ne produit que 0,2 % de l'offre mondiale de vaccins, le Président de la République a annoncé :
>
> 1. Le lancement de l'AVMA (L'Accélérateur de production de vaccins en Afrique) : un fonds doté de plus de 1,1 milliard de dollars pour créer un marché africain du vaccin ;
> 2. Le lancement du cycle de reconstitution des ressources de l'Alliance du Vaccin (GAVI) pour la période 2026-2030 ;
> 3. 10 millions d'euros pour le soutien à la production de vaccins contre le choléra produits en Afrique
> 4. L'adhésion de la France à l'International Vaccine Institute, qui développe, teste et déploie <u>des vaccins contre les maladies infectieuses affectant principalement les populations des pays en voie de développement.</u>[148]

Les points 1. et 2. sont particulièrement préoccupants, car la France continue de dépenser les milliards qu'elle n'a pas, y compris à destination de l'Ukraine, alors que les États-Unis annoncent leur retrait non seulement de l'OMS, mais aussi de Gavi, dont ils envisagent de ne pas renouveler la subvention. Qui va les remplacer ?

L'allocution du président est particulièrement intéressante, dès le deuxième paragraphe :

---

148. *Discours du Président de la République à l'occasion du Forum mondial pour l'innovation et la souveraineté vaccinales*, Élysée, 20 juin 2024.

Ce combat pour la santé mondiale est exigeant et je veux ici vous dire que la France l'assume et en est fière. Fière que la contribution de la France à la solidarité internationale ait augmenté de 50 % en 7 ans avec un fort accent sur la santé.

Rappelons que c'est le président qui aura fermé le plus de lits d'hôpitaux, malgré la pandémie Covid, avec des conséquences de plus en plus insupportables pour la population puisque le système de santé se dégrade et continue de reculer dans les classements internationaux, alors qu'il faisait encore partie des meilleurs il n'y a pas si longtemps... C'est même sous cette présidence que la France chute au 23e rang sur 27 pays de l'UE en matière de mortalité infantile, « un indicateur clé de la qualité des soins périnataux et des politiques de santé publique » selon l'Institut national d'études démographiques (Ined).[149]

La suite du discours est pleine de bonnes idées et de belles intentions, comme d'habitude, puis arrive la conclusion :

Je voudrais terminer mon propos par un mot sur la flambée mondiale de choléra, qui est, je dirais, l'illustration la plus criante, la plus cruelle de la nécessité de l'effort que nous sommes en train de conduire. En effet, le choléra frappe aujourd'hui durement la moitié de l'Afrique. Depuis quelques semaines, le territoire de Mayotte est aussi touché. Et face à l'urgence, la France est fière d'avoir été le premier pays à répondre à l'appel de l'OMS. Je vous invite à suivre tous et toutes ici l'appel de l'Organisation mondiale de la Santé. Face à ce type de crise, notre initiative pour démultiplier les capacités de production locale prend tout son sens, parce qu'elle permet de renforcer cette souveraineté, mais aussi une rapidité de réaction. Un vaccin efficace et peu coûteux existe contre le choléra. Or, nous nous trouvons aujourd'hui face à une pénurie mondiale, car il n'y a plus qu'un seul producteur qui est loin, très loin du continent africain.

Cette flambée mondiale de choléra est d'abord « l'illustration la plus criante, la plus cruelle » de l'inefficacité et de l'inutilité de l'OMS. Ensuite, les Français seront sans doute aux anges d'apprendre qu'un « pognon de dingue » est déversé pour la santé ailleurs dans le monde,

---

149. *Infant mortality in France higher than in neighboring countries*, INED, 20 mars 2025.

au détriment de la leur et en augmentant l'endettement... Toutefois, nous pourrions généreusement l'accepter si c'était LA solution, celle qui ferait disparaître le choléra. Or, quelles que soient les situations des pays, en guerre ou non, il continue ses ravages. Est-ce parce que ceux qui ont le pouvoir et les moyens de l'éradiquer n'y tiennent pas ?

L'eau potable est l'arme de destruction massive du choléra
Nous avons repris le titre de l'article du Dr Gérard Delépine cité en référence. En effet, fort heureusement, toutes les victimes du choléra n'en meurent pas et il ne s'agit pas d'une maladie paralysante à vie comme peut l'être la polio, mais ces flambées de choléra rappellent un point essentiel :

> « Cependant, la bonne nouvelle est que, si le choléra est hautement transmissible, il est aussi facilement traitable lorsque les cas sont détectés précocement et évitable lorsque les communautés ont accès à l'eau potable et à un bon assainissement », a ajouté Mme Adda-Dontoh [Coordinatrice résidente des Nations Unies au Malawi].[150]

Nous en revenons toujours à cette question de l'accès à l'eau et l'assainissement, dont le défaut génère tant de maladies. La plupart d'entre elles ont disparu des pays riches avec l'amélioration des conditions de vie et ne sont pas liées à une quelconque vaccination, ce qui est d'ailleurs écrit partout sur les sites de l'OMS, de l'Unicef, des Nations Unies...

Ces organisations internationales ont-elles connaissance de la situation de l'eau ? Indubitablement, puisqu'il existe le Programme commun OMS/UNICEF de suivi de l'approvisionnement en eau et de l'assainissement (JMP). Il s'agit d'un mécanisme officiel des Nations Unies,

> chargé du suivi des avancées réalisées aux niveaux national, régional et mondial, notamment au regard des cibles des objectifs de développement durables (ODD) relatives à l'accès équitable pour tous à l'eau potable, à l'assainissement et à l'hygiène. Grâce à ses enquêtes menées auprès des ménages à l'échelle

---

150. *Malawi : l'ONU en quête de 45 millions de dollars pour répondre au choléra*, ONU Info, 20 février 2023.

mondiale, les analyses du JMP aident à établir le lien entre eau potable, installations sanitaires et qualité de vie, et servent d'instruments de référence pour éclairer certaines décisions politiques et orienter l'affectation des ressources, notamment au niveau international.[151]

De plus, en juillet 2017, soit l'année de la prise de pouvoir par le Dr Tedros, ce programme commun entre l'OMS et l'Unicef « présente la toute première évaluation mondiale des services d'alimentation en eau potable et d'assainissement », qui se résume ainsi :

> Quelque 2,1 milliards de personnes, soit 30 % de la population mondiale, n'ont toujours pas accès à des services d'alimentation domestique en eau potable et 4,5 milliards, soit 60 %, ne disposent pas de services d'assainissement gérés en toute sécurité. [...]

> « Avoir accès à l'eau salubre, à l'assainissement et à l'hygiène à domicile ne devrait pas être un privilège exclusivement réservé aux riches vivant en milieu urbain », déclare Tedros Adhanom Ghebreyesus, Directeur général de l'Organisation mondiale de la Santé. « Il s'agit de services fondamentaux pour la santé humaine et il incombe à tous les pays de garantir que chacun puisse y accéder. »

Puisque le JMP a pour mission, entre autres, d'« orienter l'affectation des ressources, notamment au niveau international », qu'attendent l'OMS et l'Unicef pour traiter une bonne fois pour toutes la question de l'eau et le cortège funèbre de maladies qu'elle véhicule, au lieu de tout miser sur la vaccination, dont on ne peut que constater les limites, voire les dégâts, puisque la situation de la santé mondiale, notamment des enfants, donne plutôt le sentiment de régresser ?

Pourtant, le coût moyen d'un forage pour alimenter 10 à 15 000 personnes coûte, en moyenne, seulement de 5 000 € à 10 000 €. De plus, ce sont des investissements pérennes, à la différence des vaccins, où les rappels sont indispensables. Ainsi, les 10 millions € promis par le président Macron « pour le soutien à la production de vaccins contre le choléra produits en Afrique », c'est-à-dire une goutte d'eau dans l'océan de milliards payés tel un tribut chaque année à Big Pharma,

---

151. *2,1 milliards de personnes n'ont pas d'eau potable à domicile et plus du double ne disposent pas d'assainissement sûr*, communiqué de l'OMS, 12 juillet 2017.

permettraient de creuser de 1 000 à 2 000 puits et de commencer à offrir des conditions de vie décentes, donc d'éradiquer ces maladies qui dévastent les populations les plus pauvres. De plus, l'accès à l'eau fait partie des objectifs de développement durable de l'ONU, donc comment est-il possible que deux de ses agences principales, fassent si peu ou rien dans ce domaine qui sauveraient des millions de vies ?

Quant à ceux qui pensent qu'il n'y a pas d'eau en Afrique ou dans d'autres zones arides, c'est méconnaître le miracle de l'eau primaire, qui existe en abondance, y compris dans les déserts, à des profondeurs très accessibles de quelques centaines de mètres, au point qu'il n'y aura jamais de pénurie sur la Terre. Développer plus avant le sujet nous éloignerait de l'OMS, donc nous renvoyons les lecteurs intéressés au livre *De l'eau primaire en abondance pour l'Humanité*,[152] du Dr Michael Salzman et à la présentation sur www.novimondi.tv (collection *Abondance*) du documentaire en cours de tournage tandis que nous finissons la rédaction de ces pages car nous avons participé à l'exploration d'eau primaire.

Finalement, le choléra illustre la faillite de l'OMS dans sa mission « d'amener tous les peuples au niveau de santé le plus élevé possible ». En réalité, c'est la faillite de tout le système institutionnel international, dont le *charity business* : des dizaines de milliards ont été dépensés (« gaspillés » ?) ces dernières décennies en faveur de l'industrie vaccinale, mais pourquoi rien ou si peu n'a été investi dans l'accès à l'eau potable, l'assainissement, etc., alors que tout le monde sait qu'il s'agit d'une condition indispensable pour atteindre le « niveau de santé le plus élevé possible », avec des conséquences immédiates sur les maladies les plus mortelles, dont les diarrhées, etc., jusqu'au paludisme ? Le constat est implacable : plus il y a d'argent, de connaissances et de technologie, plus le choléra, entre autres, progresse. « Il y a quelque chose de pourri au royaume de l'OMS » écrirait aujourd'hui Shakespeare.

---

152. *De l'eau primaire en abondance pour l'Humanité*, Dr Michael Salzman, Talma Studios (www.novimondi.com).

« Dis-moi qui tu fréquentes, je te dirai qui tu es »

Nous avons pris l'exemple du choléra, mais la diarrhée est tout autant symptomatique de ce système mondial anti-santé, d'autant plus qu'elle fait des ravages parmi les enfants les plus jeunes :

La diarrhée dans les pays en développement

Selon l'Organisation mondiale de la santé, la diarrhée tue chaque année environ 760 000 enfants de moins de cinq ans. Il s'agit de la deuxième cause de mortalité mondiale dans ce groupe d'âge.

Plus de la moitié de ces décès se produisent en Inde, au Nigeria, au Pakistan et en Éthiopie [le pays du Dr Tedros].

La malnutrition est l'un des facteurs à l'origine du tiers des décès évitables[153] chez les enfants, ainsi qu'une cause importante d'épisodes diarrhéiques mortels.

Chez les enfants souffrant de diarrhée persistante ou chronique, la malnutrition et l'affaiblissement du système immunitaire menacent le développement physique et cognitif à long terme.[154]

Or, une solution existe depuis 2006 :

L'OMS et l'Unicef ont récemment publié de nouvelles recommandations destinées à réduire encore le nombre des décès imputables à la diarrhée. Ces recommandations se fondent sur deux récentes avancées scientifiques : la démonstration de l'efficacité accrue d'une nouvelle solution de SRO contenant une moindre concentration de glucose et de sel (SRO à osmolarité réduite), et la preuve de l'efficacité d'un apport supplémentaire en zinc, complémentaire à la thérapie par réhydratation, dans la prise en charge clinique des maladies diarrhéiques.[155]

C'est très bien, mais il s'agit de « prise en charge clinique », donc, de nouveau, l'OMS et le système de santé mondial traitent les conséquences, mais pas les causes, pourtant toujours les mêmes : malnutrition, eau potable, assainissement... Il est certain que si ces fondamentaux étaient améliorés, les chiffres de contamination s'effondreraient, et « tous les peuples [seraient amenés] au niveau de santé le plus élevé possible ». Une telle situation ne peut contenter les

---

153. Souligné par nous.
154. Gouvernement du Canada.
155. *Mettre en œuvre les nouvelles recommandations pour la prise en charge clinique des cas de diarrhée*, OMS, 1er janvier 2006.

laboratoires pharmaceutiques, car leurs profits seraient directement menacés, puisque leur modèle repose sur le nombre de malades... « le plus élevé possible ». D'ailleurs, ils ont forgé une véritable rente de situation : comme les pays démunis ne peuvent payer leurs bénéfices et leurs stock-options, ce sont les institutions internationales qui passent à la caisse, mais les victimes qui paient la note, principalement les enfants. Se pourrait-il que Big Pharma murmure à l'oreille de l'OMS (et de l'Unicef) ?

C'est ce que nous étudions dans le chapitre suivant, mais, avant, un arrêt s'impose en Ukraine, où l'on peut questionner le rôle que joue l'OMS.

L'Ukraine, terrain de jeu des laboratoires d'armes biologiques au su de l'OMS

Elle fait partie depuis 1996 de la liste des pays sans polio établie par la GPEI.[156] Pourtant, deux cas de polio dérivée de vaccin sont identifiés en août 2015, avec un début de paralysie pour les deux petites victimes. Évidemment, la GPEI blâme la couverture vaccinale insuffisante, bien qu'ils sachent que des enfants vaccinés attrapent ce type de maladie (cf. ci-dessus), puis ils expliquent ce qu'il faut faire :

> Une riposte à une épidémie conforme à la norme internationale adoptée par l'Assemblée mondiale de la Santé en mai 2015 nécessite au minimum trois campagnes de vaccination supplémentaires à grande échelle avec un vaccin oral approprié contre la polio, à commencer dans les deux semaines suivant la confirmation de l'épidémie et couvrant une population cible de 2 millions d'enfants de moins de 5 ans, ainsi que la déclaration publique de l'épidémie comme urgence nationale de santé publique.[157]

Rien de nouveau à l'est, ni à l'ouest, ni au nord, ni au sud, de toute façon : le poliovirus généré par les vaccins frappe partout, pas seulement en Afrique ou en Asie. Et il suffit d'un cas pour faire plaisir aux laboratoires en (re)lançant une campagne massive de vaccination.

---

156. *Polio-free Countries*, GPEI.
157. *Circulating vaccine-derived poliovirus confirmed in Ukraine*, GPEI, 1er septembre 2015.

Dans le chapitre précédent, nous avons montré le lien entre l'Ukraine et le Covid, mais il y a tout aussi grave. En effet, dans le livre *Guerre en Ukraine – La responsabilité criminelle de l'Occident*, le chapitre 5 révèle pourquoi le peuple ukrainien est le plus malade d'Europe, avec, par exemple, la moitié des cas de rougeole recensés sur tout le continent, malgré un taux de vaccination à plus de 90 % selon les chiffres de l'OMS, mais ce n'est pas tout :

> D'après l'Ordre des médecins ukrainien [en 2017], le taux d'infection par VIH/sida, tuberculose, hépatite B et C et autres maladies dangereuses... reste parmi les plus élevés d'Europe et du monde. La communauté médicale du pays est particulièrement préoccupée par la propagation d'une forme de tuberculose très résistante aux médicaments.

> Ces dernières années, le pays a été touché par plusieurs épidémies de rougeole. [...] Des épidémies de grippe porcine, de botulisme, de leptospirose et d'autres infections ont aussi été enregistrées.[158]

Or, nous apprenons que les États-Unis ont installé des laboratoires biologiques militaires dans plusieurs villes ukrainiennes dès 2005, dont Lviv, Odessa, Kherson..., mais que Kiev s'apprête à dénoncer l'accord en 2013, compte tenu du danger de ces activités pour la population. Il n'en sera rien, car arrive opportunément la révolution du Maïdan, qui se termine en février 2014 par la fuite du président élu et la mise en place du nouveau régime.

En 2017, CyberBerkut, un groupe de hackers ukrainiens prorusses qui attaque le gouvernement, l'Otan, etc., publie un rapport dans lequel il annonce « continuer de suivre les activités secrètes des services spéciaux US et des ONG en Ukraine ». En voici un extrait :

> Récemment, des épidémies de maladies rares pour notre pays ont fait l'objet de débats animés sur internet. Beaucoup d'Ukrainiens pensent qu'elles ont été provoquées par des expériences secrètes avec des micro-organismes pathogènes faites par les laboratoires biologiques US dans diverses villes de notre pays. Au total, depuis 2009, quinze de ces installations financées par les USA ont été construites chez nous, dans le but prétendu de réduire les menaces biologiques.

---

158. *Guerre en Ukraine – La responsabilité criminelle de l'Occident*, op. cité, p. 206.

Les épidémies de maladies rares qui ont choqué l'Ukraine ces dernières années ont probablement été causées par des fuites répétées de ces laboratoires. Or, ce scénario semble hautement improbable, compte tenu de la compétence des spécialistes US. Il est donc très probable que ces épidémies étaient intentionnelles et faisaient partie d'essais de modification d'agents de guerre biologiques, dans le but de les tester et de les améliorer.[159]

Le rapport d'un agent du SBU, les services de renseignement ukrainiens, apporte des précisions sur l'une de ces expériences :

Le plus grand projet de la DTRA [Defense Threat Reduction Agency] en Ukraine était l'UP-8 : « Prolifération du virus de la fièvre hémorragique de Crimée-Congo (virus FHCC) et des hantavirus en Ukraine, et nécessité potentielle de diagnostics différentiels chez les patients suspectés de leptospirose ». Dans le cadre de cette étude, les biologistes ont mené des expériences sur des soldats ukrainiens et ont reçu des échantillons de sang de 4 000 soldats. En même temps, la mort des sujets de l'essai a été autorisée dans le cadre de son déroulement ![160]

Si c'est vrai, c'est monstrueux et évidemment contraire au droit international, dont la Convention des Nations Unies sur l'interdiction des armes biologiques (CABT), entrée en vigueur le 26 mars 1975.

Nous apprenons également ceci :

En outre, les députés du peuple soulignent [dans une lettre du 14 avril 2021] qu'après le lancement des laboratoires en Ukraine, il y eut des épidémies de maladies infectieuses : « Ainsi, à Ternopol en 2009, un virus provoqua une pneumonie hémorragique. En furent victimes 450 Ukrainiens. En 2011, il y eut une épidémie de choléra en Ukraine – 33 personnes en moururent. Trois ans plus tard, étaient diagnostiqués 800 cas de choléra, puis cent de plus l'année suivante rien que dans la ville de Mykolaïv. »

Ils soulignent également que vingt soldats décèdent en janvier 2016 à Kharkov d'un virus de type grippal, et plus de deux cents sont hospitalisés. Deux mois plus tard, ce sont 364 décès qui sont enregistrés dans le pays. À cette liste pourraient s'ajouter

---

159. *Guerre en Ukraine – La responsabilité criminelle de l'Occident*, op. cité, p. 206.
160. *Guerre en Ukraine – La responsabilité criminelle de l'Occident*, op. cité, p. 202.

d'autres situations posant question, comme les trente-sept personnes hospitalisées en janvier 2018 pour une hépatite A, toujours dans la ville de Mykolaïv, maladie qui se déclenche dans d'autres villes où sont présents ces laboratoires militaires.

À la suite de ce courrier, l'ambassade des États-Unis confirme le 22 avril que des programmes biologiques sont supervisés en Ukraine par le département de la Défense. Le résultat est déjà remarquable, puisqu'il s'agit d'un aveu officiel. Bien évidemment, les diplomates ajoutent que l'objectif est d'« assurer le stockage sécurisé des agents pathogènes et des toxines menaçantes dans les institutions publiques », afin de pouvoir mener des recherches pacifiques et développer des vaccins. Toujours le même écran de fumée pour continuer de perpétrer leurs crimes en toute impunité.

En conclusion, les deux députés soulignent qu'« il est possible que les activités secrètes et opaques d'objets étrangers dangereux sur le territoire de l'Ukraine aient pour but de tester les actions des virus et des bactéries sur les corps des Ukrainiens », et demandent aux dirigeants du pays d'agir en conséquence.

Ainsi, rien que pour le choléra, les députés relèvent 33 morts en 2011, 800 cas en 2014, puis 100 en 2015. Malgré sa présence en Ukraine, voici ce que l'OMS déclare en 2022 :

> Il convient de noter qu'une épidémie de choléra a été identifiée en Ukraine en 2011 dans la région de Marioupol, une zone actuellement en proie à une escalade du conflit. Un seul cas de choléra a également été détecté dans l'oblast de Zaporijia en 2016, ce qui souligne la possibilité de cas de choléra dans certaines parties du pays.[161]

C'est tout ? Les 800 + 100 cas ont donc échappé à la vigilance de l'OMS ? Cela peut paraître étonnant, car même si l'Ukraine ne les a pas notifiés à l'OMS, comment ont-ils pu passer inaperçus ? L'organisation du Dr Tedros a-t-elle pour mission absolue... l'omerta, c'est-à-dire effacer les traces des expériences inavouables ?

Tout ce qui précède se produit avant la guerre de février 2022, tandis que l'Ukraine est un pays développé, avec un système de santé. Le déclenchement de toutes ces épidémies reste inexpliqué alors qu'il

---

161. *Emergency in Ukraine*, OMS, 17 mars 2022.

attire inévitablement l'attention. L'OMS était-elle au courant de ces recherches sur des armes biologiques violant la CABT ? Voici la réponse :

> Les responsables de l'ONU ont également déclaré que l'OMS, dans le cadre de son travail avec l'Ukraine, n'a pas connaissance d'une quelconque activité dans le pays qui violerait les traités internationaux « notamment sur les armes chimiques ou les armes biologiques ».[162]

Dont acte. De toute façon, compte tenu de ses conséquences, la sacro-sainte transparence est impossible. Néanmoins, Reuters publie un article le 11 mars 2022, après que l'information ait filtré quant à la déclaration de l'OMS conseillant à l'Ukraine de détruire ses agents pathogènes. En voici un court extrait :

> L'OMS n'a pas voulu dire quand elle avait formulé cette recommandation et n'a pas donné de précisions sur les types d'agents pathogènes ou de toxines présents dans les laboratoires ukrainiens. L'agence n'a pas non plus répondu aux questions concernant le suivi de ses recommandations.[163]

L'OMS n'est donc pas exemplaire en matière de transparence ? Cela dit, ils ne peuvent pas reconnaître avoir été informés de ce qui se passait dans ces 46 laboratoires contrôlés par le Pentagone,[164] car ces recherches portaient sur les pathogènes les plus mortels pour l'homme (peste, charbon, choléra, tularémie, brucellose, virus Crimée-Congo, hantavirus, virus de l'encéphalite à tiques, leptospirose, fièvre du Nil occidental, grippe H5N1, maladie de Newcastle, coronavirus, filovirus, etc.).

Au passage, nous découvrons ceci :

> Les documents saisis par la Russie attestent que quatre géants de la pharmacie, les laboratoires Pfizer, Moderna, Merck et Gilead, participaient à ces expériences.[165]

---

162. *Guerre en Ukraine – La responsabilité criminelle de l'Occident*, op. cité, p. 210.
163. *EXCLUSIVE WHO says it advised Ukraine to destroy pathogens in health labs to prevent disease spread,* Jennifer Rigby et Jonathan Anday, Reuters, 11 mars 2022.
164. Le chiffre de 46 est confirmé sur la source officielle suivante : *Fact Sheet on WMD Threat Reduction Efforts with Ukraine, Russia and Other Former Soviet Union Countries*, U.S. Department of Defense, 9 juin 2022.
165. *Guerre en Ukraine – La responsabilité criminelle de l'Occident*, op. cité, p. 243.

Sans doute de la propagande russe... De toute façon, l'OMS ne peut que nier avoir été au courant de ce qui se tramait en Ukraine ; toute autre considération ne serait que de la désinformation vis-à-vis de cette institution irréprochable. D'ailleurs, qui pourrait imaginer qu'elle puisse avoir des relations troubles avec Big Pharma, par exemple, ce que l'on appelle communément des « conflits d'intérêts » ? C'est ce que nous allons étudier dans le chapitre suivant.

En conclusion, l'OMS fait-elle tout ce qui est en son pouvoir pour « amener tous les peuples au niveau de santé le plus élevé possible » ?

Chapitre IV

L'Organisation mafieuse de la santé

> The world today has 6.8 billion people…that's headed up to about 9 billion.
> If we do a really great job on vaccines, health care, reproductive
> health services, we could lower that by perhaps 10 to 15%.[166]
> Bill Gates
> Conférence Ted *Innovating to Zero*, février 2010

Le Sénat sort la sulfateuse contre l'OMS

Ainsi que nous l'avons constaté ci-dessus, les deux reproches principaux adressés à l'OMS sont les conflits d'intérêts et son opacité. Or, cela fait plusieurs décennies que cette situation est dénoncée, mais les directeurs généraux passent, leurs promesses aussi, car rien ne change. Par exemple, le Sénat français publie le 29 juillet 2010 un document tonitruant : *Rapport de la commission d'enquête sur le rôle des firmes pharmaceutiques dans la gestion par le Gouvernement de la grippe A (H1N1)v.*[167] Il s'agit de la fameuse grippe où Roselyne Bachelot, ministre de la Santé et des sports sous la présidence Sarkozy, achète 94 millions de doses de vaccins en juillet 2009, « chiffre astronomique »[168] évidemment justifié par le « principe de précaution », commande que les laboratoires n'ont pu qu'apprécier, mais pas les finances de l'État, d'autant plus que l'essentiel finira à la poubelle ou « refourgué » en Afrique. Les sénateurs commencent par s'étonner de la façon dont a été déclarée la pandémie, qui

> a surpris puis suscité de nombreuses critiques à l'encontre de l'OMS [...]. Ces critiques sont d'abord venues de médecins qui

---

166. « Le monde compte aujourd'hui 6,8 milliards de personnes. Si nous accomplissons un excellent travail sur les nouveaux vaccins, les soins de santé, le contrôle des naissances, nous pourrions la réduire de peut-être 10 à 15 %. »

167. *Rapport de de la commission d'enquête sur le rôle des firmes pharmaceutiques dans la gestion par le Gouvernement de la grippe A (H1N1)v*, Tome 1, n° 685, président : François Autain, rapporteur : Alain Milon, session extraordinaire de 2009-2010, 29 juillet 2010.

168. *La grippe H1N1 finit en coûteuse fumée*, Virginie Le Guay, *Paris-Match*, 25/09/2011.

s'étonnaient que l'on consacre une telle attention et tant de moyens à lutter contre une maladie qui n'est pas la pire menace qui pèse sur l'état sanitaire mondial. [...]

Il en est résulté un rapport très critique sur l'action de l'OMS et sur son fonctionnement interne, qui serait caractérisé par une certaine opacité et un souci insuffisant de gérer les conflits d'intérêts.

Relayées par d'autres analyses, étayées par l'étude que l'on peut faire de certains documents et méthodes de travail de l'OMS, ces critiques méritent d'être entendues. Elles doivent l'être, en premier lieu, par l'OMS elle-même et lui inspirer le souci de juguler un certain « lobbying » interne qui peut être très préjudiciable à son action et à son image.

Ainsi, l'enquête ne porte pas que sur les actions du gouvernement français dans la gestion de cette crise, car le rôle de l'OMS est scruté à la loupe, d'autant plus que les sénateurs constatent ceci :

La commission d'enquête s'est par ailleurs étonnée, tout comme celle de l'Assemblée nationale, du peu d'empressement que semblent avoir les responsables de l'OMS pour dialoguer avec les parlementaires nationaux.

Peut-être sont-ils trop occupés à... ne pas gérer leurs conflits d'intérêts ?

Après l'introduction, arrive ceci en p. 41 :

III. LA MISE EN CAUSE DE L'OMS
La déclaration, le 11 juin 2009, par la directrice générale de l'OMS d'une pandémie de grippe A (H1N1)v – d'emblée considérée comme « de gravité modérée », « du moins dans ses premiers jours » – a rapidement suscité des critiques à l'égard de l'OMS, soupçonnée au mieux d'avoir surestimé le risque et recommandé aux États membres des mesures disproportionnées et d'un coût démesuré, au pire **d'avoir « inventé » une pandémie sous l'influence des industries pharmaceutiques**,[169] désireuses de rentabiliser leurs investissements grâce à l'application des plans nationaux.

Si ces critiques sont pour certaines excessives, le rapport de la commission des questions sociales, de la santé et de la famille de

---

169. Souligné par nous.

l'Assemblée parlementaire du Conseil de l'Europe (APCE), présenté par M. Paul Flynn, sur une proposition de recommandation présentée par M. Wolfgang Wodarg, membre sortant de l'APCE et épidémiologue, les travaux de notre commission d'enquête et divers autres éléments d'information soulèvent en tout cas un certain nombre de questions sérieuses sur l'opacité de la gestion par l'OMS de la crise pandémique, comme sur les conflits d'intérêts de certains de ses experts et leurs conséquences sur les recommandations formulées par l'OMS.

Après avoir d'abord réfuté en bloc ces critiques, considérées comme relevant de « théories du complot », l'OMS semble avoir pris conscience de la nécessité d'en tenir compte, mais les premiers indices de cette prise de conscience sont encore insuffisants.

A. Les reproches adressés à l'OMS
Les reproches adressés à l'OMS ont été de trois ordres. Ils ont porté :

    - sur l'action et les priorités de l'OMS ;
    - sur les conditions de déclaration de la pandémie et le suivi de l'évaluation du risque ;
    - sur l'opacité de l'OMS et son incapacité – ou son manque de volonté – à gérer les conflits d'intérêts en son sein.

Sont ensuite détaillés les « reproches » envers l'OMS, qui sont de réelles accusations. Le point 2 mérite d'être présenté, car il nous renvoie à la gestion du Covid une dizaine d'années plus tard :

2. La « fausse pandémie »
Les critiques sur la fausse alerte pandémique ont été renforcées par le changement de définition de la pandémie grippale auquel aurait procédé l'OMS, dans les mois ayant précédé la déclaration du passage en phase 6 le 11 juin 2009. [...] Cependant, lors de son audition par la commission d'enquête, M. Tom Jefferson a observé que « la grippe pandémique est ce que l'OMS décide qu'elle est ».

Un peu plus loin (p. 47), un autre expert se fait plus explicite encore :

Lors de son audition par la commission d'enquête, M. Wolfgang Wodarg a cependant estimé que la déclaration de l'état de pandémie a été permise par le changement de définition, en s'interrogeant sur l'influence de l'industrie pharmaceutique qui se préparait de longue date à une nouvelle pandémie grippale. La proposition de recommandation de M. Wolfgang Wodarg estime que « le soin de définir une pandémie alarmante ne doit pas être soumis à l'influence des marchands de médicaments ».

Ces interrogations soulèvent la question de la gestion par l'OMS des conflits d'intérêts entre ses experts et l'industrie pharmaceutique.

Le point 3, intitulé *L'opacité de l'OMS et son incapacité à gérer les conflits d'intérêts* renvoie à un article virulent publié par le *British Medical Journal* (BMJ) quelques semaines avant la remise du rapport sénatorial (cf. ci-dessous).

Le tome 1 de ce rapport d'enquête se termine par une contribution de la sénatrice Marie-Christine Blandin :

La gestion de la grippe A (H1N1)v en France a été caractérisée par une lourde dépense et une défiance de l'opinion. La hauteur de la dépense est directement liée à la nature des contrats avec les firmes pharmaceutiques et à la décision de commander une très grande quantité de vaccins. [...]

Les conseils techniques ayant présidé à ces choix allaient tous dans le sens de la dépense la plus lourde. [...] Les firmes pharmaceutiques ont créé un climat de pénurie, d'opacité, et de mise en concurrence des États.

La question de l'indépendance des experts[170] qui ont prodigué leurs conseils n'est pas entachée de tel ou tel scandale de corruption. C'est aujourd'hui le financement même de la recherche en biologie et en médecine qui est posé :

– les firmes pharmaceutiques sont en appui permanent des études, des laboratoires, des protocoles de recherche, des colloques, des déplacements de chercheurs. C'est une véritable culture commune frôlant la dépendance qui s'est créée dans un contexte de rareté des fonds publics.

– Les nombreux comités, conseils, agences ont des exigences de niveaux très variables, aléatoires pour certains, quant aux dé-

---

170. En gras dans le texte original.

clarations d'intérêts des chercheurs, à leur actualisation, à leur publicité, à leur gestion.

La défiance de l'opinion avait de quoi s'alimenter.

Le secret entretenu à l'OMS sur le nom des 200 experts est inacceptable. [...]

CONCLUSION

Le gouvernement a fait des arbitrages correspondant au scénario du pire : [...]. Ce choix politique a été le plus favorable aux firmes pharmaceutiques.

Il n'est pas crédible de la part d'un gouvernement qui, en matière de politique de santé, aligne ses investissements sur les chiffres les plus bas d'occupation des services pour fermer des lits d'hôpitaux, de services de grands brûlés, de maternité, d'urgence, de chirurgie, ou pour calculer les postes à supprimer.

La précaution maximale ne peut pas ne s'appliquer que pour les commandes aux firmes pharmaceutiques. Il serait regrettable que cet excès crée dans la population une défiance durable envers les conseils sanitaires.

Quinze ans plus tard et après la pandémie Covid-19, la situation a-t-elle changé, malgré les engagements de transparence de l'actuel directeur général ? Face à ces accusations graves, l'OMS donne-t-elle l'impression d'avoir au moins commencé à y remédier ?

Accusations mondiales par le BMJ

On peut penser que les dirigeants de l'OMS sont bien trop occupés pour lire les rapports du Sénat français, mais lorsque c'est le *British Medical Journal* (BMJ) qui s'en mêle, les répercussions sont tout autres, car il s'agit de l'un des journaux du sérail. Voici un extrait de l'article :

Certains pays, notamment la Pologne, ont refusé de participer à l'achat panique de vaccins et d'antiviraux déclenché lorsque l'Organisation mondiale de la santé a déclaré la pandémie il y a un an cette semaine. Cependant, des pays comme la France et le Royaume-Uni, qui ont stocké des médicaments et des vaccins, s'emploient maintenant à résilier les contrats de vaccins, à vendre les vaccins inutilisés à d'autres pays et à stocker d'énormes quantités d'oseltamivir inutilisé. Pendant ce temps, les laboratoires pharmaceutiques ont engrangé d'énormes bénéfices, de 7 à 10 milliards de dollars rien que pour les vaccins, selon la banque d'investissement J. P. Morgan. Compte tenu de l'ampleur des coûts publics et des profits privés, il semble important de savoir si les décisions clés de l'OMS furent influencées par des intérêts commerciaux.

Une enquête du *British Medical Journal* et du Bureau of Investigative Journalism, publiée cette semaine (doi:10.1136/bmj.c2912), révèle que cela était loin d'être le cas. Comme l'ont rapporté Deborah Cohen et Philip Carter, certains des experts conseillant l'OMS sur la pandémie avaient des liens financiers déclarables avec des sociétés pharmaceutiques produisant des antiviraux et des vaccins contre la grippe. Par exemple, les recommandations de l'OMS sur l'utilisation des antiviraux en cas de pandémie ont été rédigées par un expert de la grippe qui, parallèlement, recevait des paiements de Roche, le fabricant de l'oseltamivir (Tamiflu), pour des travaux de conseil et des conférences.[171]

Face à des accusations de corruption aussi graves, la directrice générale de l'OMS ne pouvait rester sans réponse :

Margaret Chan a concédé que « les conflits d'intérêts sont inhérents à toutes relations entre une organisation à but non-lucratif, comme l'OMS, et les industries, dont la finalité est le profit ». Elle a néanmoins réaffirmé qu'à « aucun moment, même une seconde, des intérêts commerciaux ne sont entrés en ligne de compte dans le processus de décision ».

Elle a également contesté les accusations selon lesquelles l'OMS aurait modifié la définition d'une pandémie pour déclencher le niveau d'alerte et favoriser les laboratoires pharmaceutiques. Selon Margaret Chan, le plan d'action antipandémie était défini avant l'apparition de la grippe H1N1 et la décision de déclencher l'alerte fut prise sur des considérations virologiques et épidémiologiques.

---

171. *WHO and the pandemic flu "conspiracies", Deborah Cohen et Philip Carter, British Medical Journal & The Bureau of Investigative Journalism, 4 juin 2010.*

[...] Elle a également rejeté l'idée selon laquelle l'OMS aurait « provoqué une peur injustifiée ».

En janvier dernier, Keiji Fukuda, Conseiller spécial de l'OMS sur la pandémie de grippe, avait aussi réfuté devant le Conseil de l'Europe réuni à Strasbourg, en France, tous conflits d'intérêts entre l'OMS et les laboratoires pharmaceutiques.[172]

Ce conseiller spécial a raison, tout en commettant un gros mensonge : les conflits d'intérêts ne se produisent pas entre l'OMS et les laboratoires pharmaceutiques, en tout cas pas publiquement, mais entre l'OMS et les experts stipendiés par Big Pharma, ce que dénonce précisément le *British Medical Journal*, ainsi que les sénateurs français. Nous y reviendrons, mais comment est-il possible que 200 experts puissent plonger le monde dans une telle situation tout en restant anonymes ? Qui sont-ils réellement et pourquoi cacher leur identité ?

Revenons sur les affirmations de Margaret Chan dans sa réponse au BMJ pour les vérifier sur une échelle allant de « Sincères » à « Mensongères » :

– Elle déclara une pandémie en l'absence de toute preuve d'une maladie grave, potentiellement mortelle et à propagation rapide. Parallèlement, elle annonça une estimation absurde selon laquelle 2 milliards de personnes seraient infectées et des millions mourraient.

– Wolfgang Wodarg, ancien délégué au Conseil européen, décrit comment les fabricants de vaccins avaient anticipé de nouveaux programmes de production de vaccins contre une pandémie de grippe que les gouvernements pourraient acheter et stocker. Cependant, leur plan de commercialisation mondial ne pouvait être mis en œuvre sans une pandémie déclarée par l'OMS.

– Une réunion entre des responsables de l'OMS et le Groupe de travail scientifique européen sur la grippe (ESWI) fournit le prétexte « scientifique » pour appeler à la préparation à une pandémie de grippe inexistante. L'ESWI est composé de scientifiques financés par les fabricants de vaccins – Hoffmann-LaRoche, AstraZeneca, GlaxoSmithKline, Sanofi Pasteur, Genentech, Janssen, filiale de Johnson & Johnson, et Novavax.

---

172. *L'OMS dément avoir géré la pandémie de H1N1 sous la pression des laboratoires*, ONU Info, 8 juin 2010.

– Margaret Chan céda en modifiant les critères de l'OMS pour une pandémie : la « gravité de la maladie » et la propagation rapide de l'infection à des millions de personnes furent éliminées comme critères pour déclarer une pandémie. En déclarant une grippe bénigne une « pandémie », l'OMS provoqua une panique internationale qui aida l'industrie pharmaceutique à s'assurer que les gouvernements du monde entier achèteraient et stockeraient le vaccin contre la grippe H1N1 en prévision d'une pandémie de grippe fictive.[173]

Alors, Margaret Chan paraît-elle vraiment sincère ? Pourtant, l'article n'est pas fini :

– Même le Dr German Velasquez, alors conseiller spécial pour la santé et le développement des médicaments pour l'Institut des maladies négligées, et directeur du secrétariat de l'OMS du département de la santé publique, de l'innovation et de la propriété intellectuelle au bureau du directeur général, se vit refuser l'accès à la réunion privée entre les responsables de l'OMS et les représentants de l'industrie pharmaceutique qui conclurent l'accord. L'estimation selon laquelle des milliards de personnes seraient infectées provoqua une hystérie mondiale.

– Les médias tirèrent la sonnette d'alarme à plusieurs reprises ; tout le monde était terrifié par la catastrophe à venir.

– Pour comprendre le type de pression et de stress auxquels les États et les ministères de la Santé furent soumis, il faut se rendre compte que ne pas acheter les vaccins pouvait facilement, en raison des liens étroits entre l'industrie et la presse, signifier la chute de tout un gouvernement.

Ce n'est pas pour rien, d'ailleurs, que la Fondation Gates verse des centaines de millions de dollars aux médias,[174] dont, pour la presse écrite, *The Guardian*, *The Daily Telegraph*, *The Financial Times*, *Le Monde*, *Der Spiegel*... mais aussi les chaînes telles que la BBC, CNN, NBC, PBS, Al-Jazeera, etc.

---

173. *Anatomy of Corruption: WHO Public Health Guidelines – Conflict of Interest, Corrupt Practices, Corrupt Public Health, Corrupted Science, Gene Modification*, Alliance For Human Research Protection, 30 janvier 2025.
174. La somme atteignait déjà 319 millions $ en 2021 : *Bill Gates bankrolled select media outlets to the tune of $319 million, including the UK's Guardian and the BBC*, Maria Maynes, RIPT, 25 novembre 2021.

– L'hystérie, provoquée par une pandémie fictive, rapporta 18 milliards de dollars aux fabricants de vaccins contre la grippe.

Joli pactole, en plus en un rien de temps... Et encore, heureusement que, comme nous l'assène Margaret Chan, à « aucun moment, même une seconde, des intérêts commerciaux ne sont entrés en ligne de compte dans le processus de décision »... Certes la somme est rondelette, mais nul doute que la vaccination a permis de sauver des millions de vie, dont celle des membres de l'OMS en premier :

Cependant, l'hystérie ne trouva pas écho auprès du personnel de l'OMS. Le Dr Velasquez nota que : « Personne à l'OMS n'avait peur. Je ne connais personne à l'OMS qui se soit fait vacciner, y compris la Directrice générale, Margaret Chan, qui déclara qu'elle n'en avait pas le temps. » [TrustWHO] En fait, il n'y eut que 331 cas de grippe dans 11 pays, avec 10 décès.[175]

Pourtant, ces 18 milliards auraient pu servir à améliorer réellement la santé publique au lieu d'enrichir Big Pharma. Et à ce racket (quel autre mot choisir ?) avec la complicité de l'OMS, il faut ajouter le coût des effets secondaires graves du vaccin :

Les effets indésirables graves comprennent les douleurs musculaires systémiques, la paralysie de Bell, la névrite, les douleurs chroniques, la paresthésie, la maladie inflammatoire de l'intestin et la narcolepsie, une maladie neurologique chronique qui touche particulièrement les adolescents. Cependant, les principales revues médicales refusèrent de publier les rapports des scientifiques faisant état de leurs découvertes de graves risques pour la santé après la vaccination.

En effet, ils n'avaient aucune chance d'être publiés, puisqu'ils ne produisaient pas de la fausse science à la gloire des laboratoires...

Finalement, force est de constater que Margaret Chan n'est sincère que sur un seul point : les conflits d'intérêts sont inhérents à l'OMS. Qui peut alors douter qu'elle a mis en œuvre les mesures pour y remédier, tout comme son successeur, l'apôtre de la transparence, le Dr Tedros ? Avant d'explorer le sujet, faisons toutefois une courte pause sur le rôle criminel que peut endosser l'OMS.

---

175. *Anatomy of Corruption: WHO Public Health Guidelines – Conflict of Interest, Corrupt Practices, Corrupt Public Health, Corrupted Science, Gene Modification*, Alliance For Human Research Protection, 30 janvier 2025 (idem pour la citation suivante).

Open bar à l'OMS pour les opioïdes

Selon les données des Centres pour le contrôle et la prévention des maladies (CDC), plus de 700 000 personnes succombent aux États-Unis entre 1999 et 2022 à une overdose liée à la prise d'opiacés, obtenus sur ordonnance ou de manière illégale par ceux qui ne peuvent plus s'en passer, car ils produisent le même effet d'addiction et de dépendance que les drogues. Le principal médicament antidouleur en question est l'OxyContin, fabriqué par le laboratoire Purdue Pharma, appartenant aux Sackler. Cette famille milliardaire doit mettre en faillite l'entreprise en 2019 face à l'avalanche de procès auxquels elle est confrontée. S'ensuit une longue bataille judiciaire, jusqu'à la Cour suprême des États-Unis, et ce n'est qu'en mars 2025 que Purdue Pharma voit son nouveau plan de faillite accepté. La société sera liquidée et les Sackler verseront plus de 7 milliards $ de dédommagement sur quinze ans. Des partenaires de Purdue sont également menacés de sanctions, dont les géants de la distribution Walmart, Walgreens..., mais aussi McKinsey, qui accepte en décembre 2024 de payer 650 millions $ pour les victimes. Il faut y ajouter une filiale de Publicis, qui conclut un accord avec la justice américaine de 350 millions $ pour son rôle dans la crise des opiacés, ainsi que l'expose la procureure de l'État de New York :

> Pendant une décennie, Publicis a aidé des fabricants d'opiacés comme Purdue Pharma à convaincre les médecins de surprescrire des opiacés, alimentant directement la crise et causant la disparition de populations dans l'ensemble du pays. [Publicis] a développé des stratégies de marketing prédatrices et trompeuses pour Purdue Pharma de façon à augmenter les prescriptions et les ventes d'opiacés. Selon elle, l'agence de publicité a créé des prospectus décrivant l'OxyContin comme un traitement sûr et incapable d'entraîner un usage abusif.[176]

C'est étrange, les traitements sont toujours « sûrs »... Et l'OMS dans cette affaire ? Il existe un rapport de 43 pages intitulé *Influence corruptrice – Purdue et l'OMS*, sous-titré *Dénoncer l'influence dangereuse des fabricants d'opioïdes au sein de l'Organisation mondiale de la*

---

176. États-Unis : Publicis va payer 350 M$ pour son rôle dans la crise des opioïdes, Radio-Canada avec l'AFP, 2 février 2024.

santé (traduction française).[177] Rédigé par deux élus de la Chambre des représentants, Katherine Clark, démocrate, pour le Massachusetts (depuis 2013), et Hal Rogers, représentant républicain du Kentucky (depuis 1981), il commence ainsi :

En 2017, plusieurs membres du Congrès envoyèrent une lettre à l'Organisation mondiale de la santé (OMS) pour l'avertir que Purdue Pharma L.P. (Purdue) tentait d'étendre ses ventes de médicaments aux marchés internationaux en utilisant les mêmes tactiques de marketing frauduleuses qui provoquèrent la crise des opioïdes aux États-Unis. Nous exprimâmes notre inquiétude quant au fait que l'expansion de Purdue pourrait déclencher une crise des opioïdes à l'échelle mondiale. Lorsque l'OMS ne répondit pas à la lettre, nous commençâmes à nous demander pourquoi elle restait silencieuse face à une épidémie de santé publique aussi importante et dévastatrice. Les réponses que nous découvrîmes sont profondément troublantes.

Dans les années 1990, Purdue et la famille Sackler, propriétaire de l'entreprise, développèrent une stratégie marketing agressive pour augmenter ses ventes d'OxyContin. Selon les documents de planification internes de Purdue, l'entreprise chercha à influencer les recommandations de l'OMS sur la manière dont les prestataires de soins de santé et les décideurs politiques devaient administrer les opioïdes sur ordonnance. Près de dix ans plus tard, de multiples aspects de la stratégie marketing de Purdue furent inclus dans deux directives de l'OMS sur la prescription d'opioïdes. [...]

En 2012, l'OMS donna à Purdue exactement ce qu'elle voulait. Maintenant, dans *Persisting Pain in Children,* si la douleur d'un enfant est évaluée comme modérée à sévère, l'OMS recommande de sauter complètement l'étape 2 et de passer directement des médicaments non opioïdes aux opioïdes forts tels que l'Oxy-Contin.[178]

---

177. *Corrupting Influence – Purdue & The Who / Exposing Dangerous Opioid Manufacturer Influence at the World Health Organization*, Katherine Clark et Hal Rogers, 22 mai 2019.
178. L'étape 2 est la « douleur légère à modérée », qui prévoit comme traitement notamment des « opioïdes faibles ».

Il est prouvé que le contenu des documents *Ensuring Balance* et *Persisting Pain in Children* fut influencé par de nombreuses organisations et personnes connues pour avoir des liens financiers avec Purdue et d'autres acteurs majeurs de l'industrie des opioïdes. Le réseau d'influence que nous avons découvert, combiné aux recommandations de l'OMS, dresse le portrait d'une organisation de santé publique qui est manipulée par l'industrie des opioïdes. Il est préoccupant que les recommandations contenues dans ces deux documents, dont le contenu profite à l'industrie des opioïdes, soient maintenant utilisées comme matériel de référence pour une multitude d'autres publications.

Tout le document est un réquisitoire contre l'OMS, qui le mérite indiscutablement, ne serait-ce qu'en recommandant l'OxyContin pour les enfants. N'est-ce pas criminel de leur faire consommer des médicaments qui produisent les mêmes effets d'accoutumance que la drogue, sans parler des risques d'overdose ?

Allons directement au dernier paragraphe de la conclusion :

Nous espérons que l'OMS ne permettra plus aux mêmes entreprises et aux mêmes personnes qui ont choisi aux États-Unis de manière irresponsable les profits plutôt que les vies humaines d'infliger la crise des opiacés au reste du monde. Nous pensons que les similitudes entre leur campagne de propagande aux États-Unis et la confusion et la tromperie qu'ils ont répandues dans les publications internationales ne sont pas une coïncidence. Il s'agit d'une stratégie calculée, et elle fonctionne. L'OMS doit faire passer les vies humaines avant les profits d'une entreprise indigne de confiance.

Malheureusement, ce qui est écrit dans la dernière phrase n'arrivera pas : c'est tout simplement au-dessus des forces de l'OMS et pas au programme de ce qui ressemble de plus en plus à l'organisation mafieuse de la santé.

Au nom de la sainte Fausse Science

Traiter des enfants avec un opioïde aussi puissant que l'OxyContin ne relève évidemment pas de la science. Pourtant, nous avons souligné au premier chapitre la place quasi-religieuse accordée à la science médicale dans la Constitution de l'OMS. Presque curieusement, cette dernière a besoin de l'asséner régulièrement dans ses communiqués, telle une piqûre de rappel, au cas où nous serions persuadés du contraire :

À propos de l'OMS

L'Organisation mondiale de la Santé (OMS), dont l'objectif est d'amener tous les peuples au niveau de santé le plus élevé possible, **en s'appuyant sur la science**,[179] dirige et défend les efforts mondiaux visant à donner à tous, partout dans le monde, une chance égale de vivre en sécurité et d'être en bonne santé.[180]

Or, de quelle science est-il question ? Celle qui est mensongère, financée par les laboratoires pharmaceutiques pour vendre leurs bouillons de onze heures, et diffusée à pleines pages par les revues médicales de « référence » (l'écrire plutôt avec un v), dont nous savons désormais ce qu'il faut en penser ? La même science aussi subventionnée par le *charity business* (Fondation Gates, Wellcome Trust, etc.), qui investit opportunément ses milliards dans les laboratoires pharmaceutiques pour lesquels ils exercent du lobbying auprès d'institutions telles que l'OMS, la Commission européenne, l'ONU... et en tirent des profits qui, depuis longtemps, auraient permis d'éradiquer la pauvreté dans le monde et les épidémies et maladies qui en découlent ?

Face à une telle situation, n'est-il pas urgent de se poser la question qui fâche : la santé n'est-elle pas devenue un système mafieux qui ne dit pas son nom, dont l'OMS serait la pierre angulaire, la caisse de résonance et le gardien du temple ?

C'est ce que nous allons continuer d'analyser dans ce chapitre, en complément de ce qui précède.

En introduction, citons un extrait de la « Vision du directeur général de l'OMS » présentée sur le site officiel, avec sa biographie :

---

179. Souligné par nous.
180. Sur son site et dans de nombreux communiqués.

Un monde où chacun peut mener une vie saine et productive
J'ai la conviction qu'un engagement mondial pour le développement durable, partie intégrante des Objectifs de développement
durable, est une chance unique d'agir sur les facteurs sociaux,
économiques et politiques déterminants de la santé et d'améliorer la santé et le bien-être de chacune et chacun, partout dans
le monde. Pour que cette vision se réalise, il faut faire de l'OMS
une organisation forte et efficace qui peut répondre aux nouveaux
défis et atteindre les Objectifs de développement durable dans le
domaine de la santé. Nous avons besoin d'une OMS plus forte et
réformée – adaptée au XXIe siècle – appartenant à tous de manière équitable. Nous avons besoin d'une OMS gérée de manière
efficace, dotée de ressources adéquates, axée sur les résultats
qui met l'accent sur **la transparence**,[181] la responsabilité et tire le
meilleur parti de ses ressources financières.

Plutôt qu'« appartenant à tous », n'est-ce pas « appartenant à tous
les laboratoires » qu'il voulait écrire ? Pourtant, il « met l'accent sur
la transparence »...

Quoi qu'il en soit, étudions comment au sein de l'OMS la fausse
science est mise à profit pour... les profits.

« Cachez cette corruption que je ne saurais voir », écrirait Molière
Nous avons présenté dans le premier chapitre les tableaux d'*inconduite*, dont les actes de corruption, et constaté qu'ils sont en
augmentation significative sous le règne du Dr Tedros, notamment au
siège. Pourtant, cette corruption ne constitue sans doute pas même
la face émergée de l'iceberg, tout au plus un petit glaçon, car la vraie
corruption se situe ailleurs et de façon insidieuse. D'ailleurs, l'OMS
est consciente de la gravité du problème, ainsi qu'elle l'exprime sur
son site :

Réduire la corruption dans le système de santé
La corruption peut être définie comme « l'abus d'un pouvoir confié
à des fins d'enrichissement personnel ». La corruption détourne
les ressources les plus nécessaires. Elle affaiblit les systèmes de
santé, exacerbe les inégalités et coûte des vies. À ce titre, les
efforts de lutte contre la corruption, de transparence et de res-

---

181. Souligné par nous.

ponsabilité (ACTA) sont cruciaux, et la cible 16.5 des ODD vise à réduire considérablement la corruption et les pots-de-vin sous toutes leurs formes.

L'OMS soutient l'intégration d'une perspective ACTA dans les efforts de renforcement des systèmes de santé et élabore des lignes directrices et des recommandations pour orienter l'action des États membres dans ce domaine.

Constatons que l'OMS parle des... États membres, pas de ses propres pratiques. Le paragraphe suivant indique que « l'OMS, le PNUD et le Fonds mondial sont actuellement en train de mettre en place l'Alliance ACTA pour la santé ». Cela reste très vague et il est impossible de savoir à quand correspond le « actuellement », puisque ce communiqué n'est pas daté et pourrait donc avoir été rédigé il y a dix ou quinze ans. En tout cas, l'objectif annoncé est l'Agenda 2030. D'ici là, si corruption il y a, corrupteurs et corrompus semblent pouvoir s'en donner à cœur joie. C'est l'impression que donne ce texte, mais, au moins, l'OMS a conscience de ce problème. Alors, elle décide d'agir : entrent en application le 4 juillet 2022 les règles exposées dans un document intitulé *Politique OMS de prévention, de détection et de réponse à la fraude et la corruption*, distribué à « tous les membres du personnel (fonctionnaires et non-fonctionnaires), ainsi que toute autre personne travaillant pour l'OMS ». Il remplace le document de 2005 qui fixait la politique en la matière, bien que ne figure pas le mot « corruption » dans le titre, seulement « fraude ». C'est donc pendant dix-sept ans que les dirigeants ne jugèrent pas utile de faire évoluer leur stratégie anticorruption. Ainsi, le Dr Zambon (cf. Chapitre II), qui refusa que son rapport sur la gestion du Covid en Italie disparaisse du site de l'OMS en 2020, n'aurait pu faire l'objet de représailles si la nouvelle politique avait été mise en œuvre plus tôt, puisque le point 32 précise ceci :

32. Obligation de signalement et protection contre les représailles. Toutes les parties couvertes doivent signaler sans délais tout soupçon de fraude ou de corruption. Les personnes qui signalent de bonne foi des cas de pratiques frauduleuses ou des actes de corruption présumés ont droit à une protection contre les représailles, conformément aux dispositions de la politique OMS de signalement des actes répréhensibles et de protection contre les représailles.

Encore faudrait-il savoir à quoi correspond exactement cette « protection contre les représailles », car il y a de quoi être dubitatif lorsque l'on étudie le fonctionnement de l'OMS (rappelons qu'elles ont plus que doubler entre 2022 et 2023, sans doute pour honorer le deuxième mandat du Dr Tedros...). Voici néanmoins les points les plus importants de la notice explicative :

1. La fraude et la corruption sont des menaces graves pour toute organisation. Aucune organisation n'est à l'abri d'actes de fraude et de corruption.[182]

2. *[cf. ci-dessous]*.

3. Il est par conséquent fondamental de lutter contre la fraude et la corruption pour que l'OMS puisse accomplir sa mission et son mandat. Les actes de fraude et de corruption sont également contraires au Code d'éthique et de déontologie de l'OMS, qui pose les principes d'indépendance, d'impartialité, d'intégrité, de respect et de conduite professionnelle.

4. La fraude et la corruption présentent des risques notables pour l'OMS, qui peuvent nuire à ses objectifs, à sa réputation ou à sa bonne gouvernance.

5. En instaurant un dispositif adéquat pour gérer efficacement ces risques, l'OMS fournit à ses États Membres, à ses donateurs et au public l'assurance que ses valeurs d'intégrité et de redevabilité sont protégées dans la mise en œuvre de toutes ses activités.

6. L'OMS est résolue à parer aux risques de fraude et de corruption en agissant selon le cycle « prévention, détection, réponse ».

Qui ne souscrirait à une telle démonstration de vertu ? Cependant, compte tenu de la spécificité de l'OMS, qui a recours en permanence à des experts « indépendants » mais anonymisés, car leur nom n'apparaît jamais ou quasiment jamais dans les communiqués, voyons comment est traitée la question des conflits d'intérêts, pour ne pas dire « corruption », au moins passive, politiquement moins correcte.

---

182. C'est rassurant...

Conflits d'intérêts mon amour

Elle apparaît dans le point 2 ci-dessus de la note introductive, car elle peut :

iv) altérer la capacité des États Membres de faire des choix regardant leur politique sanitaire en s'appuyant sur des données probantes, du fait, par exemple, de la présentation erronée de données sanitaires ou de conflits d'intérêts non gérés ;

Qui imaginerait qu'une telle chose puisse exister dans le monde merveilleux de l'OMS ? Néanmoins, cette question réapparaît en page 8 :

18. En outre, les définitions suivantes s'appliquent à la politique :

a) [...] ;

b) Il y a conflit d'intérêts quand des intérêts privés (financiers, personnels ou autres intérêts ou engagements sans rapport avec l'OMS) affectent ou paraissent affecter la capacité d'une partie visée à agir avec impartialité, à s'acquitter de ses fonctions ou de ses obligations et à régler sa conduite en ayant exclusivement en vue les intérêts de l'Organisation.[6]

[Cette note 6 renvoie à l'annexe 1 du Code d'éthique et de déontologie de l'OMS.]

En fin de page 8, il est précisé au sujet du dispositif de lutte antifraude et anticorruption :

– des processus efficaces d'évaluation des risques de fraude et de corruption :

• qui s'attaquent aux causes profondes des pratiques frauduleuses et actes de corruption (par exemple, prise en compte dynamique des conflits d'intérêts réels ou perçus, flux peu clairs de fonds, de produits ou de données) ; [...]

Puis, en page 10, dans la rubrique *7. Principales exigences, fonctions et responsabilités* :

31. Importance accordée aux conflits d'intérêts. Sachant que des conflits d'intérêts sont souvent à l'origine des pratiques interdites, l'OMS insiste pour que toutes les parties couvertes déclarent et, le cas échéant, gèrent comme il convient les conflits d'intérêts conformément à la présente politique et aux autres éléments du dispositif antifraude et anticorruption de l'OMS, tels que le Code

d'éthique et de déontologie. À cet égard, la déclaration d'intérêts annuelle pour le personnel de l'OMS et le processus de gestion des déclarations d'intérêts pour les experts et les consultants revêtent une importance cruciale.

La note 8 renvoie au formulaire de déclaration d'intérêts, sur laquelle nous reviendrons ci-dessous. Enfin, le point 42 précise que le Bureau de la conformité, de la gestion des risques et de l'éthique (CRE) « donne aussi des orientations et des conseils pour la gestion des conflits d'intérêts concernant des personnes ». C'est tout. Sa mission est des plus limitées.

Étudions maintenant le Code d'éthique et de déontologie, où la notion de conflits d'intérêts apparaît en p. 6, au 1. Glossaire et liens :

Déclaration d'intérêts des experts – formulaire que les experts extérieurs sont tenus de remplir avant toute collaboration avec l'OMS. Les experts extérieurs sont priés de révéler toutes circonstances qui pourraient constituer un conflit d'intérêts lié à leurs compétences. […]

Lignes directrices pour la déclaration d'intérêts – expliquent le sens de l'expression « conflit d'intérêts » ; déterminent les cas où un expert doit remplir une déclaration d'intérêts ; expliquent comment le Secrétariat de l'OMS, par l'intermédiaire de l'unité technique concernée, doit évaluer l'information communiquée ; et indiquent les mesures à prendre lorsqu'un conflit d'intérêts potentiel semble exister. Elles décrivent aussi le processus d'avis public pour commentaires et une série de considérations pratiques concernant la sélection des experts et la gestion des conflits d'intérêts.

La question des conflits d'intérêts est donc clairement identifiée dans la politique anticorruption de l'OMS, ce que vient renforcer la déclaration d'intérêts pour les experts.[183] Deux points sont toutefois à retenir :

1) C'est le Secrétariat qui détermine s'il y a conflit d'intérêts, et « peut conclure qu'il n'existe aucun conflit potentiel ou que l'intérêt n'est pas pertinent ou est minime ». Dans le cas contraire, voici ce qu'il annonce aux experts :

---

183. Elle peut être consultée à l'adresse url suivante : https://cdn.who.int/media/docs/default-source/ethics/doifrmfr_wlogo_blank.pdf?sfvrsn=799d694_6&download=true.

Si toutefois un intérêt déclaré est jugé potentiellement ou clairement majeur, une ou plusieurs des trois mesures suivantes peuvent être appliquées pour gérer le conflit d'intérêts. Le Secrétariat i) autorise une pleine participation, en rendant public votre intérêt ; ii) ordonne une exclusion partielle (c'est-à-dire que vous serez exclu de la partie de la réunion ou de l'activité liée à l'intérêt déclaré et du processus de prise de décision correspondant) ; ou iii) ordonne l'exclusion totale (c'est-à-dire que vous ne pourrez participer à aucune partie de la réunion ou de l'activité).

Nous avons déjà croisé la situation ii), où 4 experts sur 15 se retirent de la « discussion et de la prise de décision concernant la session Covid-19 » du 4 au 7 avril 2022 (on peut toutefois se demander ce qu'ils faisaient là et comment purent-ils être choisis par le Secrétariat, car l'incompatibilité était patente).

2) Le deuxième point qui nous paraît intéressant dans ce formulaire concerne le consentement à la divulgation :

En remplissant et en signant le présent formulaire, vous consentez à la divulgation de tout conflit pertinent aux autres participants à la réunion et dans le rapport ou le produit de l'activité qui en résultera.

Au final, il n'y a aucun doute que l'OMS a pris en compte le risque de conflits d'intérêts et ses conséquences, mais, dans les faits, sa politique anticorruption respire l'entre-soi et les (gros) arrangements entre amis, car c'est le Secrétariat qui est souverain (le CRE ne peut que donner des « orientations et des conseils » ; même le mot « divulgation », pourtant éloquent, consiste seulement à informer les... « autres participants à la réunion ». « Et le public ? » « Le quoi... ? »

Nous avons constaté ci-dessus ce qu'il advint de 4 experts sur 15 lors d'une sessions Covid-19, mais trois autres avaient un employeur bénéficiant de financements significatifs de la Fondation Gates, or, ils ne se retirèrent pas. Pourtant, il est de notoriété publique que Bill Gates investit de larges sommes dans des laboratoires bénéficiant de la crise du Covid, afin de s'enrichir davantage. N'y a-t-il pas là de potentiels conflits d'intérêts « clairement majeurs », surtout étant donné le rôle de cette fondation au sein de l'OMS (cf. ci-dessous) ? Que risquent pour leur carrière ces experts subventionnés, voire stipendiés pour certains, s'ils émettent un avis qui ne serait pas conforme aux intérêts de la Fondation et de l'industrie en général ?

Or, les décisions prises impactent la vie de milliards de personnes. Alors, ne devrions-nous pas exiger qu'elles soient toutes rendues publiques, avec le nom et la déclaration d'intérêts des experts ? En effet, il n'est pas acceptable d'apprendre par tel ou tel communiqué qu'un groupe d'experts – « indépendants », cela va de soi – a été réuni, sans autre précision. D'ailleurs, pourquoi n'existe-t-il pas un registre public de ces experts, que chaque citoyen du monde pourrait consulter, avec les groupes et comités auxquels ils participent, et leurs déclarations d'intérêts ? Puisque l'OMS « appartient à tous », ne serait-ce pas là une preuve de l'engagement envers la transparence chère au Dr Tedros... dans ses déclarations... d'intention ? Surtout qu'elle ne concerne pas que les experts « indépendants », comme nous allons le constater.

Le Registre OMS des acteurs non étatiques : un jour... peut-être... jamais...

En effet, il est tout aussi important de connaître les collaborations et les accords avec les acteurs non étatiques, par exemple la Fondation Gates, le Wellcome Trust, Gavi, etc. C'est même tellement important que l'OMS a préparé une page sur son site intitulée *Collaboration de l'OMS avec les acteurs étatiques*. Nous nous précipitons pour la consulter, car elle prouvera que la promesse de transparence est une réalité... Léger problème... de taille : « This page cannot be found » (« Cette page ne peut être trouvée ») est la réponse. Il faudra donc patienter pour connaître ces informations fondamentales. En attendant, l'OMS nous abreuve de nectar et de miel :

> Le Registre OMS des acteurs non étatiques est en cours d'élaboration pour gérer l'interaction de l'OMS avec les acteurs non étatiques de **façon transparente**.[184] Il s'agit d'un outil électronique accessible sur Internet que le Secrétariat de l'OMS utilise pour mettre à la disposition du public les informations de base relatives aux acteurs non étatiques avec lesquels l'OMS collabore et sur les accords individuels de collaboration concernés. [...].

---

184. Souligné par nous. Ah, transparence, quand tu nous tiens...

Une fois testé, le Registre sera graduellement mis en place, premièrement avec le reste des organisations non gouvernementales en relations officielles, puis avec les autres acteurs non étatiques avec lesquels l'OMS collabore.

Le Registre contiendra les principales informations standards communiquées par les acteurs non étatiques et une description détaillée de l'accord de collaboration que l'OMS a avec ces acteurs.

Les informations que les acteurs non étatiques collaborant avec l'OMS sont priés de fournir au Registre seront disponibles publiquement : nom, statut juridique, objectif, structure de gouvernance, composition des principaux organes de décision, actifs, revenus annuels et sources de financement, principales entités avec lesquelles l'entité a des liens, et adresse du site Internet.

Dans le prototype actuel, seules les informations sur les entités sont rendues publiques ; la description de l'accord de collaboration sera incluse ultérieurement.[185]

Que d'intentions louables – et vive, enfin, la transparence tant vantée par l'OMS ! Pourtant, il flotte comme un parfum frelaté, une date de péremption passée depuis longtemps... Au fait, quand fut rédigé ce communiqué ? Comme d'autres du même genre, il n'est pas daté, mais voici le paragraphe que nous n'avons pas cité dans l'extrait ci-dessus :

Cette version du Registre est un prototype élaboré à des fins de démonstration et de test uniquement. Il contient des informations sur les organisations non gouvernementales qui ont des relations officielles et celles dont les relations doivent être examinées par le Conseil exécutif de l'OMS à sa 136ᵉ session en janvier 2015.

Ah oui... nous avons bien lu : « en janvier 2015 ». Ce registre n'est donc toujours pas « à la disposition du public » plus de dix ans plus tard. Les hauts dirigeants sont-ils sérieux ? Comment est-ce possible ? Allô, Dr Tedros, vous, le champion autodéclaré de la transparence, n'avez toujours pas réussi à finaliser ce (petit) dossier depuis votre arrivée en 2017 ? Y aurait-il des conflits d'intérêts à cacher, que ce soit avec des experts externes et/ou des acteurs non étatiques ?

---

185. Registre OMS des acteurs non étatiques, site de l'OMS.

Pourtant, ils tombent sous le coup de la politique antifraude et anti-corruption de l'OMS, qui relève manifestement plus de la poudre aux yeux que de la volonté farouche et indomptable d'un lion d'Abyssinie, emblème national de l'Éthiopie. Et les États laissent faire, alors que les conséquences sur les populations peuvent être irréparables ?

Les liaisons dangereuses

Si l'OMS est capable de déclencher des épidémies avec de nouveaux virus à cause de ses campagnes de vaccination de masse, elle semble aussi en capacité d'en inventer (certains pensent que c'est le cas de la pandémie Covid, qu'ils appellent même « plandémie »). Se basant sur « la fausse alerte autour de la pseudo-pandémie H1N1 », ainsi qu'il la qualifie lui-même, le médecin et mathématicien, Marc Girard, spécialiste de iatrogénie,[186] rappelle ceci :

> […] pourquoi limiter le marché pharmaceutique aux malades, alors qu'à l'évidence, il y avait bien plus de bien-portants ? Mais aussi, et par voie de conséquence : comment ouvrir le marché des médicaments à des gens qui n'en avaient nul besoin ? Élémentaire, mon cher Watson : il suffit de leur promettre une prévention. […]. Or, quelle « prévention » plus naturelle que celle promise par « LA » vaccination – surtout quand elle était posée comme article de foi ? […]

> On peut dater de 1988 cet élargissement aux bien-portants d'un marché jusqu'alors limité aux seuls malades. Selon un responsable travaillant à la promotion du vaccin contre l'hépatite B : « Dès 1988, nous avons commencé à sensibiliser les experts européens de l'OMS à la question de l'hépatite B. De 1988 à 1991, nous avons financé des études épidémiologiques pour créer un consensus scientifique sur le fait que cette hépatite était un problème majeur de santé publique. […] En France, nous avons eu la chance de tomber sur Philippe Douste-Blazy, un ministre de la Santé dynamique. Nous sommes allés le voir et il a compris du premier coup qu'il y avait un problème de santé publique. […] En 1994, en France, nous avons décroché le marché de la vaccination en milieu scolaire. Quand un enfant se fait vacciner en

---

186. Effets indésirables des traitements médicaux causés par l'intervention d'un personnel de santé.

sixième, sa mère pense à faire vacciner ses autres enfants par son médecin traitant et puis se dit : « Pourquoi pas moi et mon mari ? » (*Sciences et Avenir*, janv. 1997, p. 27).[187]

Marc Girard analyse ensuite les conséquences de cette situation :

Déjà évidemment catastrophique pour les finances publiques, cette promotion vaccinale hystérique pose au moins deux graves problèmes de santé publique :

- Le premier, c'est que par rapport aux médicaments classiques, les vaccins sont d'une extrême complexité : ils sont supposés exercer leurs effets durant des années, voire des décennies (et pas sur la seule durée de traitement), ils sont associés à des adjuvants qui sont eux-mêmes dotés de propriétés pharmacologiques non négligeables, etc. En même temps et comme illustré par la précipitation avec laquelle les vaccins anti-H1N1 ont pu être mis sur le marché en 2009, leurs évaluations cliniques avant commercialisation sont extrêmement sommaires, tandis qu'en pratique courante (c'est une expérience à la portée de tout un chacun), les professionnels de santé se montrent d'une indifférence qui confine au refus agressif à l'endroit des effets indésirables potentiellement imputables aux vaccins. [...].

- Le second problème, c'est qu'en dramatisant des complications infectieuses exceptionnelles pour justifier un élargissement constant des vaccinations, les autorités promeuvent un bénéfice individuel de plus en plus infime [dans la balance bénéfice/risque] : qui a vu une grippe, une hépatite B ou une rougeole mortelle chez un enfant ? Or, tandis que le bénéfice attendu tend ainsi vers l'infimité, le risque, lui, ne rétrécit pas en proportion, au contraire : il suffit de se reporter aux documents réglementaires disponibles pour constater que les essais de sécurité d'un vaccin ne permettent pas d'identifier les effets indésirables survenant chez moins de 1 à 2 % des patients exposés. À raison d'environ 800 000 naissances par an en France, vacciner toute une classe d'âge – selon les recommandations en vigueur – laisse ainsi une zone d'ombre

---

187. *Hépatite B, un vaccin sous surveillance*, Christophe Labbé, Michel Le Taillanter, Olivia Recasens et Jérôme Vincent, *Science et Avenir* n° 599, janvier 1997.

concernant potentiellement 8 000 à 16 000 personnes chaque année (et pour chaque vaccination administrée) : qui croit sérieusement que les hépatites B graves (ou les rougeoles, ou le cancer du col de l'utérus) concernent un tel effectif annuel ?

Ainsi, à mesure qu'on élargit la cible des vaccinations sans autre objectif que la maximisation des profits, on expose les populations (et surtout celles des enfants) à un risque iatrogène sans commune mesure avec le bénéfice prévisible, lequel ne peut être au mieux qu'exceptionnel – en supposant, de plus, que les vaccins en question soient efficaces, ce qui est loin d'être toujours le cas.[188]

Plus nous avançons dans notre enquête, moins l'OMS nous paraît indépendante, à la grande différence des experts, qui eux, bien sûr, le sont éternellement... sauf que l'on oublie de nous dire de qui ou de quoi : de l'Organisation mondiale de la santé, sans doute, de l'organisation mafieuse de la santé, c'est moins sûr, ainsi que nous allons le constater.

À la solde des marchands du temple

Halfdan Mahler, directeur général de l'OMS pendant quinze ans (de 1973 à 1988) met en garde le monde, après son départ, contre le pouvoir exercé par l'industrie pharmaceutique sur l'OMS :

> Il déclare dans le quotidien danois *Politiken* : « Cette industrie prend le contrôle de l'OMS. » Malheureusement, personne ne le croit à l'époque. Depuis, la prise de contrôle s'est intensifiée, les grandes entreprises pharmaceutiques dictant les politiques de santé publique mondiales que l'OMS initie et promeut. Ces politiques ont considérablement enrichi les grandes entreprises pharmaceutiques, et l'OMS a été généreusement récompensée pour ses services.[189]

Le titre et le sous-titre sont déjà un réquisitoire : *Anatomie de la corruption : Directives de santé publiques de l'OMS : conflit d'intérêts,*

188. *Vaccins et vaccinations : ce qu'il vaudrait mieux savoir*, Marc Girard, Passeport-Santé, rédigé le 22/12/2014 et mis à jour le 13/12/2022.
189. *Anatomy of Corruption: WHO Public Health Guidelines – Conflict of Interest, Corrupt Practices, Corrupt Public Health, Corrupted Science, Gene Modification*, Alliance For Human Research Protection, 30 janvier 2025.

pratiques de corruption, santé publique corrompue, science corrom-
pue, modification génétique.

Les décennies passent et les titres ne sont pas moins accusateurs, comme en 2015 : *Pourquoi la corruption de l'Organisation mondiale de la santé (OMS) est la plus grande menace pour la santé publique mondiale de notre époque*, dont voici la fin de la présentation :

> Il est donc regrettable que les revues de Cochrane semblent systématiquement contredire les informations et les recomman-dations de l'Organisation mondiale de la santé (OMS). Un certain nombre de médicaments et de vaccins recommandés par l'OMS, en particulier les médicaments utilisés en psychiatrie, sont jugés nocifs et sans effet clinique significatif dans les revues Cochrane. Étant donné que les recommandations de l'OMS sont suivies par de nombreuses personnes dans les États membres, cela pourrait en effet conduire à ce que les patients reçoivent des médicaments inappropriés et que nombre d'entre eux subissent des effets indé-sirables graves à cause de ces médicaments. Pour résoudre ce problème de santé publique sérieux, il est recommandé de réviser le système de l'OMS, qui s'est en fait avéré faible face aux inté-rêts de l'industrie pharmaceutique. Nous pensons donc que les recommandations de l'OMS concernant les médicaments dans sa « liste des médicaments essentiels » et d'autres répertoires de médicaments sont biaisées et ne constituent pas une source d'in-formation fiable sur les médicaments.[190]

Cochrane (anciennement « Collaboration Cochrane ») est une or-ganisation internationale à but non-lucratif, dont « la mission est de favoriser la prise de décisions de santé éclairées par les données probantes, grâce à des revues systématiques pertinentes, acces-sibles et de bonne qualité et à d'autres synthèses de données de recherche ».[191] Elle regroupe environ 37 000 experts volontaires de plus de cent pays et entretient une collaboration officielle avec l'OMS, dont la possibilité de nommer des représentants sans droit de vote à certaines réunions. Voici l'un des constats issus de ses travaux :

---

190. *Why the Corruption of the World Health Organization (WHO) is the Biggest Threat to the World's Public Health of Our Time*, Soren Ventegodt, *Journal of Integrative Medi-cine & Therapy*, Research Gate, février 2015.
191. Site de Cochrane France.

Les récentes (en 2022) revues Cochrane ont montré que plus de 90 % des interventions de soins de santé étudiées ne disposent pas de preuves d'une haute qualité.[192]

C'est pourtant sur ces bases-là, la fameuse « science », que s'appuie l'OMS pour prendre des décisions qui impactent le monde entier.

Dix ans après la publication de l'étude de 2015 *Pourquoi la corruption de l'Organisation mondiale de la santé (OMS) est la plus grande menace pour la santé publique mondiale de notre époque*, la situation s'est-elle améliorée sous le règne de la transparence tant vantée par le Dr Tedros ?

Poursuivons la lecture de l'article *Anatomy of Corruption: WHO Public Health Guidelines* :

Il convient de noter que l'OMS n'est pas soumise à l'examen du public [...]. Les documents internes de l'OMS ne sont pas accessibles en vertu de la loi sur la liberté d'information, et la plupart des contrats financiers de l'OMS sont secrets. En substance, l'OMS est devenue le vassal et l'agent de marketing mondial de Big Pharma et de son programme agressif d'expansion du marché des médicaments et des vaccins. À maintes reprises, l'OMS a démontré son allégeance à ses bailleurs de fonds ; en adoptant cette approche, elle a considérablement enrichi l'industrie pharmaceutique, alors même que l'utilisation généralisée et abusive, de cocktails de médicaments et de vaccins multiviraux a provoqué de nombreux effets secondaires graves, hospitalisations, maladies chroniques et décès.

Est-ce compatible avec la mission d'« amener tous les peuples au niveau de santé le plus élevé possible » ? C'est à se demander également à quoi sert l'Assemblée mondiale de la Santé. À moins qu'elle ait aussi pour mission d'« amener tous les profits des laboratoires au niveau le plus élevé possible » ?

---

192. Wikipedia / Cochrane (organisation).

À votre bon cœur M'sieurs dames...

Cette situation est due au fait que le financement de l'OMS est un mélange du genre rare pour une institution internationale :

> L'OMS obtient son financement de deux sources principales : les contributions fixées des États Membres (les cotisations des pays) et les contributions volontaires d'États Membres et d'autres partenaires.

> Les contributions fixées sont calculées en pourcentage du produit intérieur brut de chaque pays (le pourcentage est fixé par l'Assemblée générale des Nations Unies). Les États Membres les approuvent tous les deux ans à l'Assemblée mondiale de la Santé. Les contributions fixées couvrent moins de 20 % du budget total.

Moins de 20 % du budget total, c'est très... minoritaire, d'autant plus que le pourcentage tombe à moins de 15 % en 2023 :

> Pour le reste, l'OMS est financée par des contributions volontaires, qui proviennent en grande partie d'États Membres, d'autres organisations des Nations Unies, d'organisations intergouvernementales, de fondations philanthropiques, du secteur privé et d'autres sources.[193]

Recettes 2023	En millions $	En %
Contributions fixées des pays	494	14,8
Contributions volontaires	2 720	81,4
Autres recettes	127	3,8
Total	**3 341**	**100**

Source : AUDITED FINANCIAL STATEMENTS
FOR THE YEAR ENDED 31 DECEMBER 2023 / OMS

Puisque plus de 80 % du budget de l'OMS provient de contributions volontaires, découvrons quels sont les dix plus gros donateurs :

---

193. Le financement de l'OMS, site de l'OMS.

Contributeurs 2023 (millions $)	Contributions fixées	Contributions volontaires totales	Total
États-Unis	113	368	481
Bill & Melinda Gates Foundation	-	356	356
Gavi, the Vaccine Alliance	-	260	260
Allemagne	30	229	259
Royaume-Uni	22	189	211
Commission européenne	-	189	189
Banque mondiale	-	90	90
Chine	76	4	80
Canada	13	65	78
ONU (Fonds central intervention urgence)	-	74	74

Il est de notoriété publique que la Fondation Gates est le deuxième contributeur de l'OMS, mais il est moins connu que Gavi, l'Alliance du vaccin, arrive en troisième position, devant des États comme l'Allemagne et le Royaume-Uni, tandis que le Japon a disparu des donateurs majeurs. Ainsi, il y a deux organisations non-étatiques parmi les trois premiers contributeurs, et c'était avant que le président Trump annonce le retrait de son pays dès sa prise de fonction à la Maison Blanche. Quelle influence peuvent-elles avoir sur l'OMS avec un tel poids financier ?

Des partenaires en dessous de tout soupçon : Gavi, l'Alliance du vaccin

Voici comment est présentée cette organisation internationale, troisième contributeur de l'OMS :

Gavi, l'Alliance mondiale pour les vaccins et l'immunisation, (en anglais : Global Alliance for Vaccines and Immunization), est une organisation internationale créée en 2000 pour sauver la vie des enfants et protéger la santé des populations en augmentant l'utilisation équitable des vaccins dans les pays à faible revenu. L'Alliance rassemble, entre autres, l'expertise technique de l'OMS, la puissance d'achat en matière de vaccins de l'Unicef et le savoir-faire financier de la Banque mondiale. Elle intègre également les connaissances en matière de recherche et de développement des fabricants de vaccins, les voix des pays en développement et de grands donateurs étatiques et privés tels que la Fondation Bill et Melinda Gates.

Est-il besoin de commenter après avoir lu que « les connaissances en matière de recherche et de développement » proviennent des fabricants de vaccins ? Ils sont d'ailleurs représentés au Conseil d'administration, dont la composition est intéressante, car seules quatre organisations ont un siège permanent : l'Unicef, l'OMS, la Banque mondiale et... la Fondation Bill & Melinda Gates, qui s'est acheté son siège en versant 750 millions $ à la création. Les autres membres sont « désignés par les membres du conseil d'administration ».[194] Cela fleure bon l'entre-soi.

Gavi est une puissance financière puisqu'elle dispose de 8,8 milliards $ pour développer les campagnes de vaccination dans les pays les plus pauvres. Elle ne les prend pas entièrement en charge, car une part est à payer par les gouvernements aidés, qui doivent mobiliser des ressources budgétaires pour ces actions, forcément au détriment d'autres besoins, dont l'accès à l'eau potable et la salubrité.

Gavi co-dirige avec l'OMS et la Coalition pour les innovations en matière de préparation aux épidémies (Cepi) le Covax, dont l'objectif était d'accélérer la mise au point et la fabrication de vaccins contre le Covid-19 et d'en assurer « un accès juste et équitable », à l'échelle mondiale, afin que les pays les plus riches n'accaparent pas les doses au détriment des autres. C'est une belle initiative sur le papier, mais voici l'exemple de l'Afrique du Sud, qui se déclare « rançonnée » par Big Pharma et doit surpayer ses doses de vaccins après que Gavi ait fait défaut :

> « Nous espérons que davantage de pays publieront leurs contrats avec les grandes entreprises pharmaceutiques, afin que le monde puisse voir comment l'industrie mène réellement ses activités. »

L'analyse des documents a également révélé des pratiques déloyales de la part du Serum Institute of India, qui a facturé à l'Afrique du Sud 2,5 fois plus cher qu'au Royaume-Uni pour une version générique du vaccin Oxford-AstraZeneca, et de la Global

---

194. Source : www.gavi.org.

Alliance for Vaccines and Immunization (Gavi), qui vise à améliorer l'accès équitable aux vaccins.[195]

Notons que le Serum Institute of India (SII), le « plus grand producteur au monde de vaccins en volume » selon son site, bénéficie du soutien financier de Gavi et de la Fondation Gates pour produire 100 millions de doses supplémentaires du « futur vaccin sûr et efficace [...] pour les pays à faible et moyen revenu en 2021 ».[196] Nous ignorions que l'Afrique du Sud ne faisait plus partie de cette catégorie, mais le Royaume-Uni oui, compte tenu de l'écart de facturation. L'Afrique du Sud ne doit plus faire partie non plus du Sud global, notion géopolitique désignant un ensemble de pays souhaitant faire entendre leur voix dans le concert des nations, mais le Royaume-Uni oui, car voici ce que nous lisons dans le communiqué de presse du SII :

> « C'est de la fabrication de vaccins pour le Sud global, par le Sud global, ce qui nous aide à garantir qu'aucun pays ne soit laissé pour compte en matière d'accès à un vaccin contre le Covid-19 », a déclaré le Dr Seth Berkley, PDG de Gavi, l'Alliance du vaccin.

Si c'est le PDG de Gavi qui le dit, nous ne pouvons que le croire, mais pourquoi avoir facturé l'Afrique du Sud 2,5 fois plus cher que le Royaume-Uni ? Lequel des deux appartient au Sud global ? Poursuivons notre lecture de l'article d'Al Jazeera :

> Selon HJI,[197] Gavi n'a donné aucune garantie à l'Afrique du Sud quant au nombre de doses qu'elle recevrait ou à la date de livraison, mais l'Afrique du Sud est restée tenue de payer tout ce qu'elle avait commandé, même après avoir dû commander des doses supplémentaires directement auprès des sociétés pharmaceutiques lorsque Gavi n'a pas livré.
>
> HJI a critiqué « la nature pernicieuse de l'intimidation pharmaceutique et la lourdeur de Gavi », affirmant que « les conditions

195. *South Africa 'held to ransom' by big pharma, overcharged for COVID vaccines*, Sumayya Ismail, Al Jazeera, 6 septembre 2023.
196. Serum Institute of India to Produce up to an Additional 100 Million Covid-*19 Vaccine Doses for India and Low- and Middle-Income Countries in 2021*, communiqué de presse, SII.
197. Health Justice Initiative (HJI) est une ONG qui agit contre les inégalités en matière de santé et força par la Justice le gouvernement sud-africain à publier les contrats d'achat des vaccins. Les clauses et les contraintes imposées sont, à tout le moins, « discutables ».

générales sont extrêmement unilatérales et favorisent les multi-nationales ».

« Favoriser les multinationales » ? Qui peut croire une telle chose dans la merveilleuse organisation mondiale de la santé où trône l'OMS ?

Rappelons que ce système Covax est co-dirigé par l'OMS, qui a un siège permanent au Conseil d'administration de Gavi, donc en partage les responsabilités. De toute façon, il ne faut pas s'attendre à de la bienveillance étant données l'organisation et la gouvernance mises en place : Gavi n'existe que pour (faire) vendre du vaccin, au détriment de toute autre solution. Un exemple ?

Gavi contre l'eau salubre et l'hygiène

Sur la page de Gavi intitulée *Soutien au vaccin antirotavirus*, nous lisons : « Le rotavirus est la principale cause de diarrhée infantile sévère et de mortalité infantile par diarrhée du monde entier. » En prévention, sont recommandées des pratiques comme le lavage systématique des mains et l'utilisation d'eau bouillie pour reconstituer le lait en poudre. Or, voici ce qui est écrit sur la page de Gavi :

> Contrairement à d'autres types de diarrhée, il n'est pas possible d'éviter la propagation du rotavirus par une eau plus salubre ou un assainissement amélioré. Ce virus est si contagieux et si résistant qu'une meilleure hygiène n'a que peu d'effet sur la prévention de l'infection.

Premièrement, constatons que Gavi reconnaît que l'eau salubre et l'assainissement ont des effets certains. Deuxièmement, ce qu'ils écrivent pour la propagation est vrai, mais pas pour la prévention, d'autant plus qu'il est reconnu qu'une mauvaise hygiène et l'immunodépression sont des facteurs favorisants ou aggravants. Or, des enfants souffrant de malnutrition et buvant de l'eau insalubre développent inévitablement un système immunitaire gravement affaibli, et n'oublions pas que vacciner, c'est injecter un virus certes atténué, mais pour obtenir une réponse du système immunitaire, donc le fragiliser plus encore, au moins momentanément. Cela revient alors à ouvrir la porte à d'autres maladies qui n'épargneront pas ces millions d'âmes.

Toutefois, nous lisons dans différentes études que la vaccination contre le rotavirus peut s'avérer une bonne solution, à condition de ne pas mettre la charrue avant les bœufs : il faut commencer par traiter les conditions de vie déplorables et éradiquer la pauvreté, c'est-à-dire atteindre l'objectif de développement durable n° 1, intitulé *Pas de pauvreté* (ODD 1). Sur son site consacré à ce sujet, l'ONU rappelle que « plus de 700 millions de personnes vivent toujours dans une extrême pauvreté ». À défaut, la situation perdurera. De plus, ainsi que nous l'avons déjà souligné, la politique du tout-vaccinal présente, d'une part, le problème de la logistique dans les pays émergents, car il faut pouvoir maintenir les vaccins à température ou dans des conditions de stockage n'altérant pas leur qualité, et, d'autre part, il est impossible de vacciner les enfants contre tout, car ils vont finir par se transformer en bombes virales, d'autant plus que la plupart des vaccins nécessitent deux doses et plus, sans compter les rappels :

> Aujourd'hui, ce programme [PEV], devenu le Programme essentiel de vaccination, recommande la vaccination universelle contre 13 maladies et des recommandations contextuelles pour 17 autres, étendant ainsi la portée de la vaccination à toutes les tranches d'âge, des nourrissons aux adultes.[198]

Ainsi, selon cet article de l'Unicef, un enfant pourrait subir jusqu'à 30 vaccins pour 30 maladies, soit combien d'actes de vaccination avec les rappels ? Un système immunitaire affaibli peut-il y survivre ?

D'ailleurs, à notre connaissance, l'OMS n'a pas mené d'étude pour vérifier si la multiplication des vaccins n'entraîne pas des consé-quences pires encore, dont l'apparition de nouvelles maladies (cf. le vaccin polio promu par les Gates), car elle ne se repose que sur les données des fabricants et de leurs experts « indépendants », dont on peut, *a minima*, questionner l'impartialité.

N'en déplaise à l'industrie vaccinale et à toute son organisation, dont Gavi et l'OMS, la première préoccupation, pour « amener tous les peuples au niveau de santé le plus élevé possible », doit consis-ter à renforcer le système immunitaire des enfants, en priorité. Qui peut contester qu'on résiste mieux à la rougeole ou à toute autre

---

198. *Vaccination : 154 millions de vies sauvées au cours des 50 dernières années*, com-muniqué de presse Unicef, 24 avril 2024.

maladie infantile avec un système immunitaire robuste ? Or, nous le répétons, tous les milliards versés aux fabricants de vaccins depuis des décennies auraient permis de traiter les causes profondes liées à l'insalubrité, alors que vacciner vise principalement à en palier les conséquences. Et ce problème est connu depuis longtemps, ainsi qu'en témoigne un article du *Guardian* de 2011 :

> Les critiques veulent s'assurer que les fonds limités sont utilisés au mieux. Donald Light, universitaire à l'université de Princeton, s'oppose à l'absence de débat autour de la stratégie de financement des vaccins de Gavi. « Je pense que les contribuables des pays riches et leurs dirigeants devraient soutenir les efforts visant à sauver les enfants pauvres et à réduire la pauvreté dans le monde, mais le moment est venu pour eux de revoir de manière critique la façon dont cet argent est dépensé », a-t-il déclaré. « Le modèle de Gavi consiste à donner de plus en plus d'argent année après année pour fournir des vaccins aux pays pauvres de manière non durable et à des prix inabordables. »[199]

Et la situation n'est pas près de s'améliorer, comme le confirme la suite de l'article :

> Médecins sans frontières (MSF) et Oxfam estiment également que les décisions prises par Gavi sont faussées par la présence au sein de son conseil d'administration de sociétés pharmaceutiques. GSK-Bio vient d'être remplacé par Crucell, qui tire plus d'un tiers de ses revenus du vaccin pentavalent contre la diphtérie, le tétanos, la coqueluche, l'hépatite B et l'Hib, acheté par Gavi.
>
> Les deux agences affirment que les entreprises devraient se retirer du conseil d'administration de Gavi. « La représentation des entreprises pharmaceutiques au sein du conseil d'administration de Gavi crée un conflit d'intérêts [...] », a déclaré Mohga Kamal-Yanni, conseillère politique principale d'Oxfam.

Qui peut croire que le système a changé, alors que des milliards de bénéfices sont en jeu ? Cela met d'ailleurs en cause la complicité de tous les dirigeants, y compris étatiques, soutenant ce système

---

199. *Analysis: vaccine programmes come under the microscope*, Sarah Boseley, *The Guardian*, 6 juin 2011.

financé en partie par les budgets des pays membres. Nous pouvons même nous demander si *The Guardian* publierait aujourd'hui un tel article depuis que les millions de la Fondation Gates sont passés par là. Au final, cette politique menée en connaissance de cause nous paraît criminelle et, malheureusement, les faits nous donnent raison : trop d'enfants meurent et continueront de mourir avec une telle organisation mondiale de la santé.

En outre, le rôle de Gavi ne se limite pas au business des vaccins :

> Au sein d'un partenariat avec Gavi lancé en 2018 et appelé *Trust Stamp*, l'Alliance du Vaccin, NEC Corporation et Simprints Technology Ltd. et Mastercard ont commencé des essais en Afrique de l'Ouest combinant un système d'identité numérique biométrique, des dossiers de vaccination et un système de paiement biométrique. Cette initiative a reçu plusieurs millions de dollars de dons.[200]

Cela nous renvoie au pass sanitaire et certificats vaccinaux chers à la Commission européenne, au Forum de Davos et autres instances mondialistes ne voulant pas que du bien aux peuples. Or, il se trouve que le budget de Gavi s'arrête en 2026, mais, déjà, certains sont en campagne, comme l'a exprimé le président Macron dans son discours à l'occasion du Forum mondial pour l'innovation et la souveraineté vaccinales de juin 2024 :

> C'est pourquoi nous lançons aujourd'hui à Paris, en parallèle, la campagne de mobilisation de ressources de Gavi pour 2026 à 2030. Fidèle à l'engagement historique de la France, je vous appelle tous ici à soutenir cette alliance, qui est une belle démonstration, vous l'avez rappelé, président Barroso [président de Gavi], de l'efficacité du multilatéralisme. La France maintiendra son soutien à Gavi pour le cycle 2026-2030, au moins à la hauteur de son engagement précédent, de sorte à mettre en œuvre très concrètement nos priorités.

« L'efficacité du multilatéralisme », sans doute, mais nous préférerions « l'efficacité pour les populations ». Peut-être que le meilleur service à leur rendre, pour réellement sauver des vies, et pas seulement dans les études de la science frauduleuse, serait, justement, de ne pas

---

200. Wikipédia/Gavi.

renouveler le soutien de la France à Gavi mais de veiller à mettre en œuvre les mesures nécessaires pour atteindre définitivement l'ODD 1. Quel bel exemple ce serait pour le monde...

Des partenaires en dessous de tout soupçon : les Gates

Après Gavi, intéressons-nous au premier contributeur privé de l'OMS : la Fondation Bill & Melinda Gates, avec 356 millions $ versés directement au budget de l'OMS pour 2023. Toutefois, les sommes investies dans le domaine de la santé vont bien au-delà, puisque, par exemple en 2020, c'est environ 2 milliards $ qui sont distribués. De telles contributions sont-elles effectuées sans contrepartie, par pure philanthropie et amour du Bien et du Beau, et même de l'Humanité ? Il est impossible de le savoir, puisque les contrats sont secrets et que l'influence n'a pas besoin d'être inscrite dans le marbre pour exercer ses effets. Alors penchons-nous sur ce partenaire de fortune, dont voici les principaux chiffres :

Faits concernant la Fondation	
Nombre actuel d'employés	2 026
Montant total des subventions versées depuis la création de la fondation (jusqu'au 4e trimestre 2023)	77,6 milliards de dollars
Montant total des dons caritatifs en 2023	7,7 milliards de dollars
Montant total des dons caritatifs en 2022	7,0 milliards de dollars
Total des dons de Bill Gates et Melinda French Gates à la fondation de sa création à 2023	59,5 milliards de dollars
Total des dons de Warren Buffett à la fondation de 2006 à 2023	39,3 milliards de dollars
Dotation de la Foundation Trust au 31 décembre 2023	75,2 milliards de dollars

Source : site de la Fondation / *Foundation Facts*

Avec de telles sommes, il est logique de penser que la plupart des pays émergents ne devraient plus avoir de problèmes d'eau insalubre et d'assainissement, d'autant plus que la Fondation annonce un département Water, Sanitation & Hygiene, qu'elle introduit ainsi :

– Plus de 3,5 milliards de personnes dans le monde vivent sans système d'assainissement géré de manière sûre.

– Un assainissement sûr est essentiel pour un avenir sain et durable des économies en développement.

– Nous nous concentrons sur l'accélération de l'innovation dans les technologies d'assainissement non raccordées au réseau d'égouts afin de répondre aux divers besoins des communautés du monde entier.

En résumé, avec ce département, la Fondation intervient sur... les toilettes, ce qui est important, car cela peut stopper la circulation de vecteurs de maladies, comme nous l'avons vu ci-dessus. Nous avons donc regardé l'une des subventions en la matière, soit 2,3 millions $ versés en octobre 2024 à l'Académie de planification et d'ingénierie agricoles, du ministère de l'Agriculture et des affaires rurales de la République populaire de Chine, dont l'objet est le suivant :

Démontrer la technologie du produit Household Reinvented Toilet (HRT), vérifier et optimiser les performances du produit, afin de jeter les bases du développement du marché et de résoudre le problème du co-traitement des matières fécales et des eaux usées dans les zones rurales.

Ainsi que nous l'avons déjà indiqué, charité bien ordonnée commence par soi-même, particulièrement dans le domaine de la santé : cette subvention a pour objectif d'« optimiser les performances du produit » et de « jeter les bases du développement du marché », c'est donc le mot *charity* dans *charity business* qui tombe à l'eau (forcément insalubre) – quant à *business*, il se porte bien, merci pour lui. Lorsque le produit sera validé par l'Académie – pouvons-nous douter qu'il le soit avec un tel budget ? –, qui l'achètera, puisque beaucoup de pays démunis ont tellement d'autres besoins à financer en priorité ? L'OMS ? L'Unicef ? Sur les conseils de la Fondation Gates... deuxième financeur de l'OMS ? Faut-il s'attendre à un appel d'offres public en bonne et due forme, afin que la concurrence puisse fonctionner, ou la Fondation Gates préfère-t-elle un bon monopole ? En attendant, que tous les pauvres du monde se réjouissent : s'ils survivent à la malnutrition, aux conditions de vie insupportables, aux épidémies que provoque l'OMS ou qu'elle néglige, au moins ils pourront bientôt s'asseoir sur des toilettes Gates.

Tintin (ou Milou) Gates chez les Indiens

Nul doute que l'Inde en rêve, surtout depuis décembre 2024, lorsque l'ami philanthrope de Jeffrey Epstein déclare avec candeur lors d'un podcast :

> C'est une sorte de laboratoire pour essayer des choses qui, une fois testées en Inde, peuvent être appliquées ailleurs.[201]

Auprès d'un peuple où le nationalisme est vite à fleur de peau, la vidéo devient virale et déclenche une tempête, car les Indiens comprennent qu'il les prend pour des cobayes (le mot est plus douloureux en anglais : *guinea pigs*). Oui, Amis Indiens, malgré vos millénaires de civilisation et la ruine de votre pays par la colonisation anglaise, il vous prend pour des *guinea pigs*. Cela dit, il n'en est pas à son coup d'essai avec votre grand pays, au contraire même, car il y cultive l'art de privilégier ses intérêts au détriment de la population, en bénéficiant de l'amitié affichée avec le Premier ministre Narendra Modi. D'ailleurs, la Fondation remet à ce dernier son Global Goalkeeper Award en 2022, malgré les critiques et manifestations de groupes de défense des droits de l'homme, qui protestent contre la répression des libertés civiles et des dissidents menée par le gouvernement indien. La raison de cette distinction est presque trop savoureuse pour ne pas la citer :

> pour le Swachh Bharat Abhiyan (SBM ou Mission Inde propre), un programme phare qui a permis de construire 110 millions de toilettes en cinq ans.[202]

Ainsi soit-il ! C'est pour un programme de... toilettes qu'est porté aux nues le Premier ministre indien par la Fondation Gates.[203] Cependant, malgré son utilité, le SBM ne reçoit pas que des éloges, y compris du Rapporteur spécial sur les droits de l'homme à l'eau potable et

---

201. *Bill Gates under fire for calling India 'laboratory to try things'*, CNBCTV18.com, 3 décembre 2024.
202. *Why Are Indians So Angry at Bill Gates?*, Akshay Tarfe, *The Diplomat*, 15 juin 2021.
203. Bill Gates reçut en 2015 le Padma Bhushan, qui n'est que le troisième niveau de décoration pour les civils dans la république indienne.

à l'assainissement, Léo Heller, qui écrit dans son rapport de fin de mission :[204]

> Alors que la Mission Inde propre a placé l'assainissement en tête des priorités du pays, l'accès à une eau de meilleure qualité a reçu moins d'attention. Cela soulève de sérieuses préoccupations : en Inde, l'eau insalubre provoque 68 % de décès dus à la diarrhée de plus que l'assainissement insalubre.[12]

Pour la Fondation Gates, il paraît donc plus important de bénéficier de toilettes que d'eau potable, pourtant vitale. Quant à la note 12 à la fin de l'extrait, elle renvoie à la source d'information, en l'occurrence l'OMS. De nouveau, nous pouvons nous demander si la politique du Dr Tedros de couverture vaccinale universelle, au détriment de tant d'autres maladies, répond à la mission fondamentale de l'OMS. L'Unicef rappelle pourtant en la matière :

> Près d'un décès infantile sur cinq est dû à la diarrhée, et, chaque année, environ 1,5 million d'enfants meurent rien que de maladies diarrhéiques.[205]

Les enfants de l'Inde en sont les premières victimes, devant tous les autres pays ; certes, mais ils ont des toilettes.

Une belle tradition de *guinea pigs* pour les Gates

À part les prendre pour des *guinea pigs*, Bill Gates multiplie les opportunités de ne pas se faire des amis en Inde. Beaucoup ont des griefs contre lui, dont les agriculteurs, mais nous resterons dans le domaine de la santé, d'autant plus que l'affaire que nous allons exposer marqua les esprits. En 2009, le Program for Appropriate Technology in Heath (PATH), une structure à but non lucratif de Seattle, lance un essai sur la vaccination contre le HPV (papillomavirus) dans deux États de l'Inde, l'Andhra Pradesh et le Gujarat, portant sur 24 777 adolescentes.[206] Le budget de 3,6 millions $ est financé par la Fondation Bill & Melinda Gates, dont le siège se situe également à Seattle.

Sept jeunes filles décèdent pendant l'expérience, ce qui oblige le gouvernement indien à intervenir et enquêter. Comme aucune autop-

---

204. *End of Mission Statement by the Special Rapporteur on the human rights to safe drinking water and sanitation Mr. Léo Heller*, Nations Unies, 10 novembre 2017.
205. Éléments principaux du rapport sur la diarrhée, Unicef, 2022.
206. *Indian Parliament Comes Down Hard on Cervical Cancer Trial*, Pallava Bagla, *Science*, 9 septembre 2013.

sie n'est pratiquée, il est impossible de connaître le lien de causalité vaccination-décès. Cependant, la gravité des faits conduit également à une enquête parlementaire, dont le rapport est publié le 30 août 2013.[207] Voici de courts extraits des pratiques délictueuses constatées :

> 6.22 Le Comité, à la lumière des observations formulées par les experts, estime que la méthodologie et la mise en œuvre de l'étude sur site étaient entachées de nombreuses lacunes. Le Comité est d'avis que, la population étudiée étant vulnérable, la plus grande prudence aurait dû être observée dans la mise en œuvre de l'étude. [...]

> Les conclusions des experts indiquent clairement que la sécurité et les droits des enfants participant à ce projet de vaccination furent gravement compromis et violés. Le Comité s'inquiète également du fait que les enfants n'étaient pas couverts par une assurance.

Alors que le projet est présenté comme un essai clinique, le Comité souligne pourtant qu'aucun suivi des effets secondaires graves n'avait été prévu. Quant au fait que « la population étudiée étant vulnérable », il est constaté que la majorité des autorisations furent signées avec le pouce ou par les gardiens des pensions où étaient hébergées ces adolescentes, car il s'agit de « populations largement analphabètes ne pouvant pas signer dans leur propre langue locale, c'est-à-dire le télougou ou le gujarati » (p. 28). De plus, « le Comité est également choqué de constater dans l'un des rapports que sur 100 formulaires de consentement en Andhra Pradesh, les signatures des témoins étaient manquantes dans 69 formulaires », soit près de 70 %. De nombreux formulaires ne comportaient pas non plus de date. De telles pratiques sont à l'opposé du consentement libre et éclairé parental indispensable en matière de santé dès que sont concernés les mineurs, d'autant plus que ce vaccin n'est pas sans danger, comme tout vaccin d'ailleurs, puisqu'il s'agit d'un acte médical :

> 3.7 En outre, bien avant le début des essais, de nombreux effets secondaires étaient attendus, notamment l'anaphylaxie (réaction allergique grave), la syncope, les convulsions, l'asthme,

---

207. *Seventy-second Report on Alleged Irregularities in the Conduct of Studies Using Human Papilloma Virus (HPV) Vaccine by PATH in India*, Parlement de l'Inde, 30 août 2013.

les maladies démyélinisantes centrales, l'encéphalomyélite aiguë disséminée, le purpura thrombopénique idiopathique, etc. Étonnamment, comme l'indiquent les dossiers, alors que le fonctionnaire de l'ICMR [Indian Council of Medical Research] s'inquiétait d'une mauvaise publicité en cas d'effets secondaires, le PATH n'a pas prévu de soins médicaux d'urgence par des experts en cas d'effets indésirables graves, qu'ils soient connus ou inattendus.

« Stérilisation » ne figure pas dans les effets secondaires, ce qui est normal, puisqu'il s'agit d'adolescentes. Si elle s'est produite, ce ne peut être que quelques années plus tard, alors il devient difficile d'établir un lien de cause à effet, surtout de la part de populations fragiles. Nous reviendrons en fin de chapitre sur la question préoccupante de la stérilisation, car il y a plus que de simples rumeurs entourant les Gates et l'OMS.

Au final, la lecture de ce rapport d'enquête est édifiante et prouve qu'il ne s'agissait pas d'un essai clinique mais bien d'une campagne de vaccination entachée de fraudes, de tromperies et de violations des lois en vigueur – le mot « criminalité » figure en p. 13 –, et menée avec le concours d'autorités dont nous pouvons nous demander pourquoi elles ont fait preuve d'une telle complicité. Le mot « corruption » n'apparaît pas dans le texte, mais le Comité résume parfaitement les enjeux de telles manœuvres illégales :

2.5 Le Comité trouve toute cette affaire très intrigante et louche. Le choix des pays et des groupes de population, la nature monopolistique, à ce moment-là, du produit promu, le potentiel et les opportunités de marché illimités dans les programmes d'immunisation universelle des pays respectifs sont autant d'indices d'un stratagème bien planifié visant à exploiter commercialement une situation. Si PATH avait réussi à faire inclure le vaccin contre le HPV dans le programme d'immunisation universel des pays concernés, cela aurait généré des bénéfices exceptionnels pour le ou les fabricants par le biais de ventes automatiques, année après année, sans aucune dépense de promotion ou de marketing. Il est bien connu qu'une fois introduit dans le programme d'immunisation, il devient politiquement impossible d'arrêter toute vaccination. Pour y parvenir sans effort et sans passer par la voie ardue et strictement réglementée des essais cliniques, PATH a eu recours à un subterfuge en qualifiant les essais cliniques d'« études observationnelles » ou de « projet de démonstration » et autres expressions du même genre. Ainsi, l'intérêt, la sécurité et le bien-être des sujets ont été complètement mis en péril par PATH en utilisant une nomenclature autodéterminée et auto-servante qui est non seulement hautement déplorable, mais constitue une grave violation de la loi du pays. [p. 15]

Signalons que le même programme fut mis en œuvre par PATH en Ouganda, au Pérou et au Vietnam. Cette *charity* annonce sur son site www.path.org intervenir dans 70 pays et améliorer la vie de 150 millions de personnes chaque année. Rien de moins... Avec tous ces milliards et ces organisations, c'est à se demander pourquoi il y a encore tant de pauvres sur terre, tant d'êtres humains n'ayant pas accès à l'eau potable et/ou mourant de faim ou de maladies « négligées ». Nous n'en avons toutefois pas terminé avec la Fondation Gates.

Surtout ne pas nuire... à la cause des vaccins

Primum non nocere est une locution latine signifiant *En premier, ne pas nuire*, ce qu'apprennent tous les étudiants dans le domaine de la santé comme premier principe de prudence. Il est loin d'être systématiquement respecté à l'OMS, comme nous l'avons exposé dans les pages précédentes, par exemple pour ses recommandations en matière d'opioïdes. Or, tout le monde sait que s'attaquer au vivant n'est pas sans risque, car cela peut déclencher des dommages plus graves encore. C'est, naturellement, le cas en vaccinologie, et les Gates sont bien placés pour le savoir, car le vaccin polio qu'ils promeuvent a généré un poliovirus dérivé d'un vaccin (PVDV) qui donne la paralysie flasque aiguë, comme l'OMS le confirme dans ses documents (cf. chapitre III), et peut s'avérer deux fois plus mortel que le virus naturel de la polio. Ils connaissent aussi, ainsi que tous les biologistes, le cas de l'Alaska :

Kim Mulholland, professeur de santé infantile et de vaccinologie à la London School of Hygiene and Tropical Medicine, qui contribua à la conception de certains des essais, explique qu'il existe 93 sérotypes – ou souches – de bactéries pneumocoques qui peuvent provoquer des maladies.

197

Une étude menée en Alaska en 2007 révéla que le vaccin était efficace contre les sérotypes ciblés, mais que quelques années plus tard, d'autres sérotypes avaient pris leur place et causaient à leur tour des maladies. « L'efficacité du vaccin était tombée à zéro », déclara Mulholland.

Les vaccins destinés à l'Afrique sont dirigés contre plus de sérotypes (13 et 10) que celui utilisé en Alaska, qui en ciblait sept, mais on craint que leur efficacité ne soit pas durable.

M. Mulholland confirme que la communauté scientifique parle de ce problème depuis vingt ans, mais qu'il n'y avait pas eu de discussion plus large par crainte de nuire à la cause des vaccins. « Je veux que tous les enfants du monde soient vaccinés contre la maladie pneumococcique, mais je veux le vaccin approprié, programmé de manière appropriée et s'il y a des problèmes avec l'efficacité du vaccin, nous prenons des mesures pour y remédier. Je veux voir une approche scientifique à ce sujet », a-t-il déclaré.

« Si Gavi, qui représente la communauté internationale, le gouvernement britannique et d'autres, va dépenser autant d'argent pour un vaccin antipneumococcique, il faut qu'il y ait un investissement pour savoir s'il fonctionne au niveau national, et des stratégies pour l'annuler lorsque apparaissent des problèmes d'efficacité. »

Le Dr Rajeev Venkayya, de la Fondation Gates, déclara que l'étude de l'Alaska était « une découverte épidémiologique importante que nous devons suivre tandis que Gavi déploie le vaccin antipneumococcique. Nous sommes très attentifs aux données de l'Alaska ». Le remplacement de certaines souches bactériennes par d'autres ne signifie pas nécessairement un retour à une maladie grave. « C'est une question ouverte. Il faudra une surveillance attentive et des études hospitalières sur la morbidité et la mortalité. »[208]

Ainsi, la Fondation Gates a parfaitement connaissance de ce problème – notons que les remarques concernant la surveillance et le suivi, notamment par Gavi, sont, à notre connaissance, très faibles,

208. *Analysis: vaccine programmes come under the microscope*, Sarah Boseley, *The Guardian*, 6 juin 2011.

en tout cas nous paraissent insuffisants, alors que vacciner en masse n'est pas sans danger, ainsi que nous l'avons déjà exposé.

Pourtant, les Gates sont encore passés un cran au-dessus, en finançant une activité commerciale de production de... moustiques génétiquement modifiés.

Moustiques OGM semés à tous vents

Les moustiques sont des vecteurs de maladies, dont le chikungunya, la dengue, le zika, la fièvre jaune, l'encéphalite japonaise, la fièvre du Nil occidental... et, bien sûr, la malaria ou paludisme, encore appelée « fièvre des marais », qui affecte 263 millions de personnes en 2023, avec 597 000 décès (soit +11 millions de cas par rapport à 2022 et un nombre de décès similaire).[209] Cette maladie est d'ailleurs un exemple supplémentaire de l'action toxique de l'OMS au seul profit des laboratoires pharmaceutiques contre l'intérêt des populations. En effet, elle déconseille l'utilisation de l'armoise annuelle, plus connue sous son nom savant *Artemisia annua*, alors que la médecine traditionnelle chinoise s'en sert depuis deux mille ans et qu'elle est même utile dans le traitement du Covid et du Covid long.[210] Pendant ce temps, le nombre de victimes de la malaria continue d'augmenter. Pour approfondir le sujet, nous vous conseillons le documentaire de Bernard Crutzen intitulé *Malaria Business*, co-financé par la RTBF (Belgique), France Télévisions, France 24... disponible sur YouTube.

L'OMS ne préconise l'emploi de l'*Artemisia annua* que pour les cas sans complication, mais sous forme de médicaments antipaludéens à base d'artémisine, une de ses substances actives. D'ailleurs, le prix Nobel de médecine de 2015 est co-attribué à Youyou Tu (Chine) pour avoir isolé « de la pharmacopée chinoise ancestrale un extrait végétal, l'artémisinine, qui s'est avéré très efficace contre les parasites responsables du paludisme, seul puis en association ».[211]

Dans les faits, c'est même depuis 2001 qu'est recommandée par l'OMS une thérapie combinée à base d'artémisine (ACT, en anglais).

---

209. *World malaria report 2024*, OMS, 11 décembre 2024.
210. *Vaincre le Covid et autres virus par la médecine traditionnelle chinoise* et *Vaincre le Covid long par la médecine traditionnelle chinoise*, Angelina Cai, Talma Studios.
211. *Le prix Nobel de médecine 2015 remis à 3 chercheurs ayant révolutionné le traitement de 3 grandes maladies parasitaires*, Vidal, 6 octobre 2015.

Parallèlement, il existe un vaccin très ancien, le Mosquirix, développé à partir de 1987 par GlaxoSmithKline (GSK), en collaboration avec PATH, le *charity* dont nous avons présenté les pratiques de vaccination sur les adolescentes du Gujarat et de l'Andhra Pradesh. Il reçoit en juillet 2015 un avis positif de l'Agence européenne du médicament (EMA), « malgré son efficacité limitée » :

> Les études ayant montré que Mosquirix ne confère pas une protection complète des personnes vaccinées, et cette protection diminuant avec le temps, l'EMA attire l'attention sur la nécessité de veiller à ce que les mesures de protection déjà mises en place continuent à être utilisées en plus du vaccin.[212]

Le Mosquirix est aussi connu sous le nom de RTS,S, et le conseil d'administration de Gavi le valide en décembre 2021 et en distribue 18 millions de doses à partir de 2023 dans les douze pays les plus menacés.[213] Puis apparaît un autre vaccin, qui semble plus efficace, le R21/Matrix-M, approuvé par l'OMS en 2023. Il existe donc différentes solutions, qu'elles soient d'ordre vaccinal ou médicamenteux, sans parler de la culture directe d'*Artemisia annua*. En conséquence, le paludisme devrait baisser – ou aurait dû baisser.

Or, il existe une troisième voie, dont il est impossible de prévoir les conséquences à court et à long terme : les moustiques génétiquement modifiés (MGM). L'idée est simple : puisqu'il est impossible d'éradiquer les moustiques par la chimie, il faut essayer la génétique. À la base du projet se trouve une société du nom d'Oxitec, fondée en 2002 au Royaume-Uni, puis rachetée par des intérêts américains en 2015. Elle propose de rendre stériles des moustiques mâles, qui féconderont des femelles, donc elles ne produiront pas de larves viables. Cette méthode semble étrange, ou plutôt chimérique ou à la sauce Frankenstein, et, dans le meilleur des cas, elle réduira seulement la population de moustiques, avec des risques de mutations génétiques dont les conséquences sont impossibles à anticiper.

Inévitablement, le Gavi ne pouvait que prendre une position enthousiaste et s'adresse déjà aux sceptiques :

---

212. *Avis européen favorable pour Mosquirix, un nouveau vaccin contre le paludisme et l'hépatite B, Vidal, 24 juillet 2015.*
213. *Tout ce que vous devez savoir sur le vaccin contre le paludisme, Gavi, 22 janvier 2024.*

Répondre au scepticisme

Il faudra un certain temps avant que cette technologie ne soit couramment utilisée par les programmes de lutte contre le paludisme. Mais les préparatifs sont en cours.

Au cours de la dernière décennie, les programmes de lutte contre le paludisme ont exprimé leur volonté d'utiliser la modification génétique si et quand ces techniques s'avéreront sûres et acceptables pour les communautés concernées. Cela a incité l'OMS à donner des directives sur l'utilisation de moustiques génétiquement modifiés pour lutter contre le paludisme et d'autres maladies à transmission vectorielle.

Dans ses directives, l'OMS reconnaît à quel point l'engagement des communautés sera crucial pour le succès de toute intervention future de manipulation génétique.

Cela est important dans un environnement où la science, et en particulier les organismes génétiquement modifiés (OGM), font l'objet d'un fort scepticisme. En 2003, la résistance de la communauté a entraîné le rejet du riz doré génétiquement modifié en Zambie, alors que le pays connaissait une grave pénurie alimentaire.

Plus récemment, les vaccins à ARNm Covid-19, que certains soupçonnent d'être capables de modifier l'ADN humain (ce n'est pas le cas), ont suscité des réactions négatives.

Il est essentiel que les préoccupations des communautés où des moustiques génétiquement modifiés doivent être relâchés soient prises en compte avant toute dissémination. Cela contribuera à favoriser l'acceptation et la compréhension de la nouvelle technologie. [...]

Tout cela nécessite des ressources humaines et financières considérables, ce qui laisse à penser qu'il faudra un certain temps avant que les systèmes de forçage génétique aient un impact réel sur la transmission du paludisme.[214]

---

214. *Comment la modification génétique des moustiques pourrait renforcer la lutte mondiale contre le paludisme,* Shüné Oliver (medical scientist, National Institute for Communicable Diseases) et Jaishree Raman (principal Medical Scientist and Head of Laboratory for Antimalarial Resistance Monitoring and Malaria Operational Research, National Institute for Communicable Diseases), Gavi, 24 août 2023.

Sans surprise, l'article ne fait aucunement référence aux dangers de manipuler des insectes lâchés ensuite dans la Nature. Quant aux « préoccupations des communautés », nous verrons ce qu'il en est dans la réalité.

Face à un tel projet, nécessitant « des ressources humaines et financières considérables », qui sommes-nous assurés de retrouver ?

Quand des investigateurs méritent la prison

La rédaction de l'Association internationale pour une médecine scientifique indépendante et bienveillante (Aimsib.org), dont l'un des objectifs est « de fournir une information critique, indépendante, scientifique et exempte de conflits d'intérêts sur les médicaments, traitements et dispositifs médicaux », publie un article le 26 avril 2020 intitulé *Essais Mosquirix®, quand des investigateurs méritent la prison*. Ce cas illustre les pratiques de l'industrie pharmaceutique, avec la complicité de l'OMS, mais aussi des agences comme la FDA et les CDC aux États-Unis, l'EMA en Europe, et, bien sûr, les habituels médias de « référence ». Nous avons déjà signalé la crise des opioïdes, mais la liste des médicaments tueurs est longue, dont le Vioxx, le Mediator... et de nombreux laboratoires durent verser des sommes colossales face aux poursuites consécutives à leurs actes délictueux, dont Pfizer, avec 2,3 milliards $ en 2009, la somme la plus élevée étant à mettre au passif de GSK (GlaxoSmithKline), justement le fabricant du Mosquirix (mais pour une autre affaire), avec 3 milliards $ en 2012, dans les deux cas pour leurs pratiques frauduleuses, voire criminelles.

Concernant le Mosquirix, voici ce que souligne l'Aimsib :

> Les résultats de l'essai concernant le vaccin nom de code RTS,S/AS01 ont été publiés dans le *Lancet* en 2015 (1), dont on peut se demander par quel miracle le comité de lecture a pu lui accorder une autorisation de parution tant les anomalies majeures y sont nombreuses.[1]

---

1. Le gras est d'origine.

Voici le résumé de l'article tel que l'Aimsib le publie :

Retour sur les deux premières études épidémiologiques qui ont réussi à faire obtenir une AMM au vaccin anti-paludéen Mosquirix©.

Ces deux essais ont été menés en testant l'innocuité de ce produit contre des vaccins anti-méningococciques et anti-tirabiques dont l'importance des effets secondaires est notoire, en lieu et place d'un placebo, dans le but de fausser le profil de tolérance de Mosquirix© à son avantage. Le gain allégué par ce vaccin est nul en terme de létalité générale, la mortalité des enfants de sexe féminin est doublée par rapport aux garçons, les formes graves d'accès palustres sont significativement augmentées ainsi que le nombre des pneumopathies post-vaccinales bien que cet effet adverse n'ait pas été imputé au vaccin par les investigateurs aux ordres de GSK. Dans un des deux essais les enfants décédés en cours d'étude ou qui ont été retirés prématurément pour cause de mauvaise tolérance des protocoles ont disparu des statistiques générales de morbimortalité en infraction flagrante avec toutes les règles d'analyses épidémiologiques.

Une des deux études a usé intentionnellement de la technique du « melting-pot vaccinal » en sur-vaccinant toutes les populations étudiées dans le but de noyer toute analyse de toxicité propre au Mosquirix©.

L'ensemble de ces résultats impose un retrait immédiat de l'AMM pour Mosquirix© et nécessite que des poursuites judiciaires puissent voir le jour à l'encontre de l'ensemble des investigateurs et de leurs donneurs d'ordre, deux pétitions circulent en ce sens actuellement dont nous mentionnons les liens en fin d'article.

L'Aimsib sait très bien qu'il y a peu voire aucune chance d'obtenir justice dans ce genre de situation, car, en fait, c'est tout le système contrôlant l'OMS et l'organisation mafieuse de la santé qui constitue indubitablement une menace pour l'Humanité, ainsi que nous l'exposons depuis le début de ce livre.

Quel moustique a piqué les Gates ?

Des essais sont néanmoins effectués en 2008-2009 aux îles Caïmans, puis en 2010 en Malaisie et au Brésil, avec une première opération aux îles Caïmans pour lutter contre la dengue, où trois millions de moustiques (*Aedes aegypti*) génétiquement modifiés sont lâchés dans la nature l'année après la fin des essais. D'autres lâchers suivent, par exemple au Brésil. Une usine est même construite en 2011 à Juazeiro (État de Bahia), puis Oxitec dépose une demande officielle en juillet 2013 auprès des autorités brésiliennes. Elle lui est accordée le 10 avril 2014 :

> Cette décision inquiète de nombreuses organisations, écologistes, agricoles, sociales, etc. Pour elles, le dossier est lacunaire : aucun plan de suivi post-commercial n'est fourni par l'entreprise, et les soi-disant « résultats probants » des essais en champs (commencés en février 2011) n'ont pas été publiés. De plus, la procédure d'autorisation n'est pas respectée : le public n'a pas été correctement consulté. D'autre part, pour Gabriel Fernandes, « il n'y a aucune donnée montrant que les moustiques GM réduisent l'incidence de la dengue ». Par ailleurs, selon les organisations de la société civile, les essais réalisés avec ce même moustique GM, dans les îles Caïmans, ont montré que la technologie n'était pas efficace, et qu'il faudrait plus de sept millions de moustiques GM stériles, chaque semaine, pour avoir une chance de supprimer une population sauvage de seulement 20 000 moustiques… Oxitec doit se frotter les mains devant un marché captif aussi prometteur. D'ailleurs, il avait déjà été rapporté que la stérilité de ces moustiques n'était pas absolue : « en présence d'un antibiotique très répandu, la tétracycline, leurs progénitures ont un taux de survie de 15 % environ et leur descendance sont capables d'atteindre l'âge adulte. […] Et ces moustiques GM peuvent survivre, même sans la présence de tétracycline, à hauteur de 3 %, ce qui engendrerait l'impossibilité totale de contrôle de ces lâchers de moustiques GM. »[215]

D'autres risques sont soulignés, dont le remplacement de l'espèce ciblée par une autre, qui répandrait les mêmes maladies (par exemple,

---

215. *Brésil – Le moustique OGM attend finalement la validation de l'agence sanitaire*, Christophe Noisette, Inf'OGM, 16 avril 2016.

Aedes albopictus au Brésil), car sont répertoriées des dizaines d'espèces vecteurs de maladies. Il se produit aussi un résultat inattendu, en tout cas non mentionné dans les arguments commerciaux mirobolants de cette société et de ses chantres :

> Des chercheurs de l'université de Yale ont découvert des preuves que les moustiques libérés par la société britannique de biotechnologie Oxitec avaient eu un impact sur la génétique de l'ensemble de la population de moustiques après leur lâcher à Jacobina, au Brésil.
>
> Les moustiques génétiquement modifiés OX513A, de la même souche que ceux libérés dans le cadre d'un projet similaire à Grand Cayman, ont été conçus pour être « autolimités ». [...] Le projet a été abandonné aux îles Caïmans au début de l'année [2019] en raison de doutes quant à son efficacité.
>
> L'équipe de recherche de Yale a prélevé des échantillons de la population de moustiques dans la zone cible au Brésil six, douze et trente mois après le début des lâchers et a conclu qu'il existe des « preuves claires » que des parties du génome d'Oxitec ont été incorporées dans la population naturelle. « Nos données montrent clairement que le lâcher de l'OX513A a entraîné un transfert significatif de son génome (introgression) dans la population naturelle d'*Ae. Aegypti* de Jacobina », écrivent les chercheurs.
>
> Ils ajoutent que de tels lâchers doivent faire l'objet d'une surveillance plus rigoureuse : « Ces résultats soulignent l'importance de mettre en place un programme de surveillance génétique pendant ces lâchers afin de détecter tout résultat imprévu. »
>
> Selon l'article de recherche, les descendants hybrides des moustiques génétiquement modifiés et de la population naturelle ont pu se reproduire dans la nature, ce qui signifie que le génome modifié a persisté même après l'arrêt des lâchers. Les auteurs ont rapporté que 10 à 60 % des individus présentaient des traces du génome OX513A, selon l'échantillon et le critère utilisés. Ils ont déclaré que l'impact de ce phénomène sur le contrôle ou la transmission de la maladie n'était pas connu.[216]

---

216. *Genetically modified mosquitoes transfer genes into natural populations, James Whitaker, Cayman Compass*, 10 septembre 2019.

Les conséquences sont la création de nouvelles espèces hybrides, plus résistantes aux insecticides et susceptibles de générer de nouvelles maladies. En attendant, voici comment a réagi le PDG d'Oxitec, Grey Frandsen :

[Il] a déclaré que la société n'avait pas encore eu le temps d'examiner l'étude, mais qu'elle « se réjouissait de le faire prochainement ».

Peut-être est-il trop occupé à compter ses stocks options et développer ses activités que nous pouvons qualifier de « criminelles » :

La dengue fait un bond de 400 % au Brésil après la mise en circulation de moustiques génétiquement modifiés soutenus par Bill Gates. « [...] Au cours des cinq premières semaines de 2024, plus de 364 000 cas d'infection par la dengue ont été signalés, selon le ministère de la Santé du pays, soit 4 fois plus que les cas précédents au cours de la même période de 2023. [...] » Trois États brésiliens ont déclaré des situations d'urgence, dont le deuxième État le plus peuplé, Minas Gerais, et le district fédéral, où se trouve la capitale, Brasília, confronté à une augmentation sans précédent des infections. [...]

Le Programme mondial des moustiques des Nations Unies annonça en 2023 un plan visant à lâcher des milliards de moustiques génétiquement modifiés au Brésil sur une période de dix ans afin d'éradiquer la dengue dans le pays.

« Le pays sera le premier à lancer un programme national de dissémination de moustiques modifiés par Wolbachia et il construit une usine pour augmenter la production de moustiques : à partir de 2024, elle produira en masse cinq milliards de moustiques par an. »

Le Programme mondial des moustiques a notamment reçu une subvention de 50 millions de dollars de la part de la Fondation Bill & Melinda Gates, qui finance également la recherche sur le vaccin contre la dengue.

Le gouvernement brésilien a acheté plus de 5 millions de doses du vaccin Qdenga contre la dengue, fabriqué par le fabricant japonais de médicaments Takeda,[217] qui a également reçu des

217. Takeda dut payer 2,4milliards $ en 2015 pour ses pratiques criminelles, car ce

millions de dollars de subventions de la Fondation Bill & Melinda Gates.

En d'autres termes, l'argent de la Fondation Bill Gates est impliqué dans tous les aspects de la situation, depuis les moustiques génétiquement modifiés – qui ont apparemment exacerbé la crise de la dengue – jusqu'au financement des entreprises qui fournissent au Brésil le vaccin très demandé contre la dengue.

Dans quel but ?[218]

Gates, faux-nez du complexe militaro-industriel ?

Voici un élément de réponse, d'autant plus que, malgré les résultats catastrophiques, la Floride rejoint la liste des clients en 2021, avec quelque 750 millions de MGM lâchés dans la nature :

Le fait que le projet d'Oxitec soit soutenu par deux organismes très controversés – la Fondation Bill & Melinda Gates et l'Agence pour les projets de recherche avancée du Pentagone (Darpa) – ne fait qu'éveiller les soupçons sur l'ensemble du lâcher de moustiques génétiquement modifiés en Floride. La Fondation Gates, qui est non seulement un important bailleur de fonds des « vaccins » Covid-19 de Pfizer et Moderna, mais aussi le plus grand donateur privé de l'OMS, finance la recherche sur l'édition de gènes depuis plus de dix ans. Gates est bien conscient du potentiel malveillant de la technologie d'édition de gènes. Elle peut être utilisée pour fabriquer des armes biologiques. […]

La Darpa travaille depuis plusieurs années sur l'édition génétique des moustiques par le biais de son programme *Insect Allies*, en utilisant les technologies d'édition génétique CRISPR[219] et de forçage génétique pour manipuler le moustique *Aedes Aegypti*.

---

laboratoire avait dissimulé que son médicament contre le diabète, Actos, présentait le risque de déclencher le cancer de la vessie. C'est la plus grosse somme jamais versée pour de telles pratiques après GSK et devant Pfizer (cf. encadré sur le Mosquirix).

218. *Money and Weaponized Mosquitoes: Dengue Fever Surges by 400% in Brazil After Bill Gates-Backed Gene-Edited Mosquitoes Released*, Jamie White, Mondialisation.ca, 1er mars 2024.

219. « En génétique, les Clustered Regularly Interspaced Short Palindromic Repeats (« Courtes répétitions palindromiques groupées et régulièrement espacées »), plus fréquemment désignées sous le nom de CRISPR, sont des familles de séquences répétées dans l'ADN. » Source : Wikipédia.

Le Département de la Défense américain a dépensé au moins 100 millions de dollars dans la technologie controversée connue sous le nom de « forçage génétique », ce qui fait de l'armée américaine l'un des principaux bailleurs de fonds et développeurs de la technologie de modification génétique. [...]

La guerre entomologique est un type de guerre biologique qui utilise des insectes pour transmettre des maladies. Le Pentagone, en utilisant les recherches de la Darpa, aurait effectué secrètement de tels tests entomologiques en République de Géorgie et en Russie. Le développement par la Darpa, en collaboration avec la Fondation Gates et Oxitec, de moustiques modifiés génétiquement est-il un programme secret de guerre entomologique ?[220]

Pour nous, cela ne fait guère de doute, d'autant plus que ce genre de recherches était aussi développé en Ukraine avant l'intervention militaire de la Russie (cf. *Guerre en Ukraine – La responsabilité criminelle de l'Occident, op.* cité).

Cela expliquerait pourquoi les autorités de santé sont, finalement, peu regardantes, alors que ces modifications génétiques peuvent provoquer des conséquences irréparables sur l'être humain et son environnement :

Le Center for Food Safety a émis un certain nombre de critiques sur ce processus d'autorisation. Tout d'abord, il estime que la Floride « aurait dû exiger d'Oxitec qu'elle cesse de revendiquer comme *informations commerciales confidentielles* ses données sur les effets de la dissémination des moustiques sur la santé humaine et l'environnement ». L'ONG soutient que l'Espagne, qui avait reçu une demande pour tester une mouche de l'olivier transgénique, avait exigé d'Oxitec la publication de ces documents. Cela expliquerait-il pourquoi l'essai espagnol ne fut jamais réalisé ?

Deuxième remarque : la Floride « n'aurait pas dû autoriser un deuxième lâcher important sans rendre publiques les données du premier essai et les faire examiner par des scientifiques impartiaux dans ce domaine ».

---

220. *Pourquoi Bill Gates et le Pentagone lâchent-ils des moustiques OGM dans les Keys de Floride ?*, F. William Engdahl, Réseauinternational.net, 14 mai 2021.

Enfin, l'association affirme que « l'EPA n'a pas partagé publiquement l'intégralité de son analyse de santé publique », que « les données relatives à l'allergénicité et à la toxicité ont été expurgées des documents publics et qu'elle n'a pas imposé des essais en cage avant la dissémination dans l'environnement ».[221]

Est-il encore besoin de commenter le niveau de confiance que l'on peut accorder à ces agences chargées de la protection des populations ? Justement, quelle est la position de l'OMS sur cette question préoccupante de santé publique qui devrait nécessiter une surveillance rigoureuse et permanente ? Dans un communiqué de presse publié le 19 mai 2021, l'institution du Dr Tedros annonce de nouvelles orientations pour la recherche sur les moustiques génétiquement modifiés :

> « Au cours des vingt dernières années, nous avons obtenu des résultats remarquables grâce aux outils existants de lutte contre le paludisme, ce qui a permis d'éviter plus de sept millions de décès et 1,5 milliard de cas de la maladie », a déclaré le Dr Pedro Alonso, Directeur du Programme mondial de lutte antipaludique de l'OMS. « Toutefois, les progrès réalisés pour atteindre les principales cibles de notre stratégie mondiale contre le paludisme ne sont toujours pas suffisants. Les moustiques génétiquement modifiés représentent l'un des multiples nouveaux outils prometteurs qui pourraient contribuer à accélérer le rythme des progrès dans la lutte contre le paludisme et d'autres maladies à transmission vectorielle. »[222]

Comme habituellement dans ses communiqués, l'OMS se targue de résultats dont l'incongruité et la créativité ne cessent d'étonner (+7 millions de décès et 1,5 milliard de cas évités, d'où sortent ces chiffres ?), alors qu'il n'y a jamais eu autant de cas de malarias dans le monde, en augmentation de 11 millions entre 2023 et 2022, comme signalé ci-dessus. Le cas de la Colombie interpelle particulièrement, puisque Bill Gates y finance dans la ville de Medellin une usine pro-

---

221. États-Unis – Nouveau lâcher de moustiques OGM malgré une évaluation faible, Christophe Noisette, Inf'OGM, publié le 17/06/2022, modifié le 08/07/2024.
222. *L'OMS publie de nouvelles orientations pour la recherche sur les moustiques génétiquement modifiés afin de lutter contre le paludisme et d'autres maladies à transmission vectorielle*, communiqué de presse OMS, 19 mai 2021.

duisant 30 millions de moustiques par semaine, soit plus d'un milliard et demi par an. Il explique ceci sur son site :

> J'ai déjà écrit à propos de ces incroyables moustiques Wolbachia, notamment l'année dernière lorsqu'une nouvelle étude a démontré leur efficacité dans la prévention des maladies. L'essai contrôlé randomisé mené à Yogyakarta, en Indonésie, a révélé que les moustiques porteurs de Wolbachia ont réduit le nombre de cas de dengue dans la ville de 77 % et les hospitalisations pour dengue de 86 %. Dans une nouvelle étude menée à Medellín, les cas de dengue ont diminué de 89 % depuis que les moustiques Wolbachia ont commencé à être lâchés en 2015.[223]

Nous avons lu l'étude indonésienne, mais elle nous paraît souffrir de biais méthodologiques, le premier étant de croire que les moustiques modifiés restent strictement sur le lieu où ils ont été lâchés, comme s'ils y étaient confinés. C'est évidemment impossible. Quant à la réduction des hospitalisations de 86 %, nous pourrions nous attendre à ce que fût étudié le nombre d'admissions à l'hôpital par rapport aux années précédentes, mais il n'y a rien de tel dans le document. Publiée par *The New England Journal of Medicine*, elle nous paraît être encore une de ces études sur commande devant faire apparaître un résultat orienté, quelle que soit la réalité. Il y a même plus d'une trentaine de signataires, dont certains proviennent du World Mosquito Program, une *charity* recevant des financements de la Fondation Gates, ce qui n'incite guère à croire à l'impartialité de l'étude. Voici toutefois la réponse de l'OMS :

> En 2024, l'Indonésie connaît une recrudescence de l'incidence de la dengue, avec 88 593 cas confirmés et 621 décès au 30 avril 2024, soit environ trois fois plus qu'à la même période en 2023.[224]

Même si l'étude indonésienne est sérieuse, la réalité donne d'autres preuves de l'inefficacité de ces méthodes, au moins dans le temps. En ce qui concerne celle menée à Medellin, notons que Bill Gates ne donne ni référence ni lien d'aucune sorte, donc il est impossible d'en analyser la qualité. Néanmoins, si ce qu'il écrit est vrai, ce serait formidable, évidemment. Nous avons donc consulté le site du

---

223. *This factory breeds 30 million mosquitoes per week. Here's why*, Bill Gates, www.gatesnotes.com, 15 août 2022.
224. *Dengue – Global Situation*, site de l'OMS, 30 mai 2024.

gouvernement colombien sur les cas de dengue : « La Colombie est l'un des pays d'Amérique latine ayant connu une augmentation significative du nombre de cas de dengue ces dernières années, avec des épidémies qui ont touché l'ensemble du pays. »[225] Il est bien question de « ces dernières années » et de « l'ensemble du pays », donc de Medellin, où se trouve l'usine de moustiques. Or, il s'agit de la deuxième ville, donc si le nombre de cas y avait chuté de 77 %, cela se traduirait logiquement dans les chiffres, et le gouvernement aurait probablement souligné cette réussite exceptionnelle pour vite l'étendre aux autres régions. En fait, les données officielles contredisent tellement les écrits triomphalistes de Bill Gates que nous avons cherché celles pour 2024, mais seuls sont disponibles les résultats des deux premiers mois :

> L'épidémie de dengue en Amérique du Sud a atteint des chiffres alarmants depuis le début de l'année 2024, avec une augmentation notable du nombre de cas et de décès par rapport à l'année précédente, **en particulier au Brésil**, qui a dépassé son propre record historique annuel d'infections par la dengue, avec plus de deux millions de cas et 715 décès à ce jour. [...] En **Colombie**, l'Institut national de la santé a enregistré 55 340 cas, dont 40,2 % présentent des signes alarmants et **1 % sont graves**.[226]

La journaliste ajoute que cela représente trois fois plus de cas que l'année précédente à la même période. Elle livre une explication qui ne manque pas d'intérêt compte tenu de la source :

> La dengue, dont le principal vecteur de transmission sur presque tout le continent américain est le moustique *Aedes aegypti*, touche des personnes de tous âges. Selon l'Organisation mondiale de la santé, le phénomène climatique El Niño serait à l'origine de la propagation de l'épidémie, comme le montre le fait qu'elle se développe partout dans le monde, sauf en Europe, ainsi que l'a récemment précisé le directeur général de l'OMS, Tedros Adhanom.

El Niño, ce phénomène océanographique cyclique qui se produit au large des côtes ouest de l'Amérique du Sud, « serait à l'origine de

225. https://www.datos.gov.co/stories/es/s/Porcentaje-poblacional-casos-de-Dengue/54xs-35s4
226. *Epidemia de dengue en Latinoamérica alcanza cifras alarmantes: más de 55 mil casos en Colombia, Efe, El Tiempo*, 26 mars 2024 (le gras est d'origine).

la propagation » ? Étant donnée l'inventivité dont l'OMS est capable pour masquer les véritables causes d'un problème sanitaire, vérifions les dernières dates d'apparition : 2014, 2015, 2016, 2023 et 2024. Or, les années sans El Niño, soit de 2017 à 2022, sont autant marquées par la dengue, avec même un pic en 2022 en Colombie et dans d'autres pays de la région. L'explication El Niño du Dr Tedros repose donc plutôt sur du vent que sur des faits. En revanche, pourquoi ne constate-t-il pas que deux pays hébergeant les usines à moustiques des Gates, le Brésil et la Colombie, sont particulièrement affectés ? Les lâchers de milliards de moustiques génétiquement modifiés dans la Nature n'y seraient-ils pour rien ? D'ailleurs, cette situation pose un grave problème qui pourrait dégénérer entre pays voisins : qui peut croire que les moustiques des Gates lâchés au Brésil n'iront pas coloniser l'Argentine, l'Uruguay, le Paraguay ? Et ceux de Colombie, le Vénézuela, l'Équateur, le Panama et toute l'Amérique centrale ? En effet, la distance que peut parcourir un moustique varie de quelques mètres à plus de 100 km selon les espèces.

Alors, quels sont les autres pays ayant recours à cette solution chimérique et dangereuse, qui pourrait dégénérer en conflits ? Bill Gates l'indique dans son article cité ci-dessus : Brésil, Colombie, Mexique, Indonésie, Sri Lanka, Vietnam, Australie, Fidji, Kiribati, Nouvelle-Calédonie et Vanuatu. En Nouvelle-Calédonie ? Qui a autorisé ces essais et qui en exerce la surveillance ? Les populations locales ont-elles été consultées ?

Dans la liste figure le Vietnam, qui partage sa frontière nord avec... la Chine. Les moustiques génétiquement modifiés ne pourraient-ils alors disposer des caractéristiques du programme *Insect Allies* de la Darpa afin d'infester l'Empire du milieu, l'ennemi à abattre par tous moyens ? Ce ne serait pas surprenant, puisqu'il y a déjà des précédents, dont les mouches piqueuses contre la Russie :

> En 2014, le Centre Lugar [en Géorgie] fut équipé d'une installation pour les insectes et lança le projet *Sensibilisation au barcodage des mouches des sables en Géorgie et dans le Caucase*. [...] En 2014-2015, des espèces de phlébotomes furent collectées dans le cadre d'un autre projet intitulé *Travail de surveillance des maladies fébriles aiguës*, et toutes les phlébotomes (femelles) furent

testées pour déterminer leur taux d'infectivité. Un troisième projet, incluant également la collecte de mouches des sables, étudia les caractéristiques de leurs glandes salivaires.

En conséquence, Tbilissi est infestée de mouches piqueuses depuis 2015. Ces insectes vivent à l'intérieur, dans les salles de bains, toute l'année, ce qui n'était pas le comportement typique de ces espèces en Géorgie auparavant (normalement, la saison des mouches phlébotomes est exceptionnellement courte, de juin à septembre). Les habitants se plaignent d'être piqués par ces mouches nouvellement apparues tandis qu'ils sont nus dans leur salle de bains. Elles présentent une forte résistance au froid et peuvent survivre même sous des températures inférieures à zéro dans les montagnes. Or, le Centre Lugar est proche du Dagestan, c'est-à-dire une république fédérée de la Russie, dont voici ce qu'ont constaté les habitants : depuis le début du projet du Pentagone en 2014, des mouches similaires à celles de la Géorgie sont apparues dans le Dagestan voisin (Russie). Selon la population locale, elles piquent et provoquent des éruptions cutanées. Leurs habitats de reproduction sont les canalisations des maisons.[227]

La manipulation du vivant provoque inévitablement des catastrophes, et ce qu'il y a de plus terrible encore, c'est qu'il est quasiment impossible de revenir en arrière après que la boîte de Pandore a été ouverte.

Pourtant, la liste des pays succombant à cette solution « tellement prometteuse » promue aussi par l'OMS s'allonge, malgré des résultats qui auraient dû y faire renoncer depuis longtemps :

En Floride, après les lâchers de moustiques OGM menés par #OXITEC et financés par la fondation #BILLGATES, des premiers cas de paludisme ont été détectés, alors qu'il n'y en avait pas depuis vingt ans. Coïncidence ?

De plus, en Afrique, notamment au Burkina Faso, où ces mêmes moustiques OGM sont lâchés depuis 2019, sans consentement ni autorisation des populations locales, on observe une augmentation sévère du #paludisme et de la #dengue.

---

227. *Guerre en Ukraine – La responsabilité criminelle de l'Occident*, op. cité.

La question se pose : à qui profite réellement cette « expérience » sous couvert d'aide humanitaire ? Les populations locales méritent des réponses claires et transparentes ![228]

Sans doute, mais les « réponses claires et transparentes » ne font pas partie de l'ADN de l'OMS...

Plus nous avançons dans notre recherche, plus l'institution du Dr Tedros constitue indubitablement une menace pour l'Humanité, quelles que soient les directions vers lesquelles nous nous tournons. Et que dire de la Fondation Gates et de son fondateur ? Pourtant, nous n'avons pas encore touché le fond...

L'OMS et les Gates : *born to sterilize* ?[229]

L'ex-homme le plus riche du monde déclare ceci sur la page *My philantropy* de son site :

> Voici pourquoi j'ai décidé de donner la quasi-totalité de ma fortune et comment je choisis **les causes**[230] auxquelles je souhaite m'engager.

> Dans les années 1990, alors que Microsoft connaissait le succès, j'ai décidé que je finirais par donner la quasi-totalité de ma fortune.

> Le but de ma philanthropie est de réduire les inégalités. À l'échelle mondiale, les inégalités les plus graves concernent la santé. Plus de 4 millions d'enfants de moins de cinq ans meurent chaque année, presque tous dans des pays pauvres.

Pour les bigots du saint philanthrope s'affolant qu'il soit prochainement contraint de mendier à la soupe populaire, rassurez-vous, il n'a pas encore abandonné la quasi-totalité de sa fortune, à condition même que cela se produise un jour : il figure au 7e rang de la liste *Forbes* de 2024, avec des actifs nets estimés à 128 milliards $. De quoi tenir jusqu'à la fin du mois, sans doute au-delà... D'ailleurs, s'il donnait ne serait-ce que 28 milliards $ – il posséderait encore 100 milliards d'actifs – pour développer l'accès à l'eau potable et l'assainissement,

---

228. SANTÉ | En Floride, après les lâchers de moustiques OGM menés par «#OXITEC» et financés par la fondation #BILLGATES des premiers cas de paludisme ont été détectés, alors qu'il n'y en avait pas depuis 20 ans. Coïncidence ?, Pravda.fr, 15 novembre 2024.
229. **nés pour stériliser ?**
230. Gras d'origine.

le monde ne serait plus le même, et combien de millions de vies d'enfants (et d'adultes) seraient **réellement** sauvées ?

Ses choix cadrent-ils avec l'image du philanthrope que les médias, surtout ceux qu'il subventionne, aiment à cultiver ? Ses nombreuses rencontres avec le pédocriminel Jeffrey Epstein cadrent-elles avec l'image d'un philanthrope, même s'il dément s'être rendu sur son île où était en partie organisé le trafic sexuel de mineurs ? Pour sa défense, Bill Gates déclare ceci :

> J'ai eu plusieurs dîners avec lui en espérant qu'il concrétise ses dires à propos de l'obtention de milliards de dollars de philanthropie pour la santé mondiale par le biais de ses contacts. Quand il est apparu que cela n'allait pas se concrétiser, cette relation a pris fin.[231]

Qui peut croire cette version ? Bill Gates aurait donc eu besoin d'un Jeffrey Epstein pour joindre quiconque sur la planète ? Allons... D'ailleurs, c'est cette relation qui lui a coûté son mariage, Melinda French Gates ne voulant pas être associée à un tel nom.

De même, la phrase que nous avons mise en exergue de ce chapitre – « Si nous accomplissons un excellent travail sur les nouveaux vaccins, les soins de santé, le contrôle des naissances, on pourrait réduire la population peut-être de 10 à 15 % » – cadre-t-elle avec l'image d'un philanthrope ? Certes, les fact-checkers, notamment ceux qu'il subventionne, nous expliquent que ce n'est pas ce qu'il a voulu dire, mais c'est exactement ce qu'il a dit et sa démonstration pour « sauver la planète » ne souffre d'aucune ambiguïté quant à la nécessité de la diminution de la population mondiale, cette obsession des élites mondialistes. Savez-vous, par exemple, qu'il investit beaucoup d'argent pour que les 51 milliards de tonnes de CO_2 émises par l'homme tombent à zéro, alors que le carbone est indispensable à la végétation, donc à la vie ? Ainsi que le rappelle François Gervais, scientifique ancien expert réviseur du rapport AR5 du Giec (Groupe d'experts intergouvernemental sur l'évolution du climat) :

> Comme appris à l'école, le CO_2 est la nourriture indispensable et irremplaçable des plantes. Sa disparition dans l'atmosphère signifierait la mort de toute végétation. Même si elle reste limitée

---

231. *Bill Gates reconnaît que ses rencontres avec le pédocriminel Jeffrey Epstein étaient « une énorme erreur », Axelle Fourteau, Vanity Fair*, 6 août 2021.

en un siècle à 0,01 % du volume de l'atmosphère, son augmentation a enrichi de 20 % une biomasse végétale encore affamée. Un formidable verdissement de la planète, l'équivalent d'un sixième continent vert d'une superficie de 18 millions de kilomètres carrés, plus de trente fois la superficie de la France, est observé par satellite.[232]

Dans les faits, les émissions de CO_2 permettent de compenser au moins en partie la déforestation. Pourtant, le philanthrope ami des médias subventionnés investit dans la société Kodama Systems, qui se propose d'aider à éclaircir les forêts densément peuplées de Californie et enterrer les restes d'arbres dans le Nevada »,[233] c'est-à-dire couper des arbres, au motif de lutter contre les feux de forêt, dont certains semblent avoir été déclenchés artificiellement compte tenu des données physiques enregistrées.[234]

En réalité, lorsque l'on commence à regarder derrière le miroir, ce n'est pas l'image d'un philanthrope qui se dégage, mais plutôt celle d'un philanthrope qui n'aimerait pas l'Humanité, c'est-à-dire un misanthrope. Ce que nous allons maintenant présenter tend à le démontrer. Retrouvons William Engdahl, que nous avons cité dans le chapitre précédent :

> David Oshisky, chercheur sur la polio, explique : « En vérité, la polio ne fut jamais l'épidémie rageuse décrite dans les médias, pas même à son apogée dans les années 1940 et 1950. [...] Le statut particulier de la polio est dû, en grande partie, aux efforts de la Fondation nationale pour la paralysie infantile, plus connue sous le nom de « March of Dimes », qui utilisa les dernières techniques de publicité, de collecte de fonds et de recherche motivationnelle pour transformer une maladie horrible mais relativement peu commune en l'affliction la plus redoutée de son époque. [...] ». Cette Fondation était dirigée par les médecins de Rockefeller. C'est en grande partie ce que fait la Fondation Gates avec son vaccin oral contre la polio en Afrique, où elle avait presque disparu avant la campagne de vaccination de masse de l'OMS et de Gates.

232. *L'urgence climatique est un leurre, Nexus n° 121*, mars-avril 2019.
233. *Bill Gates-funded climate change venture doesn't call for razing 70 million acres of trees, Philip Marcelo, AP News*, 13 septembre 2023.
234. Lire *L'Arme environnementale – Opérations et programmes secrets des militaires*, Patrick Pasin, Talma Studios.

Ici, le lien de dévouement à l'eugénisme et aux vaccins dangereux semble unir les Rockefeller et Bill Gates, qui, à bien des égards, n'est que l'héritier et la continuation du travail d'eugénisme mortel des Rockefeller. Tout cela devrait faire réfléchir avant de considérer les déclarations de Bill Gates sur le coronavirus et ses vaccins préférés comme la bonne vérité scientifique.[235]

En ce qui concerne « la bonne vérité scientifique », nous savons désormais ce qu'il faut en penser. Quant à notre réflexion, elle ne devrait pas se limiter au « coronavirus et ses vaccins préférés ». En effet, il existe un documentaire intitulé *Infertilité : Un agenda diabolique*, réalisé en 2022, qui n'a guère fait l'objet de mentions par les médias de grand chemin. Son producteur exécutif est Robert Kennedy Jr, ministre de la Santé dans l'administration Trump, et Andrew Wakefield en est le réalisateur. Ancien chirurgien anglais et auteur du film *Vaxxed*, il est devenu un paria dans le monde de la santé après avoir osé publier en 1998 dans *The Lancet* une étude établissant un lien entre le vaccin ROR et l'autisme, considérée depuis comme frauduleuse. Il n'y a qu'à lire sa fiche Wikipedia pour comprendre ce qu'il représente aux yeux de l'industrie pharmaceutique et de ses séides.

Quel est le thème de *Infertilité : Un agenda diabolique* ? Voici ce que déclare Robert Kennedy lors d'une interview :

L'OMS, avec le soutien et l'influence de Gates, administra un million de vaccins à des femmes kényanes dans le but de les stériliser à leur insu et contre leur gré, en prétendant qu'il s'agissait d'un programme de vaccination contre le tétanos. Ces vaccins contenaient, à l'insu de tous, des hormones gonadotropes humaines qui interagissent avec les anatoxines tétaniques, ce qui en fait essentiellement un médicament de castration chimique pour les femmes. [...] Des programmes similaires furent menés au Nicaragua, au Mexique et aux Philippines, où il est clair qu'ils firent la même chose. Bien que nous ne disposions pas des flacons, nous avons obtenu ceux du Kenya, ce qui nous permet de savoir ce qu'ils ont fait, et ils l'ont admis.[236]

---

235. *Le vaccin de Gates propage la polio à travers l'Afrique*, F. William Engdahl, Mondialisation.ca, 16 août 2021.
236. *Bill Gates & WHO were allegedly SECRETLY STERILIZING WOMEN in Africa – Health Secretary Robert F. Kennedy Jr*, News-Pravda.com, 31 mars 2025.

Ce sont de graves accusations de la part de Robert Kennedy Jr : l'OMS et Bill Gates auraient donc stérilisé des femmes à leur insu avec un vaccin contre le tétanos dans des pays sur trois continents. Si elles sont avérées, c'est un crime contre l'Humanité. Or, il existe une étude publiée en 2017, lue près de 400 000 fois, dont voici le résumé en entier, tellement de tels actes sont inconcevables et inqualifiables :

En 1993, l'OMS annonce la mise au point d'un « vaccin contraceptif » destiné à la « planification familiale ». Des recherches publiées montrent qu'en 1976, des chercheurs de l'OMS avaient conjugué l'anatoxine tétanique (TT) avec la gonadotrophine chorionique humaine (hCG)[237] pour produire un vaccin « contraceptif ». La conjugaison de la TT avec l'hCG provoque l'attaque des hormones de grossesse par le système immunitaire. Les résultats attendus sont des avortements chez les femmes déjà enceintes et/ou l'infertilité chez les femmes qui ne sont pas encore enceintes. Des inoculations répétées prolongent l'infertilité. Actuellement, les chercheurs de l'OMS travaillent sur des vaccins anti-fertilité plus puissants utilisant de l'ADN recombinant. Les publications de l'OMS montrent un objectif à long terme de réduction de la croissance démographique dans les « pays moins avancés » instables.

En novembre 1993, des publications catholiques révèlent qu'un vaccin abortif est utilisé comme prophylaxie contre le tétanos. En novembre 2014, l'Église catholique affirme qu'un tel programme est en cours au Kenya. Trois laboratoires de biochimie indépendants accrédités à Nairobi testent des échantillons provenant de flacons du vaccin antitétanique de l'OMS utilisé en mars 2014 et trouvent de l'hCG alors qu'il ne devrait pas y en avoir. En octobre 2014, six flacons supplémentaires sont obtenus par des médecins catholiques et testés dans six laboratoires accrédités. Une fois de plus, de l'hCG est détectée dans la moitié des échantillons. [...]

Étant donné que l'hCG est détectée dans au moins la moitié des échantillons de vaccins de l'OMS dont les médecins impli-

---

237. *La gonadotrophine chorionique humaine (hCG, human chorionic gonatropin ou BetahCG) est une hormone glycoprotéique produite au cours de la grossesse de la femme, fabriquée par l'embryon peu de temps après la conception et plus tard par le trophoblaste (un tissu du placenta).* Wikipédia.

qués dans l'administration des vaccins savaient qu'ils avaient été utilisés au Kenya, nous estimons que la campagne « antitétanos » menée au Kenya fut remise en question à juste titre par l'Association des médecins catholiques du Kenya [KCDA], qui la considère comme une façade visant à réduire la croissance démographique.[238]

La conclusion de l'étude se termine ainsi :

> Bien qu'il soit impossible de déterminer avec certitude comment la βhCG s'est retrouvée dans les flacons de vaccin testés positifs au Kenya, les recherches approfondies menées depuis longtemps par l'OMS sur les vaccins antifertilité conjuguant la βhCG à la TT (et à d'autres agents pathogènes) font, à notre avis, de l'OMS elle-même la source la plus plausible du conjugué βhCG trouvé dans les échantillons de vaccin « antitétanique » utilisés au Kenya en 2014. De plus, étant donné que tous les fabricants de vaccins et les laboratoires de test des vaccins doivent être certifiés par l'OMS, sa responsabilité dans ce qui s'est passé dans le programme de vaccination kényan ne saurait être trop soulignée.

Face à ces accusations graves, l'OMS et l'Unicef (n'oublions pas le rôle de cette institution, qui nécessiterait d'être approfondi) publient un communiqué conjoint le 13 novembre 2014, dont voici un extrait :

> L'OMS et l'Unicef confirment que les vaccins sont **sûrs**[239] et proviennent d'un fabricant préqualifié. Cette sécurité est garantie par un système mondial de contrôle en trois volets et le vaccin a déjà été administré à plus de 130 millions de femmes avec au moins deux doses dans 52 pays.

> Étant donné que la plupart des cas de tétanos au Kenya touchent les nouveau-nés, les campagnes de vaccination contre le tétanos ciblent les filles et les femmes (âgées de 15 à 49 ans), en particulier celles vivant dans les zones les plus marginalisées. Nous notons avec inquiétude que le Kenya fait partie des 25 pays où le

---

238. *HCG Found in WHO Tetanus Vaccine in Kenya Raises Concern in the Developing World*, John W. Oller Jr., Christopher A. Shaw, Lucija Tomljenovic, Stephen K. Karanja, Wahome Ngare, Felicia M. Clement, Jamie Ryan Pillette, *Open Access Library Journal 4: e3937*, 27 octobre 2017.
239. Gras d'origine.

tétanos reste un problème de santé publique, tuant chaque année des centaines de nouveau-nés.[240]

À aucun moment dans ce communiqué n'est évoquée la nécessité de faire procéder à des analyses de ce vaccin. N'est-ce pas la première décision à annoncer pour vérifier s'il est contaminé, suivie de l'arrêt immédiat des campagnes tant que la raison de la présence de cette substance n'aura pas été résolue ? Sinon, comment peuvent-ils savoir que le vaccin est **sûr**, antienne répétée à satiété par l'OMS (et Bill Gates), même lorsque les faits prouvent le contraire ?

Ce qui est étrange dans cette affaire et ne plaide pas en faveur de l'innocence de l'OMS, c'est le processus de mise à distribution de ce vaccin, souligné par les auteurs de l'étude :

> Les faits inhabituels suivants rendirent difficile pour la KCDA [Association des médecins catholiques du Kenya] d'obtenir les échantillons de vaccin nécessaires aux tests en laboratoire :
>
> • la campagne ne fut pas lancée par un hôpital ou un centre médical, mais depuis le New Stanley Hotel de Nairobi ;
>
> • les flacons de vaccin livrés à chaque site de vaccination pour cette « campagne » spéciale étaient gardés par la police ;
>
> • la manipulation des flacons de vaccin par le personnel infirmier sur le site d'administration des injections était strictement contrôlée, de sorte que lorsqu'un flacon était utilisé, il devait être restitué aux responsables de l'OMS sous l'œil vigilant de la police afin que l'infirmière puisse en obtenir un nouveau ;
>
> • les flacons de vaccin de la « campagne » de l'OMS ne furent jamais stockés dans aucun des 60 établissements locaux, mais distribués à partir de Nairobi et les flacons utilisés y étaient renvoyés à un coût considérable sous escorte policière.

De plus en plus bizarre...

Puisque les deux représentants officiels déclarent dans leur communiqué que « le tétanos reste un problème de santé publique, tuant chaque année des centaines de nouveau-nés » au Kenya, nous avons vérifié sur le site même de l'OMS la validité de cette affirmation :

---

240. *Statement from WHO and UNICEF on the Tetanus Vaccine in Kenya*, 13 novembre 2014.

Total des cas signalés au Kenya	2014	2013	2012	2011	2010	2009	2008	2007
	36	1	2	-	7	9	30	52
	2006	2005	2004	2003	2002	2001	2000	
	-	56	-	-	95	-	1 278	

Ces chiffres proviennent bien de la base de données de l'OMS et il s'agit des « cas signalés ». Et même s'il s'agissait du nombre de décès, à part en 2000, les données prouvent, au contraire, qu'au Kenya ne meurent pas du tétanos « chaque année des centaines de nouveau-nés »... Ou alors, il faut que ces responsables partagent leurs informations avec leur employeur.

Pour corroborer les accusations de stérilisation portées contre le vaccin de l'OMS, nous avons étudié le tableau des naissances au Kenya sur la période, que nous avons élargie afin de ne pas introduire de biais statistique. Aussi incroyable que cela puisse paraître, il est cohérent avec les révélations de l'étude :

Kenya	Population	Naissances
2007	37 479 000	1 450 000
2008	38 595 000	1 471 000
2009	39 779 000	1 476 000
2010	40 950 000	1 471 000
2011	42 086 000	1 461 000
2012	43 185 000	1 451 000
2013	44 267 000	**1 440 000**
2014	45 318 000	**1 436 000**
2015	46 346 000	1 452 000
2016	47 357 000	1 457 000
2017	48 432 000	1 458 000
2018	49 464 000	1 460 000
2019	47 564 296	1 451 000
2020	51 460 000	1 456 000
2021	53 219 000	1 469 000
2022	54 252 000	1 483 000

Octobre 2013 : 1er round de vaccination par l'OMS

Mars 2014 : 2e round

Octobre 2014 : 3e round

Source : Wikipedia / Demographics of Kenya

Nous constatons que le nombre de naissances ne tombe jamais en dessous de 1 450 000 à partir de 2007, sauf en 2013 et 2014, exactement pendant les deux années où sont menées ces campagnes de vaccination. Au moment où elles s'arrêtent, en 2015, en tout cas avec ce vaccin-là, la natalité reprend sa croissance naturelle. Cela signifie qu'il ne s'agit pas d'une stérilisation définitive, soit parce que ce vaccin contre la fertilité présente des effets limités dans le temps, soit parce que l'OMS n'a pas pu finir le cycle complet de cinq doses, qui en prévoyait encore deux, en mars et octobre 2015, car c'est dès novembre 2014 que sont exprimées les premières accusations contre son vaccin, ce qui ne peut que l'obliger à changer son fusil d'épaule, quelle que soit la cause de la présence de cette substance dans les fioles. Notons également que les auteurs de l'étude s'étonnent du planning de vaccination, qui correspond peu à un programme contre le tétanos, ce qui, de nouveau, ne plaide pas en faveur de l'innocence de l'OMS s'ils ont raison.

Quoi qu'il en soit, par rapport au chiffre de 1 450 000, le déficit des naissances au Kenya pour 2013 et 2014 dû à ces actes criminels s'élève à... 25 000 bébés. C'est sans doute la conception des Gates et de l'OMS pour « sauver des vies » : empêcher leur naissance.

Au total, combien de « vies furent sauvées » à la sauce Frankenstein par les Gates et l'OMS, puisque le communiqué conjoint OMS-Unicef annonce 130 millions de femmes vaccinées dans 52 pays ? Il serait utile d'en connaître la liste et de comparer la courbe des naissances, comme nous l'avons fait pour le Kenya. Et *quid* des 24 777 adolescentes vaccinées en Andhra Pradesh et dans le Gujarat ? Il paraît nécessaire d'aller vérifier si elles rencontrèrent des problèmes de santé après la vaccination. Si c'est l'infertilité pour un nombre non négligeable d'entre elles, alors sans doute faudra-t-il enquêter...

Le quatrième cavalier de l'Apocalypse ?

La lecture de l'ensemble de l'étude est édifiante, y compris sur le rôle des Gates et de leur fondation :

> Comme le montre la figure 2, entre les événements 8 et 9,[241] les 10 milliards de dollars engagés en 2010 par la Fondation Gates furent associés par Bill Gates lui-même à l'objectif mondial de contrôle démographique de l'OMS, qui devait être atteint en partie, selon ses propres termes, comme indiqué précédemment, grâce à de « nouveaux vaccins » [71]. Bien qu'il n'y ait aucune raison de supposer que d'autres collecteurs de fonds, outre Gates, aient eu l'intention de promouvoir le programme de contrôle démographique de l'OMS, les régions ciblées par les campagnes de lutte contre le tétanos maternel et néonatal étaient en fait les mêmes que les « PMA » (pays les moins avancés) identifiés antérieurement dans le *Kissinger Report*. Par exemple, un communiqué de presse de l'Associated Press de 2015 annonçait « des campagnes de vaccination qui se dérouleront au Tchad, au Kenya et au Soudan du Sud[242] d'ici la fin 2015 et contribueront à éliminer le tétanos maternel et néonatal au Pakistan et au Soudan en 2016, sauvant ainsi la vie d'innombrables mères et de leurs nouveau-nés ».

Commentant l'étude, un fact-checker ajoute ceci :

> Bill Gates, le plus grand bailleur de fonds de l'OMS après le gouvernement américain, est depuis longtemps un défenseur du contrôle des naissances et de l'avortement.

> Il est intéressant de souligner que son père était directeur de Planned Parenthood, une organisation prônant l'eugénisme qui contribua à la politique de stérilisation forcée des populations

---

241. 8 : « 1995 – l'OMS refuse de soumettre à des analyses son vaccin « tétanique » et annule la campagne prévue au Kenya » (elle reprendra donc plus tard, après que les Gates aient injecté 10 milliards $ sur une décennie et demie ») ;
9 : « Octobre 2013 – L'OMS démarre au Kenya le premier round de sa campagne de vaccination ».
242. Le nombre de naissances chute au Sud-Soudan à partir de... 2015 et n'est jamais remonté depuis ; au Pakistan, la baisse des naissances commence en 2014 et s'accentue en 2015, jusqu'en 2017, avant de retrouver son rythme naturel de croissance en 2018 ; en revanche, il n'y a pas d'effet sur le nombre de naissances au Tchad, ni au Soudan ; compte tenu de ce qui s'est passé au Kenya, l'OMS a-t-elle changé de vaccin ?

autochtones et des groupes minoritaires. Planned Parenthood dénonce aujourd'hui publiquement l'eugénisme, même si l'avortement est pratiqué de manière disproportionnée parmi les populations pauvres et les minorités [...].

L'OMS milite depuis longtemps en faveur de la « santé des femmes », qui comprend une politique visant à augmenter le nombre d'avortements et le recours à la contraception. Apparemment, elle poursuit également la politique du XXᵉ siècle de stérilisation forcée des minorités.[243]

Pour ceux qui se fourvoieraient dans l'idée que c'est une bonne chose de stériliser les populations les plus démunies, que c'est leur rendre service, même à leur insu, au-delà des considérations morales et éthiques, qui dit qu'ils ne seront pas les prochains sur la liste ? Qui peut affirmer que cela n'est pas déjà à l'œuvre avec les vaccins anti-Covid ? En effet, combien de dizaines voire de centaines de milliers de femmes rencontrent des problèmes de cycle depuis la vaccination ? Pourquoi les taux de natalité chutent-ils subitement ? Voici l'exemple de la France :

Le 16 janvier [2024], l'Insee a dévoilé les chiffres de la natalité en France pour l'année 2023. 678 000 bébés y sont nés l'année dernière, soit 6 % de moins qu'en 2022. C'est la première fois depuis la fin de la Seconde Guerre mondiale que le nombre de naissances passe sous la barre des 700 000.[244]

Or, à l'époque, la population totale n'atteignait pas 40 millions de personnes. Et le phénomène est constaté quasiment partout dans les pays occidentaux :

Les derniers chiffres officiels de la Suisse et de l'Allemagne montrent une chute massive des naissances lors des cinq premiers mois de 2022. En Suisse, la baisse a été de 13 % (5 526 bébés en moins par rapport à 2021 de janvier à mai), et en Allemagne de 9 % par rapport aux années précédentes 2019 à 2021. Une rupture de tendance alors que les naissances avaient fortement augmenté dans les deux pays ces 10 dernières années. Au

---

243. *Fact check: WHO gave tetanus shots that sterilized women in Kenya*, Firstfactcheck,13 juin 2022.
244. *Natalité dans l'Union européenne : combien de naissances dans les États membres ?*, Valentin Ledroit, Touteleurope.eu, 19 janvier 2024.

moins 17 autres pays européens, dont la Belgique et la France montrent des tendances similaires. [...]

Ni le taux de personnes testées positives ni celui des hospitalisées en lien avec le Covid n'a eu d'influence sur le taux de natalité. Alors que le lien avec la vaccination est le seul à être frappant.[245]

Est-ce dû, au moins en partie, aux problèmes que subissent tant de femmes depuis la vaccination ? Il est encore trop tôt pour l'analyser, mais si les campagnes de stérilisation menées par l'OMS avec le soutien des Gates sont avérées dans les pays pauvres, pourquoi ne seraient-elles pas étendues à tous, puisque, selon ces élites, nous sommes trop nombreux sur terre et leur faisons de l'ombre ?

Bill Gates se prend-il pour le quatrième cavalier de l'Apocalypse avec sa fameuse phrase :

Si nous accomplissons un excellent travail sur les nouveaux vaccins, les soins de santé, le contrôle des naissances, nous pourrions réduire la population peut-être de 10 à 15 %.

Le « nous » renvoie forcément à l'OMS, donc implicitement à l'organisation mafieuse de la santé au vu de l'objectif annoncé, mais pouvons-nous accepter qu'ils accomplissent « un excellent travail [pour] réduire la population » ?

[7] Et quand l'Agneau eut ouvert le quatrième sceau, j'entendis la voix du quatrième animal, qui disait : Viens, et vois.

[8] Et je regardai, et je vis paraître un cheval de couleur pâle ; et celui qui était monté dessus se nommait la Mort, et l'Enfer le suivait ; et le pouvoir leur fut donné sur la quatrième partie de la terre, pour faire mourir les hommes par l'épée, par la famine, par la mortalité, et par les bêtes sauvages de la terre.[246]

Certes, la période de l'*Apocalypse* peut effrayer, mais rappelons que le mot signifie *révélation*, *dévoilement*. Il est plus que temps. Nous y sommes.

---

245. *Forte baisse de la natalité en Europe après la vaccination*, *Essentiel News*, 24 août 2022.
246. *Nouveau Testament*, *Apocalypse* chap. 6, 1-8, traduction révisée par Jean-Frédéric Ostervald, Wikipedia/Cavaliers de l'Apocalypse.

Épilogue

Coups d'État planétaires ?

La vérité est comme un lion. Nul besoin de la défendre.
Libère-la. Elle se défendra toute seule.
Saint Augustin

Coup d'État planétaire sur la sexualité des enfants

Incontestablement, les enfants du monde ne sont pas à l'abri de l'appétit prédateur du système mondial de santé et de son industrie. Or, nous lisons régulièrement que l'OMS a aussi pris des positions en matière de sexualité infantile qui favoriseraient les prédateurs d'un autre genre. En fait, c'est plutôt de l'ONU dont il s'agit, après la publication en 2021 de son nouveau rapport sur l'éducation sexuelle complète, élaboré conjointement avec l'Unesco, le FNUAP (Fonds des Nations Unies pour la population),[247] l'Unicef, ONU-Femmes, l'ONUSIDA et l'OMS, qui le présente ainsi :

> L'éducation complète à la sexualité (ECS) fournit aux jeunes des informations exactes et adaptées à leur âge sur la sexualité et sur leur santé sexuelle et reproductive, informations qui sont essentielles pour leur santé et leur survie.

> Bien que les programmes d'ECS soient partout différents, les principes directeurs des Nations Unies [...] recommandent que ces programmes s'appuient sur un cursus scolaire établi et soient scientifiquement exacts, adaptés à différents âges et complets, c'est-à-dire qu'ils couvrent un éventail de questions sur la sexualité et sur la santé sexuelle et reproductive tout au long de l'enfance et de l'adolescence.

> Les questions abordées par l'ECS, qu'on peut également appeler compétences de la vie courante, préparation à la vie familiale ou désigner autrement encore, comprennent, sans toutefois s'y

---

247. En début d'année 2025, les États-Unis suppriment les 41 subventions versées à cet organisme par l'USAID et le département d'État, soit 290 millions $ (www.unfpa.org).

limiter, la famille et les relations ; le respect, le consentement et le droit de disposer de son corps ; l'anatomie, la puberté et la menstruation ; la contraception et la grossesse ; et les infections sexuellement transmissibles, y compris le VIH.[248]

Tout d'abord, le choix du mot « complète » laisse dubitatif : que signifie une « éducation complète à la sexualité » ? Quelles sont les limites ? En la matière, ce n'est pas neutre... De même, qu'implique le mot « compétences » ? Est-ce pour justifier des exercices pratiques afin d'acquérir « des compétences » ? Alors, ces institutions se trompent de mot : c'est « attouchements » qu'elles auraient dû choisir, mais c'est pénalement répréhensible. Des pédophiles ont-ils participé à la rédaction de ces textes ?

Ce rapport pose donc un problème de fond : l'apprentissage de la sexualité doit-il se faire à l'école ou en famille, ou ailleurs ? Nous laissons à chacun(e) le soin d'apporter sa propre réponse, même si nous pensons que l'ONU et autres cosignataires du rapport n'ont pas à se mêler de la sexualité des jeunes, pas même à émettre de principes directeurs.

D'ailleurs, deux d'entre eux nous interpellent particulièrement tels que présentés sur la page de l'OMS :

Quand l'éducation à la sexualité doit-elle commencer ?

Les enfants et les adolescents ont le droit de recevoir un enseignement sur eux-mêmes et sur le monde qui les entoure qui soit adapté à leur âge et à leur stade de développement – et cet apprentissage est nécessaire à leur santé et à leur bien-être.

Destinés à soutenir les programmes scolaires, les principes directeurs internationaux des Nations Unies préconisent de commencer l'ECS à l'âge de 5 ans,[249] au moment où débute généralement l'enseignement scolaire. Cependant, l'éducation à la sexualité est un processus qui dure toute la vie, et qui commence parfois plus tôt, à la maison, avec des adultes de confiance. [...].

« à l'âge de 5 ans » ? À l'école ? En public, au milieu de toute la classe, soi-disant pour des « informations qui sont essentielles pour leur santé » ? L'âge préconisé nous paraît d'autant plus inacceptable

---

248. *Éducation complète à la sexualité*, OMS, 18 mai 2023.
249. Souligné par nous.

que c'est ouvrir grand les portes de l'inceste sous prétexte d'« éducation », forcément pratiqué « avec des adultes de confiance » (lire *Inceste – Du chaos intérieur à la renaissance*, de Séverine Janel, Talma Studios). Et *quid* de ceux qui le subissent chez eux ? En France, ce sont 160 000 enfants chaque année qui sont victimes de violences sexuelles (inceste, viol ou autre agression sexuelle).[250] Penser que cela favorisera la parole et l'échange pour résoudre ces situations est une erreur ; d'ailleurs, l'OMS ne l'évoque pas dans les réponses à la question *Pourquoi est-il important de parler aux jeunes de leur sexualité et de leur santé sexuelle ?,* se contentant d'affirmer ceci : « Les risques de violence, d'exploitation et d'abus s'en trouvent réduits. » Ah oui ? Par quel coup de baguette magique ? Qui peut croire que parler de sexualité à un enfant de 5 ans réduira les agressions, l'exploitation et les abus ? Faut-il rappeler à l'ONU, l'OMS, l'Unicef, etc., que les enfants sont les victimes, pas les acteurs, au moins jusqu'à un certain âge ? Et, au contraire du but affiché, cela ne risque-t-il pas de multiplier les agressions dans les cours d'école et ailleurs, toujours sous le prétexte d'« éducation », d'« apprentissage », de « compétences », qui doivent être « complètes », évidemment ?

Ne touchez pas à la sexualité des enfants !

Le deuxième point principal à poser question est le suivant :

Qui doit dispenser l'éducation à la sexualité ?

De nombreuses personnes ont un rôle à jouer dans l'enseignement dispensé aux jeunes sur leur sexualité et leur santé sexuelle et reproductive, que ce soit en milieu scolaire, à la maison ou dans d'autres contextes informels. Dans l'idéal, différentes sources devraient dispenser une éducation avisée et cohérente sur ces questions. Ce sont les parents et les membres de la famille, mais aussi les enseignants, qui peuvent contribuer à ce que les jeunes disposent d'informations scientifiques exactes et les aider à acquérir des compétences essentielles. En outre, l'éducation à la sexualité peut être assurée hors milieu scolaire, par exemple par des travailleurs sociaux et des conseillers compétents qui interviennent auprès des jeunes.

---

250. *Campagne nationale de lutte contre les violences sexuelles faites aux enfants*, Dossier de presse du gouvernement, 12 septembre 2023.

Pourquoi « De nombreuses personnes » ? Et dès 5 ans ? Cela change fondamentalement le droit à l'intimité et à la pudeur, alors même qu'un enfant est en situation de faiblesse face à un adulte. Et que « l'éducation à la sexualité puisse être assurée […] par des travailleurs sociaux et des conseillers compétents » renvoie inévitablement à la pédocriminalité, sous toutes ses formes, qui ne cesse de prendre de l'ampleur. Les « travailleurs sociaux et conseillers compétents » ne sont pas des pédocriminels, mais qui confierait ses enfants à des étrangers sur cette question ultra-sensible et à un si jeune âge ? Une fois que l'irréparable a été commis, c'est trop tard (lire *Au-delà de l'irréparable – Une vie d'enfant de l'affaire d'Outreau*, Jonathan Delay, éd. Louise Courteau).

Ce qui est de l'ordre de l'intime ne devrait-il pas être enseigné, discuté dans le cocon familial, avec délicatesse et bienveillance ?

Comment et de quel droit l'OMS peut-elle entreprendre de déstabiliser nos enfants à un stade où leur maturité corporelle et émotionnelle est loin d'être atteinte ?

Et quelle est la prochaine étape de l'ONU et consorts : considérer que tous les enfants sont consentants, au motif d'« éducation », d'« apprentissage », d'acquisition de « compétences »..., c'est-à-dire laver tous les pédophiles de leurs horreurs en les transformant en « enseignants d'éducation complète à la sexualité » ? Qui a rédigé de tels textes ? Et ils viennent de l'ONU, de l'OMS, de l'Unicef... institutions censées protéger l'enfance ? Faut-il rappeler que, selon Interpol, environ 250 000 enfants disparaissent chaque année rien qu'en Europe ?

Nous ne pouvons que vous inciter à suivre de près ce qui se passe à l'école pour vos enfants en la matière, d'autant plus que des publications destinées à cette « éducation complète à la sexualité » commencent à fleurir, et tant leurs recommandations que les images peuvent être considérées comme choquantes, et pas seulement pour de jeunes enfants.

Définitivement, l'ONU, l'OMS, l'Unicef... ne doivent pas se mêler de cette question.

L'OMS se pique de transidentité

Savez-vous qu'il existe la Journée internationale de visibilité trans-genre, créée initialement dans le Michigan en 2009 par la militante trans Rachel Crandall ? Voici ce qu'en dit Wikipédia :

> La **journée internationale de visibilité transgenre**, aussi connue sous le nom de **TDoV** pour Trans Day of Visibility, est un événement annuel qui a lieu le 31 mars et qui est destiné à célébrer les personnes transgenres et à faire prendre conscience de la discrimination qu'elles subissent dans le monde entier.[251]

En 2021, le président Joe Biden signe une proclamation reconnaissant le 31 mars comme la Journée de visibilité transgenre. Cette question ne pouvait pas ne pas intéresser l'OMS, qui publie en mai 2019 un communiqué commençant ainsi :

> Pour refléter les avancées scientifiques et médicales, l'Organisation mondiale de la santé (OMS) a supprimé le « trouble de l'identité de genre » de son manuel officiel de diagnostics, une décision considérée comme une victoire majeure pour les droits des transgenres.

> La mise à jour de la Classification internationale des maladies (CIM-11) a reclassifié l'identification comme transgenre en termes de sexualité et non de « trouble mental ».[252]

Il est étonnant que la transidentité ait été considérée aussi longtemps « comme trouble mental » par l'OMS, qui décide d'aller plus loin :

> Les départements de l'OMS chargés des questions de genre, des droits et de l'équité – Diversité, équité et inclusion (GRE-DEI), des programmes mondiaux sur le VIH, l'hépatite et les infections sexuellement transmissibles (HHS) et de la santé et la recherche en matière de santé sexuelle et reproductive (SRH) élaborent actuellement des lignes directrices sur la santé des personnes transgenres et de genre divers.

> Ces nouvelles lignes directrices fourniront des données probantes et des conseils de mise en œuvre sur les interventions du secteur de la santé visant à améliorer l'accès et le recours à des services

---

251. Gras d'origine.
252. *L'OMS supprime le « trouble de l'identité de genre » de sa liste de maladies, une victoire pour les transgenres*, OMS, 30 mai 2019.

de santé de qualité et respectueux des personnes transgenres et de genre divers. Les lignes directrices se concentreront sur cinq domaines : la fourniture de soins affirmant le genre, y compris les hormones ; l'éducation et la formation des agents de santé à la fourniture de soins inclusifs du genre ; la fourniture de soins de santé aux personnes transgenres et de genre divers qui ont subi des violences interpersonnelles en fonction de leurs besoins ; les politiques de santé qui soutiennent les soins inclusifs du genre ; et la reconnaissance juridique de l'identité de genre autodéterminée.[253]

Pour ce faire, l'OMS annonce la création d'un groupe de vingt-et-un experts, qui se réuniront au siège du 19 au 21 février 2024 :

Conformément aux directives de l'OMS pour l'élaboration des lignes directrices, un groupe d'élaboration des lignes directrices (GEL) sera composé de membres de toutes les régions de l'OMS agissant à titre individuel (et ne représentant aucune organisation à laquelle ils sont affiliés). Les membres du GEL ne sont pas mandatés et ne reçoivent aucune compensation financière. Les membres du GEL pour cette ligne directrice ont été choisis par le personnel technique de l'OMS parmi des chercheurs possédant l'expertise technique requise, parmi les utilisateurs finaux (gestionnaires de programmes et agents de santé) et parmi les représentants d'organisations communautaires transgenres et de diversité de genre.

Il peut sembler étonnant que ces experts ne soient pas rémunérés, car selon l'adage désormais connu, « Si c'est gratuit, c'est toi le produit », et des chercheurs, des médecins, des médias... constatent qu'au moins la moitié des experts ont des intérêts financiers directs ou indirects liés à la transition de genre. Comment le savent-ils ? Voici la réponse :

Conformément à la politique de l'OMS en matière de conflits d'intérêts, le public et les organisations intéressées peuvent consulter les biographies des membres du GDG chargés de l'élaboration de ces lignes directrices et faire part à l'OMS de leur avis à leur sujet.

---

253. *WHO announces the development of a guideline on the health of trans and gender diverse people*, OMS, 18 décembre 2023 (et citations suivantes).

La liste comprend 21 membres. Tous les commentaires doivent être envoyés par courrier électronique à l'adresse hiv-aids@who.int avant le 8 janvier 2024.

En effet, la liste des membres sélectionnés par l'OMS, avec leur CV et leurs liens d'intérêts, est consultable en ligne. Notons toutefois qu'entre le communiqué du 18 décembre et le 8 janvier, le délai est court et tombe pendant les fêtes de fin d'année. Néanmoins, la consultation publique n'est pas sans résultat : l'une des expertes ne figure plus sur la liste publiée le 15 janvier.[254] En effet, étant données les déclarations un peu extrêmes qu'elle a commises, le service a dû recevoir un grand nombre de messages à son sujet. Il est même étonnant qu'elle fût sélectionnée initialement par le « personnel technique de l'OMS ».

Sans préjuger de ce que seront ces lignes directrices, l'OMS a réalisé ce que nous demandons pour tous les groupes d'experts préalablement à toute participation : que le public puisse connaître leur nom et parcours, et contester leur nomination. N'est-ce pas le minimum en matière de transparence de la part d'une institution internationale ?

Toujours plus, ce n'est pas assez

Dans l'avant-propos, nous avons présenté les critiques d'une partie des Républicains contre le traité Pandémie et le Règlement sanitaire international (RSI), que l'OMS tente de modifier pour se donner des pouvoirs qu'ils considèrent exorbitants. Voici ce dont il s'agit :

> Le Règlement sanitaire international (2005) (RSI) définit le cadre juridique international pour prévenir la propagation internationale des maladies et y réagir. Le RSI est un instrument de droit international, adopté en vertu de l'article 21 de la Constitution de l'OMS, et est juridiquement contraignant à l'égard de 196 États Parties, dont l'ensemble des 194 États Membres de l'OMS.[255]

Premier constat : le RSI « est juridiquement contraignant ». Pour faire appliquer certaines de ses décisions, l'OMS dispose notamment de l'urgence de santé publique de portée internationale (USPPI), définie

---

254. *Guideline Development Group, WHO GUIDELINES ON THE HEALTH OF TRANS AND GENDER DIVERSE PEOPLE, Biographies of the proposed members as of 15 January 2024*, OMS.
255. *Règlement sanitaire international (2005)*, 3ᵉ édition, OMS, 1 janvier 2016.

à l'article 12 du RSI, déterminée par son directeur général. En voici les conséquences pour les États Parties :

> La détermination de l'existence d'une USPPI sert d'alerte mondiale et, surtout, elle implique la publication de recommandations temporaires à l'intention des États Parties – qui, par définition, ne sont pas juridiquement contraignantes – pour les guider dans la préparation et la riposte à l'USPPI.

> En vertu du RSI, les recommandations temporaires expirent automatiquement trois mois après leur publication. Le Comité d'urgence se réunit donc de nouveau au moins tous les trois mois pour conseiller le Directeur général de l'OMS sur la question de savoir si l'événement constitue toujours une USPPI, ainsi que sur les recommandations temporaires aux États Parties que le Directeur général peut continuer à émettre.[256]

Comme nous le constatons, une USPPI n'est « pas juridiquement contraignante ». Or, l'OMS voit la crise Covid comme une opportunité et décide de pousser son avantage en voulant modifier le RSI et créer un traité Pandémie, discutés dans le plus grand secret – comme les contrats d'achat de vaccins Covid négociés via SMS avec Pfizer par la présidente de la Commission européenne, Ursula von der Leyen, ils ne sont pas rendus publics, ou partiellement. Pour y parvenir, voici comment procède l'OMS :

> Dans le cadre d'une décision adoptée par consensus et visant à protéger le monde contre de futures crises de maladies infectieuses, l'Assemblée mondiale de la Santé est convenu aujourd'hui d'entamer un processus mondial visant à élaborer et à négocier une convention, un accord ou un autre instrument international, en vertu de la Constitution de l'Organisation mondiale de la Santé, afin de renforcer la prévention, la préparation et la riposte face aux pandémies.

> Le Dr Tedros Adhanom Ghebreyesus, Directeur général de l'OMS, a déclaré que la décision de l'Assemblée mondiale de la Santé était historique, vitale au regard de sa mission et représentait une occasion unique de renforcer l'architecture mondiale de la santé afin de protéger et de promouvoir le bien-être de tous.

---

256. *Règlement sanitaire international : amendements*, OMS, 1 octobre 2024.

« La pandémie de Covid-19 a mis en lumière les nombreuses failles du système mondial visant à protéger les populations contre les pandémies, à savoir : les personnes les plus vulnérables privées de vaccins ; les personnels de santé qui ne disposent pas des équipements nécessaires pour accomplir leur travail permettant de sauver des vies ; et des approches privilégiant les intérêts personnels qui entravent la solidarité mondiale nécessaire pour faire face à une menace mondiale », a déclaré le Dr Tedros.[257]

« La pandémie de Covid-19 a mis en lumière les nombreuses failles **de l'OMS** » serait tout aussi exact, ainsi que nous l'avons démontré dans le chapitre II. Néanmoins, l'Organisation obtient ceci des représentants des États Parties, qui doivent être complices ou aveugles sur la gestion de cette pandémie :

L'Assemblée de la Santé s'est réunie dans le cadre d'une session extraordinaire [du 29 novembre au 1er décembre 2021], la deuxième convoquée depuis la fondation de l'OMS en 1948, et a adopté une seule décision intitulée « Rassembler la communauté internationale ». La décision adoptée par l'Assemblée de la Santé établit un organe intergouvernemental de négociation qui sera chargé d'élaborer et de négocier une convention, un accord ou un autre instrument international de l'OMS sur la prévention, la préparation et la riposte face aux pandémies, en vue de son adoption en application de l'article 19 ou de toute autre disposition de la Constitution de l'OMS que l'organe de négociation jugerait indiquée.

Lors de cette session extraordinaire, il est prévu que « l'organe de négociation soumet ses conclusions à l'examen de la Soixante-Dix-Septième Assemblée mondiale de la Santé », c'est-à-dire celle du 27 mai au 1er juin 2024.

---

257. *L'Assemblée mondiale de la Santé convient d'entamer un processus visant à élaborer un accord mondial historique sur la prévention, la préparation et la riposte face aux pandémies*, Communiqué OMS, 1 décembre 2021 (et citation suivante).

Double jeu à l'OMS

Le but de l'OMS est double : réformer le RSI et faire accepter le traité Pandémie. Ainsi, selon les premiers échos feutrés qui sortent de ces négociations, l'OMS veut que ses USPPI puissent devenir « juridiquement contraignantes », donc obligatoires, via le RSI et/ou le traité Pandémie, ce qu'expriment les courriers des Républicains présentés en avant-propos. Ce serait, évidemment, une catastrophe, car cela offrirait une (forme de) gouvernance mondiale à Big Pharma dans les domaines les plus étendus de la vie courante, comme nous allons le constater ci-dessous.

Au terme d'un long suspense et de nombreuses volte-face déchaînant alertes et mises en garde de la part de médecins, hommes de loi et politiques, l'OMS obtient seulement, dans un premier temps, quelques amendements, dont la création de la notion d'« urgence due à une pandémie », l'alerte de plus haut niveau que le Directeur général peut lancer au niveau mondial », dont voici les critères :

> Conformément à la définition adoptée par la Soixante-Dix-Septième Assemblée mondiale de la Santé [2024], le terme « urgence due à une pandémie » s'entend d'une urgence de santé publique de portée internationale causée par une maladie transmissible et :
>
> 1. qui s'étend ou risque fortement de s'étendre à plusieurs États ou à l'intérieur de plusieurs États ; et
>
> 2. pour laquelle les systèmes de santé de ces États n'ont pas ou risquent fortement de ne pas avoir les capacités d'agir ; et
>
> 3. qui cause ou risque fortement de causer des perturbations sociales et/ou économiques importantes, notamment d'entraver le trafic et le commerce internationaux ; et
>
> 4. qui nécessite une action internationale rapide et équitable mieux coordonnée s'appuyant sur la mobilisation de l'ensemble des pouvoirs publics et de la société.[258]

Est-elle juridiquement contraignante ? Voici la réponse :

> La détermination de l'existence d'une urgence due à une pandémie est le plus haut niveau d'alerte mondiale et, surtout, elle implique la publication de recommandations temporaires à

---

258. *Règlement sanitaire international : amendements*, OMS, 1 octobre 2024 (et citation suivante).

l'intention des États Parties – qui, par définition, ne sont pas juridiquement contraignantes – pour les guider dans la préparation et la riposte à l'USPPI.

L'OMS n'a donc pas gagné cette première manche, mais les négociations se poursuivent jusqu'à l'assemblée suivante, celle du printemps 2025. Finalement, un accord est trouvé le 16 avril 2025 et voici comment il est présenté sur le site de l'OMS :

> « Aujourd'hui à Genève, les nations du monde ont écrit l'histoire », a déclaré le Dr Tedros Adhanom Ghebreyesus, Directeur général de l'OMS. [...]
>
> Le texte élaboré par l'organe intergouvernemental de négociation comprend les propositions suivantes : mise en place d'un système d'accès aux agents pathogènes et de partage des avantages ; prise de mesures concrètes de prévention des pandémies, notamment en suivant une approche « Une seule santé » ; mise en place de capacités de recherche-développement géographiquement diversifiées ; facilitation du transfert de technologies et de connaissances, de compétences et d'expertise connexes pour la production de produits de santé liés aux pandémies ; mobilisation de ressources humaines nationales et mondiales qualifiées, formées et pluridisciplinaires pour les situations d'urgence sanitaire ; mise en place d'un mécanisme de coordination financière ; adoption de mesures concrètes pour renforcer la préparation, la capacité d'intervention et les fonctions et la résilience des systèmes de santé ; et mise en place d'un réseau de chaîne d'approvisionnement et de logistique d'envergure mondiale.
>
> Ce projet affirme la souveraineté des pays en matière de santé publique à l'intérieur de leurs frontières et prévoit qu'aucune disposition du projet d'accord ne doit être interprétée comme conférant à l'OMS le pouvoir d'orienter, d'ordonner, de modifier ou de prescrire les lois ou les politiques nationales, ou d'obliger les États à prendre des mesures spécifiques, telles que l'interdiction ou l'acceptation des voyageurs, l'instauration de l'obligation de vaccination ou de mesures thérapeutiques ou diagnostiques, ou la mise en place de mesures de confinement.[259]

---

259. *Les États Membres de l'OMS concluent les négociations et réalisent des progrès significatifs sur le projet d'accord sur les pandémies*, Communiqué OMS, 16 avril 2025.

Ainsi, notamment grâce aux élus républicains des États-Unis, à des chefs d'État et de gouvernement, tels Robert Fico, Premier ministre de Slovaquie, Giorgia Meloni, présidente du Conseil des ministres de l'Italie et quelques rares autres, qui se sont élevés contre ce transfert de souveraineté, l'OMS et Big Pharma n'ont pas réussi leur coup d'État planétaire. Cela prouve que rien n'est inéluctable avec de la détermination. Néanmoins, il ne faut pas baisser la garde, car ils en veulent toujours plus. Ils ne lâcheront donc pas l'affaire.

Adieu veau, vache, cochon, couvée, USPPI...
Au moment où nous terminons ce livre, le texte complet n'est pas encore disponible, donc il est tout à fait possible qu'il y ait une clause ou deux prévoyant un mécanisme favorable aux profits des laboratoires (« mise en place d'un mécanisme de coordination financière » ?). Même si ce n'est pas le cas, nous ne devons plus laisser un organisme aussi important, puisqu'il a quasiment droit de vie ou de mort sur nous, comme nous l'avons constaté pendant la crise Covid, entre les mains d'intérêts privés mondialistes. Par exemple, le fait que l'OMS n'ait pu obtenir que ses USPPI soient juridiquement contraignantes nous a évité un premier grand malheur parmi d'autres. En effet, le 25 octobre 2023, plus de deux cents revues médicales menées par le British Medical Journal publient une lettre éditoriale à l'OMS lui demandant de déclarer une USPPI pour « la crise climatique et environnementale », car, selon eux, la santé mondiale en dépend. Les médias de grand chemin en profitent pour alimenter leur fonds de commerce de la peur via leurs habituels chiffres d'études bidonnées, par exemple qu'il y aura 1,2 milliard de réfugiés climatiques en 2050 (nous ne citerons pas les références, ils se reconnaîtront). Au fait, nous aussi pouvons inventer n'importe quel résultat et produire une étude digne des plus grandes revues médicales et de leur bonne science, en annonçant, par exemple, que le monde sera privé de frites en 2050, car il n'y aura plus assez de pommes de terre à cause du réchauffement climatique. D'ailleurs, ces revues médicales feraient mieux de demander une USPPI sur la malbouffe et les sodas, puisque l'OMS constate 2,5 milliards d'adultes en surpoids pour 2022, dont 890 millions d'obèses, soit 16 % pour les adultes de plus de 18 ans, mais aussi 37 millions d'enfants en dessous de 5 ans en surpoids,

tandis que 390 millions de 5 à 19 ans le sont aussi, dont 160 millions obèses, soit la multiplication par plus de 10 en quatre décennies de l'obésité infantile et adolescente.[260] Et c'est un problème immédiat, pas en 2040 ou 2050. Pourtant, que fait l'OMS sur cette question de santé majeure ?

Si le coup de force avait réussi en obtenant que ses USPPI soient juridiquement contraignantes, elle aurait pu en déclencher une pour « la crise climatique et environnementale », avec des mesures qui feraient passer les ZFE françaises (Zones à faibles émissions) pour une aimable plaisanterie, en imposant la suppression des voitures thermiques, la réduction du transport aérien – pas pour les riches, bien sûr –, de repasser le permis de conduire tous les deux ans, etc. En effet, « l'OMS s'efforce d'intégrer le changement climatique dans les priorités de santé telles que la CSU et d'atteindre la neutralité carbone d'ici 2030 ».[261] 2030 ? Dans cinq ans ? Bien sûr, l'OMS s'appuie sur la magnifique science créative du Giec, organisme que nous avons déjà cité, en reprenant des extraits de son sixième rapport d'évaluation :

> Il révèle en outre que 3,6 milliards de personnes vivent déjà dans des zones très sensibles au changement climatique.

Attention, pas seulement « sensibles », mais « très sensibles » ? Quasiment la moitié de l'Humanité ? Pourtant, exemple archétypique, la submersion et la disparition des Maldives sont désormais repoussées à... la fin du siècle. Les autorités continuent même d'agrandir leur aéroport international, en ayant levé plusieurs milliards de financement, ce qui confirme qu'il n'y a pas de crainte de quoi que ce soit avant longtemps.

En plus, l'OMS appuierait son « USPPI sur la crise climatique et environnementale pour sauver des vies » avec un motif supplémentaire « pour sauver des vies », puisque la sécurité routière ressort aussi de son domaine. Voici, par exemple, un extrait du discours du Dr Tedros à la Quatrième Conférence ministérielle mondiale sur la sécurité routière, qui se tient au Maroc le 18 février 2025, l'OMS recevant l'honneur d'être le premier lauréat du Prix International Mohammed VI pour la sécurité routière :

---

260. *Obesity and overweight*, OMS, 1 mars 2024.
261. *Changement climatique*, OMS, 12 octobre 2023.

Les systèmes de transport sûrs et durables présentent de nombreux autres avantages. Ils peuvent contribuer à réduire le fardeau du cancer et des maladies cardiovasculaires et respiratoires, à améliorer l'accès à l'emploi et à l'éducation, et à lutter contre le changement climatique.

Nous savons ce qui fonctionne et nous devons intensifier nos actions pour être à la mesure de l'ampleur de la crise.

Le Plan mondial pour la Décennie d'action pour la sécurité routière 2021-2030 trace la voie à suivre. Nous avons tous un rôle à jouer pour faire du Plan mondial une réalité [...].[262]

Nous constatons que tout est crise pour l'OMS, mais ils savent toujours « ce qui fonctionne »... La preuve : il n'y a qu'à constater leurs résultats en matière de santé mondiale... Sinon, qu'attendent-ils pour passer aux actes? Est-ce parce que leurs solutions ressemblent à celles des mondialistes du Forum économique de Davos et de leurs nervis, et qu'il est impossible de les mettre en œuvre sans contrainte de type totalitaire ?

À propos de programme, voici ce qui nous aurait attendu « pour les 50 prochaines années » si l'OMS avait obtenu ses USPPI contraignantes, comme l'annoncent ses compères de l'Unicef :

Aujourd'hui, l'OMS, l'Unicef, Gavi et la BMGF [Fondation Bill et Melinda Gates] lancent la campagne conjointe « Humainement Possible »,[263] marquant la Semaine mondiale de la vaccination annuelle, du 24 au 30 avril 2024. Cette campagne mondiale de sensibilisation **appelle les dirigeants du monde entier à défendre, soutenir et financer les vaccins et les programmes de vaccination qui permettent de sauver des vies,** réaffirmant ainsi leur engagement envers la santé publique tout en célébrant l'une des plus grandes réalisations de l'humanité. Pour les 50 prochaines années du PEV [Programme élargi de vaccination], il sera nécessaire non seulement d'atteindre les enfants privés de vaccins, mais aussi de protéger les grands-parents contre la grippe, les mères contre le tétanos, les adolescents

---

262. *Discours liminaire du Directeur général de l'OMS lors de la Quatrième Conférence ministérielle mondiale sur la sécurité routière – 18 février 2025*, OMS.
263. Le gras du paragraphe est d'origine.

contre le papillomavirus et tout le monde contre la tuberculose, ainsi que de nombreuses autres maladies infectieuses.[264]

En effet, si les USPPI étaient devenues contraignantes, l'industrie pharmaceutique et l'OMS n'auraient jamais laissé passer une telle aubaine : combien de vaccins nous auraient-ils imposés pour seulement avoir le droit de respirer ? Dix... vingt... trente... ? À défaut d'être à jour, était-ce le confinement final à la maison... la prison à l'isolement direct... l'exécution capitale... ? Pour sauver des vies, bien sûr.

Bonjour veau, vache, cochon, couvée, RSI, pandémie...

Certes, mais il n'y a pas que les USPPI dans l'arsenal de l'OMS, qui n'a pas réussi à entrer par la grande porte des superpouvoirs, mais s'infiltre par toutes les fenêtres et ouvertures possibles. Ainsi, nous avons signalé qu'elle n'avait obtenu que quelques amendements et corrections dans le nouveau RSI publié le 1er juin 2024, mais ils peuvent avoir des conséquences incalculables, comme avec les clauses minuscules des pires contrats d'assurance. Par exemple, dès le début, voici une modification mineure en apparence :

Article 2 – Objet et portée

L'objet et la portée du présent Règlement consistent à prévenir la propagation internationale des maladies, **à s'y préparer**,[265] à s'en protéger, à la maîtriser et à y réagir par une action de santé publique proportionnée et limitée au risque qu'elle présente pour la santé publique, en évitant de créer des entraves inutiles au trafic et au commerce internationaux.

Il n'est ajouté qu'« à s'y préparer », mais cela ouvre un champ infini de possibilités pour enrichir indéfiniment Big Pharma, grâce, entre autres, au somptueux concept de la maladie X, dont voici ce qu'en dit Wikipédia :

La **maladie X** est une potentielle pandémie grave dont l'agent infectieux est encore inconnu et à laquelle il convient de se préparer. Le terme maladie X a été officialisé par l'OMS en février 2018 et ajouté à sa liste des maladies prioritaires. Ce risque d'une

---

264. *Vaccination : 154 millions de vies sauvées au cours des 50 dernières années*, Unicef, 24 avril 2024.
265. Gras d'origine, car sont soulignés dans ce texte tous les ajouts et modifications.

nouvelle pandémie a notamment été évoqué au Forum de Davos en janvier 2024.

Il fallait y penser... (nous avons volontairement choisi Wikipédia comme source, incontestable représentant de la doxa *pharmafieuse*). Puisqu'il faut « se préparer » à cette maladie X, dont personne ne sait rien, mais qui fait néanmoins partie des « maladies prioritaires » de l'OMS, et que, fort opportunément, l'article 2 du nouveau RSI prévoit qu'il faut se « préparer », donc forcément aussi à cette maladie X, imaginons ce qui pourrait se produire dans le meilleur des mondes... pour les laboratoires : ils créent un nouveau médicament – plutôt un vaccin, car les contraintes réglementaires sont plus légères et le retour sur investissement beaucoup plus rapide, alors les bénéfices confineront à l'indécence. Étant donné qu'il n'y a pas de traitement disponible (qui irait inventer une thérapie pour une maladie n'existant pas ?), c'est la procédure accélérée qui s'applique, et le mot « jackpot » pour Big Pharma en devient presque ridicule. En effet, grâce à ses nouvelles prérogatives, l'OMS peut forcer le monde, pour se « préparer », à en acquérir des stocks incompressibles pour toute la population, dont nous pouvons déjà pressentir qu'il faudra plusieurs doses (un rythme mensuel paraît indispensable pour faire face à... une maladie qui n'existe pas). L'idéal consisterait même, bien sûr dans le meilleur des mondes... pour les laboratoires, à ce que cette maladie X, qui n'existe toujours pas, évolue naturellement chaque année, ce qui imposerait de remplacer le stock par le millésime suivant. Pure fiction ? Quoi qu'il en soit, avec un tel dispositif à leur disposition, ils n'auront même plus besoin d'avoir à lancer une « plandémie ».

Tant dans le RSI que les extraits de l'accord du 16 avril qui commencent à être publiés figurent d'autres détails de ce genre, qu'il n'est plus nécessaire de développer à ce stade du livre : il est désormais manifeste que le but de l'OMS n'est pas ou plus d'« amener tous les peuples au niveau de santé le plus élevé possible ». En revanche, comme nous l'avons déjà souligné, la question se pose vis-à-vis d'« amener tous les bénéfices des laboratoires au niveau le plus élevé possible »...

One Health / Une seule santé, le constat d'échec de l'OMS par... l'OMS

Voici ce dont il s'agit :

> L'initiative One Health (« Une seule santé »), née au début des années 2000, promeut une approche intégrée, systémique et unifiée de la santé publique, animale et environnementale, aux échelles locales, nationales et planétaire.
>
> Tirant les leçons des grandes crises sanitaires du passé, elle vise notamment à mieux affronter les maladies émergentes et/ou à risque pandémique, en tenant mieux compte des interdépendances qui lient le fonctionnement des écosystèmes, les pratiques socio-écosystémiques et la santé des populations humaines, animales et végétales.[266]

Nous ne voyons pas trop quelles « leçons des grandes crises sanitaires du passé » ont été tirées lorsque nous constatons comment fut gérée la crise Covid, sans parler des maladies négligées, et, bien entendu, des flambées de choléra, des mortelles diarrhées endémiques, etc.

Finalement, c'est même l'OMS qui parle le mieux de sa faillite :

> Les tentatives visant à faire des économies en négligeant la protection de l'environnement, la préparation aux situations d'urgence, les systèmes de santé, les infrastructures d'approvisionnement en eau et d'assainissement et les filets de sécurité sociale se sont révélées être un échec et la facture est aujourd'hui encore plus élevée.[267]

C'est précisément le reproche à adresser à l'OMS et à ses partenaires Gates, Gavi, Wellcome Trust, etc., d'avoir opté pour la seule politique plaisant à Big Pharma, dont ils sont définitivement parties prenantes dans tous les sens du terme, avec la « couverture vaccinale universelle » au détriment de quasiment tout le reste. D'ailleurs, nous ne pouvons que dresser le même constat que l'OMS : « la facture est aujourd'hui encore plus élevée ». Et elle n'a pas fini de monter.

Quelle est la réponse de l'institution du Dr Tedros face à cette faillite qu'ils sont eux-mêmes forcés de reconnaître ? **Encore plus d'OMS,**

---

266. Wikipédia / One Health.
267. *Une seule santé*, OMS, 23 octobre 2023.

et dans tous les domaines possibles, dont le climat. Cela nous conduit à nous retrouver à la merci de l'organisation mafieuse de la santé, et à une perte de souveraineté dont il est encore impossible de mesurer les conséquences.

En tant que citoyens, nous ne pouvons plus laisser faire, c'est désormais trop grave, et la gestion de la crise Covid paraît presque ridicule par rapport à ce qui nous attend si nous restons passifs.

Le coup d'État planétaire... des citoyens

Tandis qu'arrive le moment de conclure, il ne s'agit pas de nier les réussites de l'OMS et de ses milliers d'employés dévoués, mais de constater que si elle n'était pas entre les griffes de l'industrie pharmaceutique, le monde se porterait mieux, car les ressources gigantesques mises à sa disposition iraient aux vraies priorités de santé (nous en avons parlé tout au long de ce livre, il n'est plus nécessaire de détailler). Alors, que faire pour sauver et conforter plus de vies encore, dont les nôtres lorsque viendra la pandémie fatale proclamée *urbi et orbi* par le prophète de malheur Gates ?

Puisque le Dr Tedros nous a appris que l'OMS appartient à tous, eh bien... prenons-en possession ! Que ce soit via des ONG, des partis politiques, des collectifs de citoyens, des pétitions... En conséquence :

Exigeons une réforme en profondeur de l'OMS, où la corruption et les conflits d'intérêts érigés en système seront définitivement bannis...

Exigeons la réduction de la politique dite de « couverture vaccinale universelle » menée au détriment des maladies négligées, des maladies infantiles mortelles, du cancer, etc.

Exigeons que la science frauduleuse et les données des laboratoires pharmaceutiques ne soient plus les seules prises en compte pour des décisions pouvant impacter jusqu'à des millions, voire des milliards, de personnes...

Exigeons que la « science » médicale occidentale ne soit plus la seule référence, et que d'autres médecines ayant fait leurs preuves puissent bénéficier à tous, comme le prévoit la charte de l'OMS...

Exigeons la transparence et la création de ce registre des experts et des organisations non-étatiques, avec leurs conflits d'intérêts, promis depuis plus de dix ans mais manifestement jeté aux oubliettes...

Exigeons que la gestion des conflits d'intérêts ne soit plus de la compétence du directeur général, mais d'un organe indépendant, avec publication de ses décisions...

Exigeons qu'il n'y ait plus un seul comité avec des experts anonymes...

Exigeons qu'un ou plusieurs observateurs de la société civile assistent aux réunions et comités dont l'importance l'exige et en fasse(nt) le rapport au monde...

Exigeons que l'IOS (service de contrôle interne) ne soit plus sous le contrôle du directeur général et devienne totalement indépendant au service des citoyens...

Exigeons que soit résolue l'impréparation du Programme de gestion des situations d'urgence sanitaire de l'OMS dirigée par le Dr Michael Ryan, car comment faire face à la prochaine pandémie avec un tel niveau d'amateurisme ?

Exigeons que cessent toutes ces inconduites (harcèlement sexuel, corruption, fraude, représailles...), d'abord au siège pour prouver l'exemplarité des dirigeants...

Exigeons l'arrêt de la manipulation du vivant, dont ces lâchers de moustiques génétiquement modifiés avec la bénédiction de l'OMS, la vaccination à ARNm autoréplicant des humains mais aussi des animaux et des végétaux...

Exigeons que nos représentants élus nationaux suivent et analysent de façon critique les actes de l'OMS, qui vit en partie de fonds publics...

Cette liste n'est, bien sûr, pas exhaustive, sans oublier d'interpeller directement les cadres et les experts de l'OMS par courriel et autres moyens de communication pour leurs actes le justifiant.

Et puisque l'Union africaine a signé avec l'OMS en novembre 2019 « un accord d'une large portée visant à accélérer les efforts en vue des objectifs vitaux pour la santé »,[268] peut-être le temps est-il venu de peser dans la définition des priorités stratégiques de santé pour le continent, au profit des populations et pas seulement des laboratoires pharmaceutiques, car, pour commencer, faut-il rappeler que l'eau, c'est la vie ?

---

268. *L'OMS et l'Union africaine signent un accord d'une large portée visant à accélérer les efforts en vue des objectifs vitaux pour la santé*, Communiqué OMS, 18 novembre 2023.

Ne devrions-nous pas exiger également une enquête sur les deux dirigeants principaux, le Dr Tedros et le Dr Michael Ryan, compte tenu de leurs manquements avérés, voire d'actes susceptibles d'être considérés comme répréhensibles, qui les rendent inaptes et indignes de leur fonction et de leurs responsabilités ? Ne sont-ils pas redevables de ce qu'ils commettent ?

Quant au misanthrope Gates, ne devrait-il pas se trouver derrière les barreaux après investigation et procès si sont prouvés des actes contre l'Humanité, qu'il veut expressément réduire ? Puisqu'il a exprimé le désir que sa fortune soit mise à la disposition de la communauté internationale, donnons-lui satisfaction, ainsi que sa fondation, ce qui permettra de développer sur une large échelle les infrastructures pour l'accès à l'eau, l'assainissement et, pourquoi pas l'installation de... toilettes, puisqu'il semble particulièrement y tenir (et c'est utile). Les vies sauvées lui en seront éternellement reconnaissantes.

Si plusieurs des « exigences » citées ci-dessus sont appliquées, nous n'avons aucun doute que l'OMS pourra enfin atteindre le but « d'amener tous les peuples au niveau de santé le plus élevé possible ». Quelle belle réalisation de l'Humanité elle serait alors ! Sinon, quittons-la.

Table des matières

www.ingramcontent.com/pod-product-compliance
Lightning Source LLC
Chambersburg PA
CBHW031120020426
42333CB00012B/167